ポール・ファーマー

復興するハイチ

震災から、そして貧困から
医師たちの闘いの記録 2010−11

岩田健太郎訳

みすず書房

Haiti after the Earthquake

by

Paul Farmer

First published by Public Affairs, a member of Perseus Books Group, 2011

アル・カネブとダイアン・カネブ、
そして、ハイチの人びとに心を寄せる全ての人たちへしかしイエスは再び大声で叫び、息を引き取られた。そのとき、神殿の垂れ幕が上から下まで真っ二つに裂け、地震が起こり、岩が裂けた。百人隊長や一緒にイエスの見張りをしていた人たちは、地震やいろいろの出来事を見て、非常に恐れた。

「マタイによる福音書」二七章五〇～五二、五四節

死んだ人たちは四六時中僕たちを見下ろしているんだと言うのさ
靴を履いたり　サンドウィッチを作ったりするのをね
床がガラスのボートにのって天国から見下ろすんだ
永遠の中を静かにボートを漕ぎながら

下に見えるのは僕たちの頭のてっぺん
あたたかな午後に眠気を感じ
草原やソファーに僕らが横になると
見つめ返されたと彼らは思う

するとオールを立てて　静かに待つんだって
お父さんやお母さんがするように　僕たちが目を閉じるのを

「死んだ人たち」ビリー・コリンズ

『ビリー・コリンズ詩選集——エミリー・ディキンスンの着衣を剝ぐ』

小泉純一訳（国文社二〇〇五年）所収

復興するハイチ　目次

凡例

一　本書は *Haiti After the Earthquake* by Paul Farmer with Joia S. Mukherjee, Edwidge Danticat, Michèle Montas-Dominique, Nancy Dorsinville, Didi Bertrand Farmer, Louise Ivers, Evan Lyon, Dubique Kobel, Naomi Rosenberg, Timothy T. Schwartz, Jennie Weiss Block, and Jéhane Sedky. edited by Abbey Gardner and Cassia van der Hoof Holstein (Public Affairs 2011) の部分訳である。

一　日本語版に収録したのは、原書の約半分に相当するポール・ファーマーの文章と、ジョイア・ムカジーによる前書き、そして原注である。全訳はあまりにも大部になるため、原書版元の許可のもと上記以外は割愛することにした。

一　訳文中（　）は著者によるもの。〔　〕は訳者による訳注である。

主要登場人物一覧

ルイーズ・アイヴァーズ　Louise Ivers　米国人感染症専門医。パートナーズ・イン・ヘルス（ＰＩＨ　ポール・ファーマーらがハイチに創設した医療ＮＰＯ）のスタッフ。

ルーヌ・ヴィオー　Loune Viaud　ハイチ人ヘルスワーカー。ザンミ・ラサンテ（ＰＩＨの姉妹団体）の戦略プランニング・オペレーション責任者。

デヴィッド・ウォルトン　David Walton　米国人内科医。ハーヴァード大学在学中にファーマーのアシスタントとして初めてハイチに赴いて以来、ハイチの医療に尽くすＰＩＨのスタッフ。

カルメン　Carmen　地震で両脚を失いながらも立ち直って医療者となったハイチ人女性。

ローラ・グレアム　Laura Graham　クリントン元大統領のスタッフ長。

デュビック・コベル　Dubique Kobel　ハイチ人医師。ポルトープランスの貧民街の出身。キューバで研修を受けた後、やはり医師の妻ナデジュとともに貧民街に戻って働くＰＩＨのスタッフ。

シュロヴ　Shelove　地震で片脚を失いながらも立ち直って医療者となったハイチ人女性。

オフェーリア・ダール　Ophelia Dahl　米国人社会運動家。ＰＩＨ創設者の一人で現在はその責任者。

ナンシー・ドーザンヴィル　Nancy Dorsinville　ハイチ人人類学者。国連ハイチ特使事務所のスタッフ。

ジャン・ドミニク　Jean Dominique　ハイチ初の民営ラジオ局を創設したジャーナリスト。反独裁政権運動を行い、二〇〇〇年に暗殺された。ミシェル・モンタス＝ドミニクは妻。

マーレイン・トンプソン　Marlaine Thompson　ポルトープランスのハイチ国立大学病院、通称「ジェネラル・ホスピタル」の看護部長。

クレール・ピエール　Claire Pierre　ハイチで生まれ米国で教育を受けた内科医。地震後ハイチに飛び、ファーマーと行動をともにする。

ディディ・ベルトラン・ファーマー　Didi Bertrand Farmer　ルワンダＰＩＨのコミュニティーヘルス・プログラム責任者。著者ポール・ファーマーの妻。

トム・ホワイト　Tom White　ボストンの開発業者。PIH創設時の資金提供者。
ジョイア・S・ムカジー　Joia S. Mukherjee　PIHのメディカルディレクター。
ミシェル・モンタス＝ドミニク　Michele Montas-Dominique　ハイチ人ジャーナリスト。人権運動家。ジャン・ドミニクは夫。
エヴァン・ライアン　Evan Lyon　PIHのスタッフ医師。地震直後のジェネラル・ホスピタルでラセーグ医師を補佐した。
アリックス・ラセーグ　Alix Lassègue　ジェネラル・ホスピタルのメディカルディレクター。
アレックス・ラーセン　Alex Larsen　ハイチの保健大臣。医師。
ナオミ・ローゼンバーグ　Naomi Rosenberg　PIHで「医療の権利プログラム」を主宰するペンシルヴァニア大学の医学生。震災後休学して患者のケアにあたった。

ネグ・マウォン

ハイチは正当な革命を経て一八〇四年に建国された。それは世界で最初の黒人による共和国であった。奴隷制度の鎖を断った最初の国であり、皇帝ナポレオンに撤退を強いた最初の国でもあった。ラテンアメリカの土着の人びとや奴隷を、植民地主義国家の迫害から救おうと奮闘していたシモン・ボリバル〔南米各国をスペインから独立させた革命家〕を支援した、唯一の国でもあった。悲しいかな、このような自由と自決の歴史は二〇〇年にわたり列強から政治上・経済上の怒りを買い、その結果生まれた政策はハイチの貧困化を招いた。

くり返し起こる反乱にトマス・ジェファーソンはおののいた。一八二五年、フランス帝国は奴隷と土地という「財産」を失ったという理由で、一億五〇〇〇万フランの補償金を要求した（ハイチはこの負債を、利子を含めて一〇〇年以上かけて完済した）。一九一五年から三四年にかけては、西半球におけるヨーロッパの影響を抑える目的で米軍がハイチを占領した。さらには彼らの民主主義への希求も、西側諸国が支援する一連の専制君主とクーデターのために潰えた。かくして本来自由の身であるハイチの人びとは、政治的そして経済的にふたたび鎖をはめられたのだった。

二〇一〇年一月一二日の地震後の今、正義を希求する絶え間ない奮闘の歴史こそがハイチの最大のリソースである。ハイチ人を見ていれば分かるのだが、この歴史こそがハイチの強みである。物質的豊かさも、天然資源も、耕作地も、軍隊もない強さ。

瓦礫と化した家屋、ビル、学校に囲まれて、そしてかつては立派だった大統領府の前方にネグ・マウォンが立っている。ハイチのシンボルである。ネグ・マウォンはマルーン、つまり逃亡した奴隷であり、自由の身となった男を具現化している。彼はハイチ人の複雑な歴史の象徴である。アフリカから連れ去られ、島にたどりつき、勇敢で過激な革命の後に自由を得たのである。手枷足枷は破壊され、手にはマチェーテ〔中南米でサトウキビの伐採などに用いられる山刀〕を持ち、自由な男はもう隠れない。むしろ彼はほら貝を吹き、人びとを集め、万人の自由と尊厳のために戦おうと呼びかける。言うまでもなく、全ての人は平等に創られた。ネグ・マウォンはハイチの人びとの不屈の魂である。人びとは深く、そして誇り高く自らの歴史に編み込まれている。

二〇一〇年一月一四日木曜日にハイチに到着したとき、私は車を運転していた友人に尋ねた。

Koté Nèg Mawon ?――自由な男はどこにいるんだ　と。

Li la――そこにいるさ、と彼は言った。

彼は確かにそこにいた。シャン・ド・マルス公園の裏手の角を曲がったとき、破壊された大統領府前の広場――そこは何千人もの人たちの住居になっていた――に、いまだ揺れている大地の粉塵からネグ・マウォン像がそびえ立っていた。その像に引き寄せられるように私は車外に出た。私は泣きながら立っていたが、一人の老女が私の腕を取った。彼女も泣いていた。私は言った。

Nèg Mawon toujou kanpé !!――自由な男はまだ立っている!!

彼女は力強く答えた。

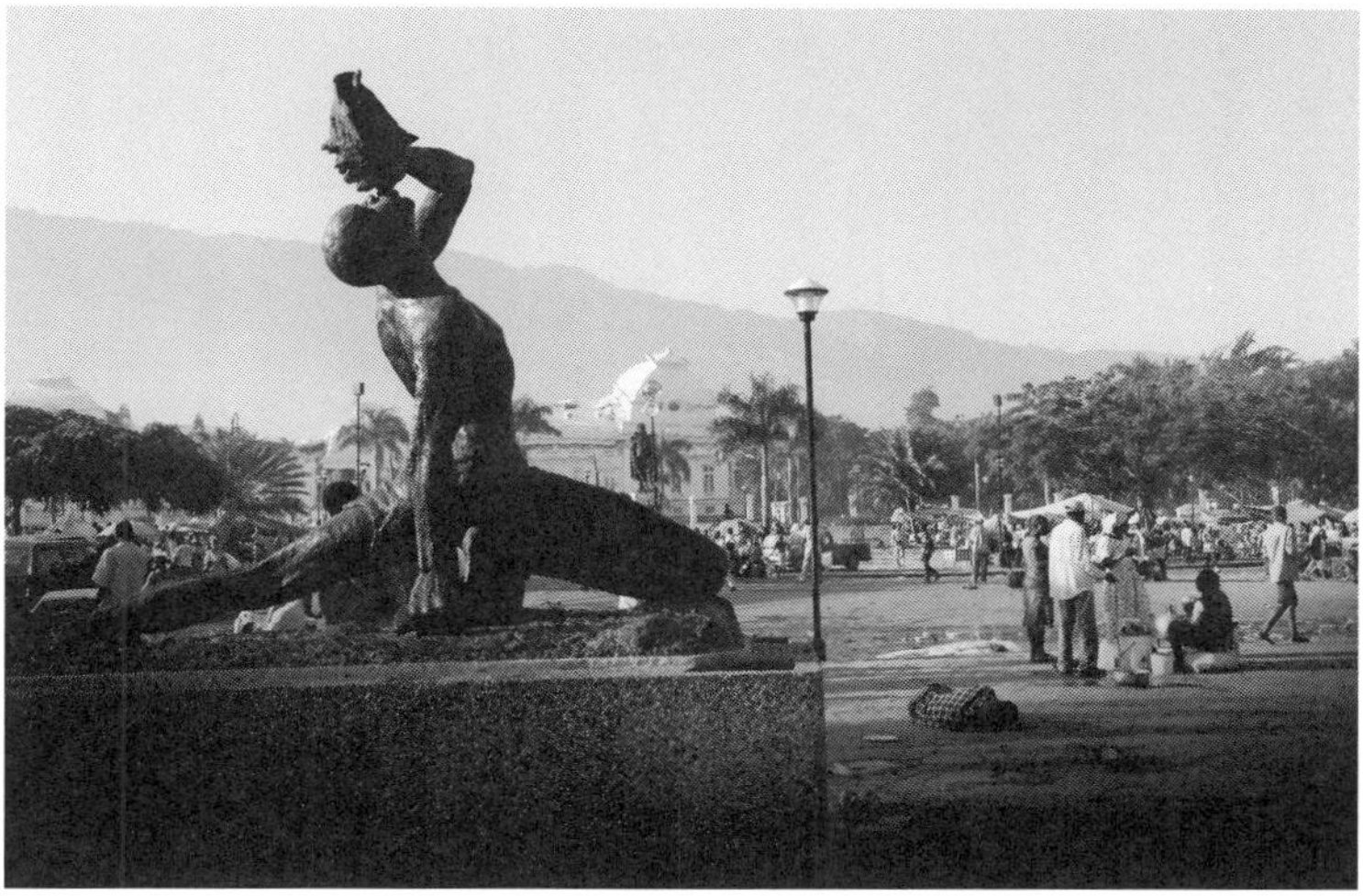

Cheri, Nèg Mawon p'ap *jamn* krazé——そりゃそうよ、自由な男は決して倒れない。
この確信のもと、我々はハイチとともに立ち上がる。魂と人びとが決して折れることのない国で。ハイチの人びとにふさわしい未来に向かって、連帯して働くのである。

ジョイア・S・ムカジー

苦しみについて書くこと

数年前、あらゆる種類の疫病や暴力を目撃しそれについて書いてきた二〇年の歳月の後で、暴力と医学についてのロチェスター大学での講義をベースにした一冊の本を執筆し始めたことがあった。本のタイトルは『悲しき剣』(Swords of Sorrow) とする予定で、福音書の一節から取ったものだった(「ルカによる福音書」第二章三五節)。マリアは、自分が「悲しき剣」に魂を串刺しにされることを悟った。それは彼女が神の恵みの器になりたいと願ったからだった。私はタイトルの頭韻の踏み方が気に入ったが、その本を書き終えることはできなかった。私は心配したのだ。戦争や大量殺戮が引き起こす悲惨や、天災や人災について、また本を書いて何になるというのだ、と。

二〇一〇年一月一二日にハイチの首都を襲った地震の後で、私は中断していたその計画についてふたたび考えた。暫定的には、死者の数は数十万に上ることが予測された。緊急救助の時期が過ぎると、起こったことのあれやこれやについて様々な疑問が生じた。どうしてハイチはこのような災害にとりわけ脆弱なのか。起こりつつある(今の業界用語で言う)「人道上の危機」に、どう対応するのか。苦しみは常に、ただの純粋な苦しみであった試しがない。それは、特定の地域と時期に起きるのだ。その本ではハイチ、グアテマラ、そしてルワンダの苦しみの歴史を検証するつもりだった。ハイチはとくに、私に多くを教えてくれた。

ハイチについての知識は、瓦礫から引き出された怪我人を治療する外傷外科医の助けにはならないかもしれない。しかし、この国をよく知ることで、前記のような疑問のいくつかには答えることができるし、震災後とその後の復興時に何をすればよいかが理解しやすくなる。意味ある知識は歴史的に深く（なぜなら震災で受けた被害とその対応はハイチの歴史に深く根づいているから）、地理的に広範（なぜならハイチは、何百年にもわたって多国間の経済と政治の網の中にあり、そのことは震災前後に明瞭になってきたのだから）でなければならない。机上論的に聞こえるだろうか。私はハイチの地震について、感情抜きの研究書を書きたいのではない。むしろ私は、困難な時期の一つの記録を提示したい。証言をしたいのである。

証言には確かに価値がある。戦争や疫病によって、もしくは自然災害への準備不足によって引き起こされた不必要な苦しみを防ごうという善意に結び付いているなら、なおさらだ。目撃者の記録があれば、その場にいなかったがその後の介入を左右する立場にいる人たちに情報を提供できる。けれど、一介の医者が、ましてや一人の米国人が、犠牲者に代わって発言することが適切なのだろうか？　学術界にいる者は、犠牲者だけが自分たちについて語ることができるのだと強く主張するであろう。彼らになり代わって発言するのが誰であれ、それは当事者の主体性を奪うものだと主張するであろう。しかし、この主張は常に正しいわけではない。震災について言えば、主要な犠牲者の声は永遠に聞かれることはないだろう。我々が聞いた声も聞くことができなかった声も（元ハイチ大統領ジャン＝ベルトラン・アリスティドの言葉を言い換えるならば）「響かせ、拡大させ」ることは、あらゆる種類の暴力について書く上で我々の主要な関心であったし、あり続けている。

私は「我々は」とか「我々の」という言葉をここで使う。なぜなら、地震後数カ月の頃に、友人や同僚からなる小さなグループで、この悲惨な時期の記録をともに書き上げようと決めたからだ。事実に忠実な記述になるよう最善を尽くしたが、もとより我々のうち誰一人として、あの大混乱の最中にもメモを取ることを怠らなかった。最も被害を受けた人たちの声を届けることも、我々の願いである。

本書においても、『悲しき剣』を執筆したときと同じ問題を抱えている。声と代弁《リプリゼンテーション》についてのよく指摘される（そして過度にアカデミックな）懸念もさることながら、たった数カ月で一冊の本を書き上げるのは大変なことだった。英語でこのような本を出版するとき、その困難はさらに増す。地震の犠牲者は主に英語を話さない人びとであるから（あるいは、他の言語を話すようには話さない）。

我々はこのような問題を、本書の構成で解消しようとした。私自身の記述だけでなく、友人、家族、同僚から寄せられた一連のエッセイ、写真、そして一枚の絵を入れることで〔凡例に記したように日本語版には、ポール・ファーマー以外の文章は冒頭の「ネグ・マウォン」を除いて割愛せざるをえなかった〕。私は地震後の経過を、ポルトープランスと中央ハイチで同僚とともに過ごした一人の医師として描写する。私はハイチでの自分個人の行動を、パートナーズ・イン・ヘルスの行動を、そしてハイチにおける姉妹団体であるザンミ・ラサンテの行動を振り返る。それは二五年にも及ぶ活動の振り返りである。

この四半世紀は、我々にとって満足すべき成長の時期であった。もちろん、一九八六年にデュヴァリエ独裁政権が倒れた後に生まれた希望の多くは、失望と挫折に変わったのだけれど。本書に中心的なメタファーがあるとすれば、それは臨床医学で使われる次の言葉であろう。つまり、地震は「慢性状態が急性増悪《ぞうあく》した（acute-on-chronic）」出来事として理解されるのである。地震は悲惨であった。ポルトープランスの社会的悪条件と進行した環境破壊が下地にあったために、一月一二日に地面が揺れたとき、多くの命が失われ、甚大な被害が生じたのである。そのため、本書の記述は時系列ではなく、臨床的なロジックに従っている。つまり、一月一二日に発生した急性増悪としての災害をまず検討し、次いでその病原をハイチの波乱に満ちた歴史にたどるのである。

震災についてきちんと記すならば、ハイチの歴史に深く入り込み、植民地時代から五〇〇年にわたって続く外国からの社会的・経済的圧力が生み出した慢性的な問題を明らかにしなければならない。ハイチは植民状態への抵抗が生み出した国である。そしてそこに、新しい政権の強さも欠陥も横たわっている。つまり、一九世紀と二〇世紀に現れた、反動的で網状の成長のパターンである。ハイチは、その最も古い隣国によって一九年にわたる軍事支配を受けることで「米国半球」の中に正式に位置づけられた。米国海兵隊が一九三四年に撤退したとき、彼らはうわべだけの平穏と社会的地位を残していったが、それは政治的移行期の調停者たる軍隊に強く依存したものだった。

歴史学者はしばしば、彼らの学問分野は現在の社会過程の意味するところを解明すると主張する。彼らは正しい。地震前の数十年が、急性増悪としての地震時に起こったことのみならず、その後の復興にも影を落としていた。ハイチの歴史を概説（それは必然的に、新世界の歴史の概説にもなる）した後、我々は二〇一〇年の地震後の復興における困難に戻るとしよう。震災前に我々は、ハイチが真の「NGO共和国」になってしまったのを目の当たりにした。公共部門にほとんど寄与しない善意が膨らんでいくような国である。したがって、診療所はたくさん建てられたが、医療制度は整備されない。何百もの学校が建てられたが、教育省は行きづまっていた。水道事業は興っていたが、水の安全は脆弱なものであった（食べ物の安全が脆弱であったように）。

本書で示すように、これが震災前の状況であった。震災後の復興努力は、急激にハイチに向けられた世界の関心と、ハイチ政府をこれ以上弱体化させない方法で事業を起こす誓約に頼らねばならなかった。公共セクターのない公衆衛生《パブリック・ヘルス》など想像できないし、公教育や公共事業についても同様だ。そのため本書では、「復興委員会」設立への取り組みを紹介した。人道支援という機能障害を起こしたシステムが、(その善意は別としても)ハイチの復興や統治のさらなる障害になっていることを指摘するためである。

公共にしろ民間にしろ、ハイチの活力を取り戻すには、過去四〇年間の何がここまで問題だったのかに関する健全な分析が必要である。これも本書で提議したい点である。これ――医師が診断と処方と呼ぶもの――を達成するために、我々は代弁《リプリゼンテーション》の問題や、語り手または登場人物としてテクストに登場することへの懸念を、わきに追いやる必要があった。全ての文章は個人的な見解である。本書で紹介する救助活動に貢献した人の多くは、寄稿者に含まれていない。それから我々は、震災対応の欠点により注目しようとし、武勇伝は避けた。

学問の世界では、このような率直な物言いは歓迎されないし、現場にいた全ての主要なプレイヤーが参加するよう求めるものだ。しかし、二五万人の声が一夜にしてかき消されたことや、最近の問題(たとえばコレラ)も同じ悲劇の一部であることを考えると、個人的でかつ地理的に限定的なナラティヴをむしろ歓迎したいのである。

このようなナラティヴが「歴史の第一稿」と呼ばれるにせよ、単純な一人称の語りと呼ばれるにせよ、これが我々の語りと報告の共同作業の成果である。記憶が薄れる前に起こったことを説明し、我々の愛するハイチを、二〇一〇年一月一二日よりずっと前にこのような極端なリスクにさらしたものは何だったのかを解説したい。

本書は限界も抱えているが、それでも地震当日に亡くなった人びとや、目に見える、あるいは目に見えない傷を負った生存者、そして今もハイチを支援する人びとのために、ささやかながらも捧げるものである。そのなかには、地震によって引き起こされたり悪化した苦しみに応答してくれた、何万人もの人びとも含まれる。そうした人びとのなかには、本書で紹介したような完全とは言えない努力を、遠くから静かに支えてくれた人たちもいる。

1　カタストロフィ

一月一三日、ハイチの首都ポルトープランスを地震が直撃したその翌日、私はようやくアリックス・ラセーグ医師に連絡がついた。ポルトープランス最大の病院のメディカル・ディレクターで、昔からの友人である。病院の正式名称はハイチ国立大学病院（l'Hôpital de l'Université d'État d'Haïti）であるが、多くはこれをジェネラル・ホスピタルと呼ぶ。震災後、私はラセーグに連絡を取ろうと何時間もがんばっていた。彼の携帯電話からは、試してみた他の番号全てと同様、録音メッセージか気味悪いブザー音しか戻ってこなかった。当時私が知るかぎり、病院は震源のど真ん中、直撃を受けたはずだった。病院は何十もの政府系ビルに囲まれていて、医学校や看護学校もあった。実況中継によるとほとんどのビルは倒壊したとのことだった。勤務や授業の最中のことである。ハイチにいる医療者の業務が今後ずっと別なものに変じてしまうであろうことは明らかだった。

では今どうすべきか？　数々の心配事に優先順位を付けるのは簡単ではなかった。医師として、私はすぐにジェネラル・ホスピタルのことを思った。この公共施設はその最良のときですら、患者は多すぎ、スタッフは少なすぎ、リソースはまったく乏しかったのだ。病院が大変な目に遭い、たくさんの助けを必要としているであろうことは想像に難くなかった。何十回もかけ直したので、同僚の電話からラセーグに通じたときはとても驚いた。

「今いちばんほしいのは何だ?」と私は訊いた。

ラセーグは今後数週間、数カ月、同じ質問を受けることだろう。たいていの場合はとくにこれという成果は得られないはずだ。とはいえ、今はまだ始まったばかり。地震後二四時間も経っていない。もちろん、彼はほとんど全てを必要としているだろう。電気、医療器具、金、そして医薬品だ。震災の前だって病院はこれらが足りずに苦労してきたのだ。彼は私に長い、しかしとても具体的な要求をした。破壊された病院を修理するのに機材と人手が必要だった。病院の建物はまだ倒壊していなかったが、技術者に建築学的な吟味を頼む必要がある。病院に隣接する倒壊した建物の下敷きになった人たちの救命にも応援が必要だった。隣に建てられた看護学校――「完全に倒れてしまったんじゃないだろうか。みんな中にいるんだ」――だけではない。隣接する国のビル、住宅、ビジネス街、そして学校。「思いの外、ひどい状態なんだ」。ラセーグは言った。「遺体を適切に処置するだけでも、もう手いっぱいだ」。中庭から犠牲者を運び出し、遺体安置所に運び込むのにも応援が必要だったが、電気が途絶えていてできなかった(「なんで遺体を安置所に運ぶんだ。保管もできないのに」と彼は言った)。私はその通話中あまり多くを述べなかった。こんな事態についてなど考えたこともなかったからだ。

ラセーグはしゃべり続ける。「いちばん必要なのは」と言って、彼はこう結んだ。「外科のチームだ。外科医、麻酔科医、看護師、術後管理に医薬品だ。あと、発電機」。こうした具体的な要求を聞いて安心した。それならば我々に対応できる。みんなに要求を伝えること、できるだけ早く合流することを私は約束した。電話が切れたので、最後のほうを彼が聞いていたかどうかは定かではない。

二五年間、私は何度もジェネラル・ホスピタルを訪れてきた。たいてい、それは気の滅入る訪問だった。我々がザンミ・ラサンテの患者をポルトープランスに送るとき、事態は常に良好ではなかった。ハイチ中部で我々が提供できないものこそ、彼らが必要としていたのであった。つまり、診断検査と手技である。そうした患者は、しばしばジェネラル・ホスピタルや市内の他の病院にすでに行っていた。そしてたいていの場合、医療を必要としていながら事実上医療からは締め出しを食らっていた。彼らは貧しく、クリニックや病院が要求する診療、検査、医薬品の費用を払うことができなかった。「フリー・ケア」は決して無料ではなかった。最低限の医療においてもコストが隠されているのである。ジェネラル・ホスピタル近隣には営利目的の私営薬局や検査センターが林立している。これらは紹介状や、一組単位で売られる外科用手袋から最低限の医薬品と検査まで、あらゆるものの売上げによって生計を立てている。

最低限の医療すら提供されていないハイチでも最貧レベルにある患者のニーズに応えることこそが、二五年前に我々がパートナーズ・イン・ヘルスとザンミ・ラサンテを設立した理由であった。震災前の一〇年間、両者は顕著な成長を遂げていた。ハイチ人スタッフは何千人にも及び、ドミニカ共和国との国境からサンマルクの海岸地帯までの何十もの公立病院を運営していた。

多くの貧しいハイチ人にとっては、こうした病院は最終ディフェンスラインとでも言うべきもので、我々はどうしても必要でないかぎり他の施設に患者を送ったりはしなかった。患者を他施設に送る以外に選択肢がない場合は、必要な医薬品や器具も一緒に送るよう尽力した。抗生物質、点滴・輸液バッグ、診療医が使うであろう手袋に至るまで。あるいは現金ですら。患者には医師か看護師を付き添わせた。なぜなら我々の経験上、他の施設に送られてしまったあまりに多くの患者が、医療の業界用語を用いるならば「いなくなる（lost to follow-up）」からである。米国では、lost to follow-up という表現は当該患者がいなくなってしまい、診療を継続できなくなることを言う。しかし、ハイチの公立病院においては、信頼できるパートナーやスタッフ、医薬品、電力といったリソースがないために、ときに施設内にいるにもかかわらず追跡不能（lost to follow-up）になってしまうのであった。昔は、ジェネラル・ホスピタルで何日もベッド上にいる患者を、資格を持った医師が診ていないという事態も散見された。長い間食事抜きの患者もいた（家族が食べ物を持ってくることになっていたのだ）。

ジェネラル・ホスピタルをそしりたいのではない。時が経つにつれて、我々は国内最大《フラッグシップ》の公立病院とその経営者に同情するようになった。ほとんどの場合ハイチの医療従事者はベストを尽くしていたが、満足な給与も与えられず必要な器具も欠いたままでは、能力を発揮できなかったのだ。かの地のベテランドクターたちには、ハーヴァード大学や他の世界各地の病院の医師並みに優秀な者もいた。彼らの多くは震災後数時間でやってきた。その後何日もずっと被災地にいた者には、ラセーグ医師と看護部長のマーレイン・トンプソンたちがいた。

しかしながら、ハイチの医療制度は予算に乏しく、その代表たる病院は惨憺たる状態だった。病院の機能不全は予算不足のせいでもあったが、「診療に応じた料金を支払うモデル（fee-for-service model）」を、人口の大多数、そして間違いなく病気や怪我のリスクにさらされた人たちのほとんどがお金を持っていない国で強要したせいでもあった(1)〔fee-for-service は米国などで運用されている医療費支払い制度であり、提供された医療に対して金銭が支払われる。裕福で質の高い医療保険に加入していれば十分な医療を提供されるが、そうでなければ医療サービスの享受は困難になる〕。大学病院の主たる役割は医療者の養成であるが、病院運営のリソースを欠き給料も支払えない状態では、それも難しい。震災前には、ジェネラル・ホスピタルはストライキと作業停止に揺れていた。重要な医薬品もしばしばなくなっていた。病院に関係がある支持者たちは、とくに合併症や栄養不良で入院した患者のために食事を提供するなど、より良い医療提供のために支援を申し出た。

最貧の患者たちに医療を提供できる熟練した臨床家の不足も頭の痛い問題だった。医師も看護師も国外に去ってしまったり、より設備が整い、給与も高いNGOや私立病院に取られていった。公立病院の脆弱さ。岐路に立つ「フラッグシップ」病院。我々の支持者の多くは、なぜ地震後何時間も、我々がこの公立病院に注意を向けたのかと訝しがった。どうして私立病院やNGOの運営する病院を助けないのか、と。こうしたNGOや病院のほとんどは来院者全員を診る義務はない。貧者を助けるために設立された場合でも、法的であれ、それ以外であれ、医療を必要としている者全てにケアを提供するような絶対的な義務はないのである。二流とはいえ、ジェネラル・ホスピタルは依然としてハイチ医療における最後の切り札であった。それが震源地ど真ん中でやられてしまったのである。最初から分かっていたことだが、地震発生後何時間か経てば、病院は患者でごった返してしまうであろう。だから我々は助力を確約したのだ。

その確約から一日も経たないうちに、私は外科医ら他の医師たちとともに最初の便でハイチに飛んだ。最後にハイチに行ったのは国連特使代理としてだった。それはビル・クリントンを補佐する無給のポストである。しかし、今回は一般市民として、そして一人の医師としてハイチに飛ぶのだと決めた。それ以前の数カ月間、国連代表の立場で目立たぬようハイチに入国するのは難しいものだった。しかし、一月一二日がそれを一変させた。震災で国連本部も倒壊してしまった。それに、国連のリーダーシップはほとんど頼りにされていなかった。この悩める組織の何人たりとも、規則違反に反対しそうにはなかった。

すぐに私は、ザンミ・ラサンテとパートナーズ・イン・ヘルスの仲間たちと再会した。そのほとんどがハイチで働く医師であった。ルイーズ・アイヴァーズは感染症専門医であり、地震発生当時、揺れの激しい地区にいて、恐ろしい数の犠牲者と負傷者を前に医師は自分一人という困難を経験していた。ジョイア・ムカジーはパートナーズ・イン・ヘルスのメディカルディレクターである。デヴィッド・ウォルトンは内科医で、学生としてハイチで一〇年以上働いたことがあった。クレール・ピエールは内科医であり、ハイチで育ち、米国でトレーニングを受けている。彼女は私とともにハイチに飛び、震災後しばらくはほぼずっと一緒にいた。みんなハーヴァード大学からのボランティアである。

私はまだ、ハイチの仲間たちの名前を挙げていない。そのほとんどは総力を上げて助けてくれた。何人かはジェネラル・ホスピタルにいたが、ほとんどは過去に我々が設立した病院や診療所にいた。これらの施設は震源地の北部と西部にあった。震災初日から、彼らは震源地から逃れてきた負傷者たちを待ち受けていた。震災三日目までに、その最初の波が彼らに押し寄せた。

やるべきことは山ほどあった。しかし、我々がやっとポルトープランスに到着したのは三日目であり、二日という時間を失っていた。我々のまわりには何千人もの生存者がいた。正しいケアを提供しなければ、長くは生き延びることができないだろう。震災後の数日で喜ばしい瞬間というのはほとんどなかったが、それは瓦礫の下から生存者を引っ張り出したときと（そういう「救命」はごくわずかであったが）、負傷者が適切な治療を受けたことを確認したときだった（こちらのほうはもっと多かった）。

医師や看護師として、負傷者に医療を提供できることはありがたかった。おそらくその一因には、破壊がひどすぎて、瓦礫の撤去や住居を失った者たちへの住まいの提供といった他の必要な活動が、あまりにも手に余るように思えたこともあった。もちろん、こうした活動は少なくとも数日は延期できよう。

我々は負傷者を治療し、人命を救おうとしていたのだ。しかし、はじめから物事はそんなに簡単ではないと分かっていた。我々は負傷者に目を向けがちだが、家を失った人たちはどうなのだ？　我々は病人を治療できようが、遺体の埋葬はどうするのだ？　我々は点滴輸液はできようが、何百万もののどの渇きに苦しむ人たちにきれいな水を提供するのはどうなのだ？

　震災後ほんの数日しか経っていない時点では、救助以外のことを考えるのはほとんど不遜に思える。困難だが不可欠な再建事業については、考えることすら難しい。だから我々は、目の前で苦しんでいる人たちの苦痛を軽減することに集中したのである。


　しかし、ハイチをよく知る者の多くにとって、復興の全体像はいつも頭の中にあった。負傷者や死に至る者たちをケアしていたときですらそうだった。これこそがパートナーズ・イン・ヘルスとザンミ・ラサンテで何十年もやってきたことなのだから。目の前にいる人に尽くし、同時に全体像についても考えようと試みるのだ。我々は現代医療や福祉を提供しようとしてきた。学校、住宅、食料、水、保安、仕事を、見捨てられた地域に提供しようとしてきた。しかし、地震が都市の中心を襲ったのである。我々は助けたかったが、街のどこに行けばよいのだろう？　あらゆる空き地に人が群がり、病人と負傷者があらゆるところにいた。考える時間はほとんどなかった。

　クレール・ピエール医師と私は約束を守るべくここに残った（後に応援がかけつけた）。助けが必要なことが明らかな場所、つまりハイチ最大の病院に、である。同じ結論に至ったのは我々だけではなかった。負傷者、瀕死の患者が三日目までに押し寄せて、ジェネラル・ホスピタルは大混乱に陥っていた。救助者たちが何十人もやってきたが、犠牲者は何百人もやってきた。死体安置所にも他の場所にも電気は通っておらず、どこもかしこも納骨堂のような臭いがした。

震災初期には吟味するような時間の余裕はまったくなかったが、我々はすぐに、医療というコミュニティーの損失が救援と復興を拒んでいると知った。ラセーグ医師が述べたように、看護学校は授業中に倒壊し、学生も教員も同様に死亡した。国立の医学校や病院は国内の主要な教育施設であるが、かなりの被害を受けていた。保健省も破壊されていた。市内の多くの診療所や病院も倒壊した。熟練した医師たちにとってすら、被災地は身の毛がよだつ光景となっていた。とはいえ、次々とボランティアたちが助けの手を差し伸べるようになった。

震災三日目、ジェネラル・ホスピタルの構内は一変していた。中庭は、市内のどの空き地もそうであったが、テントで覆われており、そうでない所もテントが張られつつあった。また、間に合わせの小屋がシーツやビニールで作られた。これらの下には、負傷者や生き残ったその家族・友人が横になっていた。そこにはまた、およそ五〇人の障害を持つ子どもたちがいたが、私はあまりに呆然としていて彼らに会うことはできなかった。病院で彼らは家族も持たず、いかなる意味でも孤児であった。我々は何週間も彼らを市外の安全な場所に移動させようとしたが、地震のためにジェネラル・ホスピタルに居つづけざるをえなかった（私はずっと後、朝の三時か四時頃になって彼らのことを思い出したが、誰かが彼ら全員を安全な場所に連れていく方法を思いついてくれるよう念じるより他なかった）。

一つの病院の中で患者をチェックしていくだけで大仕事なのだと、すぐに我々は悟った。庭は人びとでごった返していたが、ほとんどの病棟は半分しか埋まっていなかった。患者もスタッフも、たとえ表面上破損のない建物であっても、中に入るのを恐れていた。それには理由があった。何日もの間、余震が都市を襲っていたのである。(2) 余震が来るぞという噂が立ち、病棟のいくつかは空っぽになった。恐怖した患者は点滴を腕から引き抜き、空き地に走り出した。不安が、あの臭いのように病院を覆っていた。そのため、医療の提供はさらに困難になった。

不安は伝染し、それは何週間も続いた。余震も同じように続いた。一つの例を挙げよう。地震勃発から一週間ほど経ったある夕暮れ時、私は骨のように痩せ、息も絶え絶えの若い女性に、あなたの肺はもう半分も結核に冒されているので、余震のため病棟を逃げ出す患者に加わってはならない、と約一時間かけて説得していた。また余震が起きたとき、我々は屋内にいた。私は手を伸ばして患者の酸素タンクを押さえたが、その重さは患者の重さほどもあった。こんなことになるとは想像だにしなかった。揺れる建物の中で重いタンクのてっぺんを握り、同時に患者を安心させようとするのである。その間、全てが倒壊してしまうのではないかと不安を覚えていた。

患者の名前はナターシャといった。彼女の隣のベッドに座っている若い男性の他には、彼女は一人だった。彼は家族であろう。もしかしたら看護助手かもしれない、と私は思った。後で知ったのだが、彼は良きサマリア人（Good Samaritan）であり、彼女とは面識がなかった〔良きサマリア人は聖書に出てくる、苦しむ人に援助と同情を与える人であり、転じて憐れみ深い人を意味する〕。彼はポルトープランスの南にある街から妹と一緒にここに着いたばかりであった。彼らの小さな家は震災で破壊され、妹は大怪我をした。妹は数時間前に死んだ、と彼は言った。どこに行けばよいのかも分からないと言った。それで、彼は孤独のなか、悲しみに暮れながら病院の空いているベッドに横になったのだった。

また地面が揺れ始めた。彼はベッドから飛び起き逃げ出す人びとに加わったが、命をつないでいる機器（酸素タンクも含む）から体を放そうともがくナターシャを見た。彼は屋内にとどまった。彼女を落ち着かせようとした。腕の点滴部位から血が流れ落ちていた。鼻につながっている酸素チューブも引っ張っていた。そのときクレール・ピエールと私が到着した。誰かスタッフを見つけてくるまで彼女と一緒にいてくれるよう彼に頼んだ。次の日、二人は同じ所にいた。彼らを看護する者は誰もいなかった。彼は彼女の隣に座り、使い込まれた聖書を読んでいた。そして亀裂の入った路上に出て、彼女の食料を探しにいった。

ジェネラル・ホスピタルなど被災地における人員不足を見て、ハイチの医師や看護師は震災後、救援を拒み逃げ出したのではないかと考えた者もいた。我々の経験によれば、そうではない。自らも負傷し、身近に死者を出しながらも、多くのハイチ人医療者はすぐに職務に戻っていた。ある救急部隊によると、公立病院の医療者の九五パーセントは震災後一週間以内に職務に戻っていた(3)。彼らが勤務していた病院や診療所もそうだが、失われたのは、まっとうな給与だった。彼らはどうやって家族を養うのか？　職務を継続するための器具の購入やメンテナンスはどうすればよいのか？

医療インフラや研修への投資が長く途絶えていたことの帰結は明らかであった。たとえば、夜間に病人や負傷者を誰が看るかで口論が起きた。多くの救助者は安全管理に問題があると責めた。適切な警備なくして夜間ジェネラル・ホスピタルにとどまることはできない、と彼らは言った。しかし、病院には警備員を置くための予算がついたことはなかった。ハイチ人職員のほとんどは、給料についてほどは警備について心配していなかった。公立医療機関での給与や物資の不足といった慢性的な問題に対処しながらも、震災後人命救助のためにがんばった良きサマリア人たちに我々は感謝した。

良きサマリア人たちへの感謝はよかったのだが、彼らの調整は困難であった。震災四日目、被災した都市は救助者、支援者でごった返していた。ハイチの都市部には、かつてないほどの医療リソースが集まった。一月一二日の破滅的なエネルギーの放出の後で集められた合同チームは、高度な訓練を受けた真正な医療者たちであった。多くは北アメリカ（何百人ものハイチ系米国人を含む）とヨーロッパから来ていたが、キューバ、ラテンアメリカ全土からも多くが来ていたし、イスラエル、日本、中国といった遠隔地からも来ていた。加えて、ほとんどハイチを出たことがないハイチ人の医療者たち。彼らは震災そのものにも動揺していたが、感謝の気持ちと、自分たちより良い教育を受け、良い医療機器を具えた医療者たちへの怒りとの間で揺れ動いていた。ハイチでのボランティア活動に従事した海外の医療者は自国で有給の職に就いていたのだ。また被災はしたが、ハイチ貧困層が苦しむ疾病や死を、これまで免れてきたわずかな人たちもいた。生き残った国連職員たちもいた。国連本部は地震で倒壊してしまったが、バラックで平和活動をしていた職員は被害を免れていた。もちろん、我々がよく知る人びと、患者、都市や地方の貧者がいた。それと、突然現れたセレブリティーたちもいた。たとえばショーン・ペンだ。彼は現金や物資とともにやってきて、ハイチに滞在した。生者と死者でごった返すこのような場所に身を置くことになるとは、私は想像すらしていなかった。しかも、これほどまでに分断された世界の橋渡し役（それが特使の仕事ではないだろうか）としてとなると、なおさらである。

そういうことが我々に与えられた仕事であった。使命でもあった。ラセーグ医師が予測したように、最大の問題は、高度な外科的治療を必要とする患者をどこに搬送するかであった。中央ハイチにあるパートナーズ・イン・ヘルス関連病院に搬送できた患者もいたが、その収容力には限界があった。市内の新しいＭＡＳＨ〔移動陸軍野外病院〕ユニット(4)に送ることもできた。たとえば、マイアミ大学が空港近くに建てた病院やイスラエル国防軍のものである。もっとも、これらの看護や外来診療能力には限界があった。多くの患者については我々にはプランが立てられなかった。救援者は何千人もいたが、みな、追加支援の到着を心待ちにしていた。

ハイチで最も重要な教育病院の建物は崩壊していたが、それでも次々と負傷者が担ぎ込まれていた。負傷者は市の南方から運ばれてきたが、瓦礫の下からずっと後になって救出された幸運な者もわずかながらいた。巨大な海に浮かぶ病院が、増援部隊としてじきにやってくることは分かっていた。震災八日目、米国海軍病院船のコンフォート号が到着した。これはもともと石油タンカーなのだが、リフォームされて一〇〇〇床のベッド（一〇〇の集中治療用ベッド含む）と一二の手術室を具えており、高度な訓練を受けたスタッフと多くのボランティアがいて、診断機器（CTスキャン含む）もあった。コンフォート号がポルトープランス港に停泊する前からすでに、頭上をヘリが飛び交い、患者を陸上の病院や避難所から船に搬送していた。

コンフォート号は港にいた一ダースもの船のなかでもひときわ目立っていた。そのなかには米国空母カール・ヴィンソン号もあった。ノルマンディー上陸作戦前の英国海峡ほどではないにせよ、ハイチにこんなにたくさんの船が着いたのは、ナポレオンが一八〇三年にハイチを奪回しようとし、そして失敗して以来である。

ただし、コンフォート号を有効に使おうとしたとき問題が生じた。ジェネラル・ホスピタル内ですら調整作業は難航を極めていたのだが、ジェネラル・ホスピタルのリーダーたちは今や、沖合にいる大量の善意の人たちまで管理しなければならないのだった。誰もが救いの手を差し伸べたかったが、誰も何をしたらよいのか正確には分かっていなかった。NGOが病院内に設置したたくさんのテントは、その一つ一つが自らの半自律的な世界を形成していた。

あるテントでは、二ダースの簡易ベッドが郊外住宅の台所程度のスペースに詰め込まれていた。ベッド上の患者はおおむね静かにしていた。彼らのベッドの端にはレントゲン写真が吊るしてあった。患者のなかには痛みでうめいている者や術後の者もおり、何より痛み止めが必要なのだが、物資は不足していた。ほとんどが地震時に着ていた服のままだった。服はあちこち引き裂かれており、傷はむき出しになっていた。骨折した脚が、潰れた腕が見えていた。多くは多発骨折があり、切断手術を受けた者もいた。家族がしばしば患者に寄り添っていた。それで小さいテントはますます混み合った。

ボストンから来た看護師の一団は暑さに汗をかきながら、その場をやりくりしていた。彼らはクレオール語を一言も解さなかった。こういう看護師たちは被災後数週間における隠れたヒーローであった。ときに外科医が――このテントではたいてい米国人であったが――患者を回診に来た。言葉は通じなかったが、手術によって患者の命が救われる可能性はあったし、実際にしばしば救われていた。何人かのハイチ人の看護助手がそのテントで働いていたが、その英語力は患者と変わりなかった。我々にとっては幸運にも、何人かの若い、しかし経験あるハーヴァードの医師たちが助けてくれた。米国人内科医クレール・ピエールに加えてエヴァン・ライアンなど流暢なクレオールを話す医師が、超人的な通訳活動をテント内外で行う一方で診療もしていたのだ。

かつての教え子たち（とその他大勢のハイチ人や米国人）を、私は誇りと感謝をもって眺めた。クレールは一日二〇時間働くと言って聞かなかった。長年の友の死を弔う時間も、幼少時の思い出が詰まった母の住む家の倒壊を嘆く時間もとらなかった。エヴァンはいつもラセーグの側におり、ボランティアが押し寄せるのをさばいていた。なかには厄介な人たちも混じっていたのだ。彼自身の悲嘆も慰撫される必要があった。パートナーズ・イン・ヘルスのために何十年も貢献した彼も、多くの友を失っていたのである。

クレールとエヴァンに、ボストンから来た内科研修医たちが加わった。そのうち一人はハイチ出身の米国人だった。彼らはみな、患者、ハイチ人医療者（なかには家を失った者、空腹な医学生、復職した看護師もいた）、ボランティア、そして軍人という異質な者同士をつなぐ仕事に従事してくれた。米国空軍第一特殊作戦航空団が地震発生後数日で空港の調整業務を引き継いだ。彼らと協働しなければ、患者を病院船や遠隔地に輸送する手段はなかった。

我々全てにとって、前例のない状況であった。何をしてよいのか分からなかったし、「被災支援専門家」なるものには疑念を抱いていた。我々が出会った専門家たちは自信満々だったけれど。専門性の助けは借りたかったが、そんなものはどこにもなかった。これは震災で学んだ、長くつらい教訓であった。

読者に被災直後の数日がどんなものであったか——少なくとも数人の医師や看護師や患者にとってどんなものであったか——を感じ取っていただくために、ある夕べにジェネラル・ホスピタルで起こったことを記そう。誰もメモを取っていなかったけれど、それは一夜のうちに起きたことだと思う。とても長い一夜であった。確か、地震後八日目のことではなかったか。コンフォート号は港で煙を上げていたし、病院の敷地にはテントが乱立していたから。テントは、赤十字のテント、ダートマスのテント、国境なき医師団のテントなどなどで、不機嫌な連合体のように見えたこともあった（サイエントロジストすら、短い黄色のTシャツを着てうろついていた。ハイチの仲間たちに彼らが何をしているのか説明するのは困難だった。私自身にも皆目見当がつかなかったのだから）〔サイエントロジストとはサイエントロジー(scientology)の専門家。サイエントロジーは米国人のラファイエット・ロナルド・ハバードが一九五二年に提唱した新宗教。精神療法理論ダイアネクティックス（Dianectics）を教義とする」。

あるテントで、ハイチ人の医師が三四歳の男性の傍らに不安げに立っているのを私はそっと見ていた。患者は両親の家が倒壊したときも外傷を免れたのだが、呼吸苦を発症して来院したのだ。無傷には見えたが、息も絶え絶えであった。私は驚いた。彼は私の名前を呼び、英語でこう言ったのだ。「ドクター・ポール、あなたのことはカンジュの頃から知っている。頼むから助けてください。息ができないんです！」。私がそこで英語で呼ばれたのは初めてのことで、その後もそんなことはなかった。すぐに、私は彼がポルトープランスの知人の息子であると気づいた。私はハイチ人の親友、フリッツ神父とヨランド・〝マミート〟・ラフォンタンと一緒に、クリスト・ロワと呼ばれる地区の家によく泊まりに行っていたのだが、この患者の父親はそのお向かいさんだったのだ（マミートとフリッツ神父は一九八三年に私をボランティアとして招聘した。後にザンミ・ラサンテとパートナーズ・イン・ヘルスの設立を助けてくれた）。その区域の大部分は地震で倒壊し、この若者の、石とセメントでできた大きな家もその例に漏れなかった。ラフォンタンの家は部分的な破損はあったが、倒壊は免れた。

「こんにちは。何があったの？」（私はクレオールで返した。英語を解さない彼の妻が傍らに立っていたし、彼の英語は息切れのないときも完全ではなく、言葉のことで負担をかけたくなかったからだ）。

彼はポツリポツリと話し始めた。壁の一部が脚の上に落ちてきた。そこから脱出するのに一時間はかかった。それからまわりの人びとを手伝っていた。「そのときは元気だったんです」と彼は言った。「右脚は痛んだけれど」。彼は自分の右の太ももに触れた。「三日経って、急に息ができなくなったんです」。

彼のあえぎ方は尋常ではなかった。酸素飽和度から察するに、彼はしゃべるべきではなかった。私は小児病院から来たボストンの看護師にモルヒネを投与するよう頼んだ。このような呼吸苦にはよく効くのだ。本当に必要なのは彼をコンフォート号に搬送することだった。まともな病院ならどこにでもあるはずの人工呼吸器（「呼吸マシーン」）につなぎ、その間、診断精査を行うのだ。しかし、彼が来院したときにはすでに日が暮れかかっていた。搬送に必要なヘリは、夜間は飛行できなかった。

診察をする。高熱があり、脚にかすり傷がある（ここから感染が起きるかもしれない）。前に行った病院で抗生物質を出されていた。ジェネラル・ホスピタルは彼が訪れた三つ目の病院だった。レントゲン写真は重症の肺炎を示していた。我々は広域の〔様々な細菌に効果がある〕抗生物質を投与した。同時に血栓を治療しようとした。脚の大きな静脈から肺に飛んでいった可能性があったからだ。しかし、「血液をさらさらにする」正式な薬を我々は持っていなかった〔脚に怪我をしたときなど、静脈に血の固まり、「血栓」を作ることがあり、これがそこから飛んで肺に詰まることがある。これを肺塞栓という。空気は肺から血液に運ばれるが、血の塊（血栓）が肺に詰まると、その酸素運搬が妨げられ、息ができなくなる〕。

数分後には、モルヒネが効果を示しだし、患者の容態も良くなった。彼は初めて一文章息切れなしでしゃべることができるようになり、お腹が空いたと言った。酸素飽和度はある程度改善したが、我々としてはできるだけ早く患者をテントから出してコンフォート号に搬送したかった。モルヒネのおかげで症状は改善したが、効果は一時的だ。それに、モルヒネは根本的な原因の治療にはならない。人工呼吸器につなげなければ患者は死んでしまうかもしれない。不安のなかで、エヴァンたちは搬送準備を急いだ。

その夜、他にも診なければならない患者はたくさんいた。テントの隅にいた初老の女性は破傷風のけいれんを起こしていた。これが破傷風の最初の患者で、その後も数週間たくさんの症例を経験することになるのだった。白髪。体重およそ九〇ポンド〔約四一キログラム〕。両頬には涙が流れている。数分ごとに、彼女の体は固まっていった。けいれんで骨が折れたり、窒息してもおかしくなかった〔破傷風は破傷風毒素による神経疾患である。破傷風菌は地中におり、汚れた環境下での怪我から破傷風毒素が入り込むと、その毒素が筋肉を過度に緊張させて患者は反り返り、動けなくなる。呼吸もできなくなり、死に至ることもある。地震後の不潔な環境で怪我をすると患者が多発することがある〕。ちょっとした刺激もけいれんを誘発する。光を避けて、静かな部屋に入れる必要があった。しかし、それをすれば患者を医療からも隔絶してしまうことになる。余震が続いて病院は揺れ動いており、誰も屋内に入ろうとする者はいなかった。

一時、私は新鮮な空気を求めてテントからはい出した。そこには二五歳くらいに見える若い女性がいた。野外のストレッチャーに横たわっていた。真っ暗闇のなかで一人だった。死んでいるのか？　いや、彼女は息をしていた。触ると温かかった。私は声をかけ、気分はどうかと訊いた。彼女は腕を持ち上げてこう答えた。「たぶん、脚が折れているわ」。私はレントゲンを見て、彼女の脚の下に手を入れた。両方の大腿骨が高い位置、骨盤近くで折れていた。痛み止めをもらったかと彼女に訊いた。痛み止めは出されていなかった。身寄りがそばにいないのは明らかであった。両親と幼い娘を失ったのではないかと、彼女は恐れていた。「屋根が落ちてきたの」と彼女は言い、小さくすすり泣きを始めた。散々な夜で私がいちばん気分を良くしたのは、彼女に痛み止めを与えたときであった。ここ数日で初めてかもしれない眠りを彼女に提供できたのだ。(6) 骨折は整復できよう。しかし、心の傷はどうだろうか。

震災初期のある日、オフェーリア・ダールが機材と外科医を詰め込んだ飛行機でやってきた。パートナーズ・イン・ヘルスのトップである。彼女もまた、一九八三年以来ハイチで働いていた。それによって、私の人生と同様に、彼女の人生も変わった。私の記憶が確かならば、その夜、彼女はジェネラル・ホスピタルにいた。「なんでもっと痛み止めがないの？」が彼女の最初の質問であった。彼女は我々のチームを視察に中央ハイチに向かっていたのだが、その夜は街で過ごしていた。オフェーリアと私は病院を見回っていた。そこには悲惨と苦痛だけでなく、慈悲と思いやりがあった。我々は同じことを考えていた。「どうしてハイチなんだ?」[7]

その夜も、仕事には事欠かなかった。病院を去る理由はなかった。例外は、我々が疲れ切ってしまい、次の日役立たずになりそうなときだけだ。私は同僚たちに休養を取らせようとした。ほとんど真夜中になっていたし、状況も少し改善していた。呼吸苦のある男性を夜明けとともにコンフォート号に搬送するヘリは確保していた。破傷風の老女は抗生物質と大量のジアゼパムを投与されていた（彼女は大丈夫だと私は思った。ただし、人工呼吸器を必要とするようにならなければ）。大きな外傷のある患者の多くは、今や痛み止めのおかげで休んでいた。闇夜の孤独な若い女性がそうであったように。

我々が立ち去ろうとしていたとき、英語で口論する声が聞こえた。ハイチ出身の米国人医師の何人かが、いくぶん懐疑的な面持ちの米国人外科医に向かって怒鳴っていた。彼らは手術室の管理について口論していた。手術室は長年、我々の関心外にあった。貧しいハイチ人は手術が必要でも治療なしで死んでいったし、それは最後の砦たるこの病院でもそうだった。[8] 外科医の一人は私に口論を収めてほしそうだった。言いたいことはたくさんあったが、今この場所でそれを口にするのは最悪のタイミングであった。口論を収めるエネルギーはもはや誰も持っていなかった。だから私はクレールの母親の車に隠れ、オフェーリアやエヴァンたちを待った。こうしてようやく、最悪の被災地を離れ、丘を登り、病院をあとにしたのであった。みな消尽していた。暗がりのなか我々の車は、破壊された街をぬうように進んだ。一匹の犬が目の前に飛び出してきて、どすんという音が聞こえた。誰も何も言わなかった。

我々の多くはクレールの親戚の所に身を寄せていた（彼女の名づけ親は、クレールの母親をはじめ、たくさんのボランティアや家を失った家族たちを受け入れていた）。しかし、私はペシオンヴィルにある親友たちの木造住宅（したがって比較的安全な）のほうに向かっていた。到着したときは午前零時を回っていた。彼らは停電した街の熱や臭気を免れた高台に住んでいた。ホストのマリーゼは、私の部屋に花を飾ってくれさえした。いつもそうするのだ。ベッドの傍らには水瓶があり、扇風機の回る無害な音を除けば、すばらしく静かだった。

しかし、私は眠れなかった。悲惨が目と鼻の先にあるなかで、不眠は常につきまとっていた。二一世紀の人びとが一九世紀の苦痛のために死んでいるのだ。ちょっとした外傷、単純骨折、肺炎、結核、破傷風などの感染症――数セントもあれば予防接種で防ぐことができるのに。日中の光景が、臭いが、音が、私を追いかけてきた。痛みにうめく人びと。野外で走り回る患者と医師。呼吸苦のあった男性（我々は彼が船に着くまでなんとかがんばれるよう、やるべきことはやり尽くしただろうか？　もっと抗凝固剤があれば！　まっとうな検査機器があれば！）。長きにわたりないがしろにされてきた人びとをケアする特権を獲得するために、口論したり競ったりしている「災害救助」の多種多様な提供者。かつての教え子の悲しみ。病院における堅実なハイチ人のリーダーシップ。軽減されることのない痛み（なんで我々は、せめてひどい外傷用にもっと痛み止めを用意しておかなかったのだ?）。遺体安置所独特の臭いと瓦礫の広がり。私は、とりわけ遺体安置所のことを忘れようとした。しかし、羊を数えても、それは死体を数える不愉快な行為に変わっていくのであった。私は不運な犬のことすら考えた。夜明け近くになっても、息ができなかった男性の映像はまだ私にまとわりついていた（彼はあの晩を生き延びただろうか。そうすれば、海上に浮かぶ病院は間違いなく彼を救うことができるのだが）。

この希望に思いを込め、私は深い眠りに落ちた。しかし一時間かそこらで、私は大きな余震に揺らされはっきりと目を覚ました。家の材木はねじれ、きしんだ。部屋にかけられていた絵画は傾いた。ベッドサイドに置いてあった水瓶はかたかたいった。私のホストは我々に向かって叫んだ。「すぐに家から出るのよ！」。日が昇り始めていた。私は水瓶が床に落ちるのを無感動に眺めていた。家にいた者たちが慌てて飛び出す音を聞いた。私は心の中の目で、揺れのために数え切れない家でたくさんの人たちが下敷きになり、手足がもげてしまう情景を見た。私は、自分も動きださねばならないことを知っていた。我が子たちのことを考えた。彼らは休暇をハイチで過ごし、神の恩寵をもって、多くの人が蒙った運命を免れ、数日前に旅立ったのだった。急いで階段を駆け降り、通りに出るのが賢明であろう。

しかし、私は鉛のように重くなった筋肉を動かさなかった。空高く太陽が昇るまで目を覚ますこともなかった。

2　実践と政策——震災以前の世界

地震直後ハイチに来た者の多くは災害救助の専門家を自任するが、その言葉に疑いを持つ理由には事欠かない。当初から我々は、怪我人や他の理由で苦しんでいる人たちを助けようと取り組んでいたが、何が必要であるかはいつもはっきりしていたわけではない。我々は何日も、このような緊急モードの状態にあって怪我人と避難者を直接ケアしつつ、調整作業とサービスの提供について意思決定をし、また他人が意思決定するのを助けていた。このような対立はどこでも同様だった。一方には怪我人や病人。他方では、避難してきた何百、何千もの人たちのための避難所や診療サービスの問題。方針決定のほとんどは、当たり前のことだが、医師だけが行ったのではない。しかし私の同僚たちは、診療からずっと離れた問題についてこんなに真剣に考えさせられたことはなかった。

けれども多くの場合、このような緊張状態——今目の前にいる人びとに奉仕することと、その他の、放置されればいずれ援助が必要になる人びとの長期的リスクを軽減することとの間の——は、長らく私の仕事における主要な緊張となっている。この緊張は私の教え子や研修医、同僚たちの仕事を活発にもしてきた。なぜなら貧困と不平等こそが我々が目にする病気や不運に勢いを与えているからである。震災だって、単なる「自然」災害ではない。ハリケーン・カトリーナや二〇〇四年と二〇〇八年にハイチを襲った嵐がもたらした破壊には、天候以外の多くの要素が影響していた。これらの出来事は、災害の社会的遠因を明らかにする。[1]震災前ですら、ハイチはラテンアメリカにおける最初の独立国でありながら、政治的、経済的、そして人間生態学的脆弱性に苦しめられてきたことには議論の余地がない。本書の目的の一つは、ハイチとその各機関がなぜこれほど弱体化してしまったのかを検証することにある。つまり、慢性疾患の歴史を明らかにするのである。本書はさらに震災の解説以上の目的も持っている。それは、実践（praxis）と政策（policy）の間にある緊張を示すことである。つまり、医師が提供することになっている直接のサービスと、政治家や議員が計画するはずの（理論的には彼らが代表する市民の道しるべとなるはずの）政策との戦いである。

何年もの間、私はそのようなことに取り組んできた。貧しい人たち——とくに感染症に苦しめられている人たち——に直接のサービスを提供することによって、もしくはハーヴァード医学校教授として、苦悩や不慮の死への脆弱性の原因となっている巨大な勢力について書いたり、教えたりすることによって。このような二重の職務は、学生、研修医、パートナーズ・イン・ヘルスの同僚たちにとっては当たり前のことであると私は述べてきた。我々はいくつもの国で働いてきた。そのなかには米国もあった。そこでは突出して貧者だけが苦しんでいた。ハイチに来て最初の一〇年、私は政策には関わりを持たず、ただ批判だけしていた。書物や論文で、同僚たちと私は直接のサービスと政策のギャップを埋めようとしてきた。少なくとも、政治に情報提供しようとしてきた。しかし、学術の場でものを書くのと、政治や外交の場にいるのは同じではない。社会医学と呼ばれる領域を専門にしている者を含むアカデミックな医師は、研究や執筆が医療政策を決定したり、サービス提供の改善に結びつくような具体的な方法が見つからずに苦労していた。

医療は、政治と無関係な宇宙に存在するわけではない。年度ごとの政策、インフラ、賃金、税。すべてが医療の実践に影響する。そして、私たちは何年もかかって学んだのである。医療政策の改善こそが我々が患者にもたらしたわずかな前進を守るための最善の方法だということを。実践と政策を結びつけるための努力はローカルなレベルで始まる。たとえば一九八〇年代後半のハイチの全国結核・エイズプログラムと我々の協働は、ほんのいくつかの街と地域で始まった。数年後、我々は結核に関する国際的な医療政策の議論にさらに加わるようになる。そこには治療困難な薬剤耐性結核の議論もある。これはパートナーズ・イン・ヘルス創始者の一人で、後にハーヴァードの教員になったジム・キム医師と、ペルー人の同僚であるジェイム・バヨーナ医師に負う所が大きかった。「治療困難な」というのは「治療不可能」を意味しない、と我々は何度も何度も、会合で、そして名もない医学雑誌で主張してきた[2]。国際機関のほとんどとは異なり、我々は説得を試みていた。我々には薬剤耐性結核を直接治療した臨床経験がある。ハイチとペルーで高い治癒率を達成し、ある意味、この領域の権威であると自負していた。

議論は我々をロシアに導いた。かつて米国が数年前にそうだったように、薬剤耐性結核の流行に苦しんでいたのだ。ロシアでも、その他の旧ソ連の国々でも、流行は刑務所で多く発生し、多数の死者を出していた[3]。投資家で慈善家のジョージ・ソロスはロシアの刑務所における結核治療のために一二〇〇万ドル以上も寄付してくれた。しかし試算によると、(耐性結核を治療するのに必要な)セカンドラインの治療薬や、よりすぐれた検査室を購入するには費用不足であった。検査室は、どの患者がセカンドラインの治療薬を必要としているか知るために必要であった。我々はソロスにもっと金が要ると要求した。我々はイエスという答えを予想していたが、彼の答えはノーであった。彼は言った。政府が負担を免れたままではいけないのだ、と。

この仕事とソロスの返事の結果、私は一九九〇年代にホワイトハウスを訪問した。ヒラリー・クリントンがパトロンとなり、ロシアや他の地域における刑務所での結核診療のレベルを上げるため我々を支援してくれることになった（結核は地域的な流行ではなく、地球規模での脅威である）。彼女はすぐに友人となり、かつメンターにもなった。その後の一〇年間で私は、ハイレベルの政治介入が新たな、そして大きな可能性を開き、貧者や無視されてきた人たちへのサービスの提供を改善できるということを、この目で確認することになった。西シベリアのある刑務所では、私はロシアの法務省と協働した。二六パーセントだった死亡率（治療中の患者の四分の一以上が死んでいた）は二年以内にほとんどゼロになった。(4) 治療薬は高価であったが、よく効いた。計画を改善し、まとめ買いすることでコストは下げることができた。事業一年目にゲイツ財団が支援してくれるようになり、この野心的な試みを、さらにペルーにまで拡大できるようになった。ロシアにおける事業も拡大した。

結核の世界的な流行は、たくさんある健康問題のなかでも複雑なものである。ロシアの刑務所もリマのスラムも、世界の最貧の場所というわけではない。アフリカでは他の感染症が流行していた。科学は我々にこうした感染症と闘うツールを提供してくれているのに、流行は止まらない。西暦二〇〇〇年が近づくにつれ、貧者の健康問題に取り組むには、アプローチをラディカルに変える必要があると我々は考えるようになった。現行モデルは、公衆衛生や医療は安く提供されねばならないという前提に基づいている。しかし、こうした無気力なアプローチは貧者の病苦を軽減するには大して役に立たない。前線にいれば、何百万ものエイズ、結核、マラリア、それに思いつくかぎりのガンなど非感染性の疾患と対峙することになる。患者は病に冒される前にすでに貧しいので、「診療に応じた料金を支払うモデル」以上のものが必要になる。インフラ、教育、実際の診療にも多額の投資が必要だ。何十億の人たちが最貧のまま看過されているのである。これだけのことを遂行するのは大変なことだ。資金獲得も容易ではない。

エイズは、我々が関与した多くの地域における成人の主要な死因であるばかりでなく、二〇〇〇年までには結核を追い抜き、世界最大の感染死の原因となっていた。中央ハイチで我々が示したように、地元の医療者の助けを借りさえすれば、最貧地区においてもエイズの効果的な診断と治療は可能である[5]。しかし、貧しい国のエイズ診療に資金を提供したいと考える人はほとんどいない。医療政策上の議論においては治療と予防が対立する。まるで両者は競合し合うプライオリティーで、お互い相補的という見方はないようだ。それに両方をやるのは金がかかりすぎると多くは考えている。パートナーズ・イン・ヘルスは中央ハイチでエイズ治療をするための資金を調達できた。トム・ホワイトのような人たちのおかげである。トムはボストンの開発業者で、長年多額の資金を我々に提供してくれていた。しかし、天使のような出資者たちに依存しているようでは、アフリカのたくさんの命を救うことはできない。予防と治療を両立させ、脆弱な医療システムを強化することなど、まして不可能である。「数百万《ミリオン》ドルでは不十分だ。数十億《ビリオン》ドル要るんだ」とジェフ〔ジェフリー〕・サックスは言った。彼は開発経済学者でハーヴァードの同僚である[6]。

二〇〇〇年一二月、サックスと、彼の妻で小児科医のソニアは我々のエイズ患者に会うために中央ハイチにやってきた。患者の多くは抗レトロウイルス薬のおかげで元気にしていた。保健政策の専門家が貧困地域での提供は無理だと主張する、まさにその薬である。サックスは即座に、国連や複数の政府と協力し、エイズ、結核、マラリア対策資金を得る仕組みを作ると約束してくれた。この三つの疾患こそが二〇〇一年まで毎年六〇〇万人の命を奪っていたのである。彼は約束を守ってくれた。私は幸運にも、大統領夫人でもあり医療の支援者でもあるミルドレッド・アリスティドが引き連れたハイチ代表とともにニューヨークに飛び、エイズに関する国連初の総会に参加した。我々は一丸となって、かつて新しい問題であったが、今や地球規模の脅威となった問題に対峙するための新たな資金源を得ようと奮闘した。ハーヴァードの教員からなるあるグループもコンセンサス・ステートメントを発表し、エイズの診療と予防は、この病気が最も猛威を振るっている地で統合されねばならないと主張した。(7)

一年後、サックスや大胆不敵なエイズ活動家たちの助力を得て、「エイズ、結核、マラリア対策のグローバル・ファンド」が設立された。グローバル・ファンドの最初の基金はハイチのエイズプログラムに支給された。同年、新しくなった米国政権にロビー活動をしていた医師グループが同じ問題に取り組み、まもなくジョージ・W・ブッシュはエイズ支援のための米国大統領緊急プランに着手した。二つのプログラムは一緒になって、何十億ドルもの資金をもたらし、貧者の顧みられない病気の治療と予防を担うことになった。そして、文字通り何百万もの命を救ったのである。このようなある病気に特化したプログラムは、適切に計画されてさえいれば、医療制度全体を強化するのに用いることができる。我々はそう考える。中央ハイチではそうだったのだから。(8) ジム・キムはハーヴァードを卒業して世界保健機関に入った。彼の夢を実現し、世界の底辺にいる何十億もの人びとにより良い医療を提供するため、そしてそれを世界規模の政策レベルでやるためだ（ジムは後に、ダートマス大学学長になった。震災初期の数週間は、ダートマスがハイチで重要な役割を果たす際の中心人物であった）〔キムはその後の二〇一二年、世界銀行総裁になった〕。

私がハイチとハーヴァードを行ったり来たりしていたとき、クリントン元大統領がクリントン・ヘルス・アクセス・イニシアチヴ（ＣＨＡＩ）を設立し、その指導者として、そしてまたメンバーとして参加した。二〇〇二年夏にバルセロナで開かれたエイズ会議において、彼はハイチに行く計画を立て、また我々にルワンダに行くよう促した。「見ていろ」と彼は予言した。「ルワンダは、スマートな開発のモデルとなるだろうから」。まもなく、CHAIのもう一人の原動力であったアイラ・マガジナーが、中央ハイチのエイズ患者と診療所を訪問した。患者の多くは正しい治療を受けて、死の淵から文字通り蘇っていた。

　クリントンが自身の財団からハイチで援助をしたいと表明した二〇〇三年までには、我々は国の中央部全体にまで活動範囲を広げる準備ができていた。事実、我々は活動を開始しており、フェルネット・レアンドル、マキシ・レイモンヴィル、ルーヌ・ヴィオーラが率いる優秀なハイチ人チームもできていた。時を同じくして、ルイーズ・アイヴァーズ、デヴィッド・ウォルトン、エヴァン・ライアン、そしてジョイア・ムカジーがハイチのチームに合流し、公共セクターの医療制度を拡張するのに協力してくれた。グローバル・ファンドの支援を受けたこともあり、我々はエイズ患者だけでなく、全ての患者を助けるべく計画を立てた。治療だけでなく予防にも取り組むことにした。（ジェネラル・ホスピタルのような）公共施設で働くのが我々のアイディアであった。ジェネラル・ホスピタルは、クリントンが前述の発表をした場所でもある。公共施設に取って代わったり競合することは、我々の望むところではなかった。ハイチ政府はもちろんこの計画に乗った。私は、（ハーヴァードでもハイチでも）教育と医療が直接結びつくことに興奮したし、医療政策に情報を提供するような研究についても同じであった。

　また、我々はキューバの仲間やアリスティド基金と協力して新しい医学校を設立した。ハイチの貧しい人たち、とりわけ農村地域に住む人たちの健康促進に着目した学校である[9]（大多数のハイチの医療者は首都ポルトープランスで働いている）。今後一〇年間は良い年となるだろうと私は思った。ブリガム・アンド・ウィメンズ・ホスピタル（ハーヴァード大学系の病院で、私はここで学んだ。グローバル・ヘルスに特化した若手医師研修プログラムを創設したのもここであった）の学生や研修医も同感であった。

ところが、二〇〇四年二月にハイチでクーデターが起き、公的医療インフラはさらに弱められてしまった。(10) 我々が最も信頼を寄せていたエイズ対策支援者であるハイチ大統領夫妻は、中央アフリカ共和国に逃れてしまった。それはまるで、大衆紙が描写するテロ容疑者の「特例引き渡し」さながらの脱出劇だった。選挙で選ばれたハイチ政府に、選挙で選ばれなかった（どう見てもハイチ人には選ばれていない）官僚たちが取って代わってしまった。イヴォン・ネプチュン首相は嫌疑もないまま牢獄に入れられてしまった。気持ちの萎える時期であった。嘘や歪曲が多くの行政に見られたのが主な理由であったし、そのなかには私の母国の行政も含まれた。

グローバル・ファンドの計画は前進していたが、クリントン財団はクーデターでできた政権下のハイチでは働きたくないと表明した（これは高潔な意思表示であったが、de factos（事実上の）と呼ばれた新政権の官僚たちの心を動かすものではなかった）。代わりに、クリントン財団はパートナーズ・イン・ヘルスに、ルワンダ政府の保健部門と協力して大規模な地域医療戦略を立てるよう促した。私はかつてルワンダに行ったことはあったし、その統治は尊敬していた。困難な状況から生まれた統治であり、当時はまだ、批評やネガティヴ・キャンペーンの的になっていた。批判はフランスや、あるいは一九九四年の虐殺で生き残った首謀者たちから発せられたが、より信頼できる人権団体からの指摘もあった。二〇〇四年の秋には、我々はルワンダでの包括的地域医療構想に長期的に取り組むことになった。

二〇〇五年以降、我々は中央ハイチの公立病院での事業を拡大してきたが、ハイチ人のチームやハーヴァード・ブリガムの仲間が音頭を取って、東南ルワンダに仕事場を作ろうとしていた。我々は最初、かつて国有地であった場所にある、長く使われていなかった病院に派遣された。そこでは、人口のおよそ六〇パーセントがあちこちに移住させられていたのだ。

仕事は満足のいくものであった。二〇〇八年の夏までには、良質な公的医療行政の効果をそこに見ることができるようになっていた。資金とまっとうな遂行能力が上手くリンクしていたのである。ルワンダ保健省やクリントン財団と協力し、パートナーズ・イン・ヘルスは二〇〇〇人の医療者を雇用、訓練し、一〇以上の診療所を再興し、二つの病院を再建し、三つ目の建築に着手した。ルワンダ保健省もグローバル・ファンドから支援を受けていた（ルワンダには三〇の郡があるが、我々は機能している地域病院のない四つの郡のうち三つに派遣された）。作業が予定通りであれば、まもなくハイチと同規模のたくさんの人にルワンダでもサービスを提供できるであろう。それはハイチでは、二〇年もかけて実現したことだった。

しかし、ハイチは我々全てにとって別格であり、困難な時期にはとくにそう感じられた。この国には多くの問題があり、ルワンダと比べてすらそれは多い。そして事態はさらに悪くなろうとしていた。ここ数年、私はハイチ、ハーヴァード、ルワンダ間を飛び回っており、二〇〇六年に家族はルワンダの首都キガリに引っ越していた。キガリは多くの点で、ポルトープランスと対照的にして正反対であった。二〇〇七年のハイチの首都はもはや「世界最大の誘拐頻発地」とは呼ばれていなかった（その前年にはそう呼ばれていた）が、進展は遅々たるものであった(11)。ハイチは乱れ、秩序を欠き、治安は悪かった。実際の政権は、ルネ・プレヴァル率いる政府に移っていた。彼はアリスティド時代の首相であったが、その政権の基盤は脆弱であった。二〇〇八年四月、世界的に食料価格が暴騰し（これはハイチの政策とは何の関係もなく、どちらかというとバイオ燃料や、欧米の農業助成金のせいであった）、これが原因でハイチのあちこちで暴動が起きた。配備されていた国連平和維持軍も攻撃され、数人が死亡した。ほとんどがハイチ人であった。さらに政権の崩壊が起き、この国には何カ月も総理大臣がいなかった。ハイチ議会が、提案された後継者ミシェル・ピエール＝ルイ女史の承認を拒否したからである。彼女は経済学者で、教育問題にも取り組んでおり、ハイチにおけるジョージ・ソロス財団を取り仕切っていた。

暴動と政治の停滞のために、職員八〇〇〇人の在ハイチ国連の基盤が揺らいだ。現地の、そしてニューヨークの国連指導部は、目標を変更するよう求めた。平和維持、治安維持からいわゆるヒューマン・セキュリティー（人間の安全保障）に焦点を移動しようとしたのである。これはつまり、まっとうな雇用、食の安全、教育、清潔な水へのアクセス、そして医療である。ルワンダでは、国が開発とヒューマン・セキュリティーに取り組んでおり、我々はこれを目の当たりにしていた。よって、ハイチにおける方針転換も歓迎したのである。

二〇〇八年八月下旬、我々の多くはルワンダにいたのだが、クリントン元大統領が新しい病院の鍬入れ式のために訪問している間に、ハイチからはさらに悪いニュースが流れてきた。（前の二つのすぐ後ろから）別のハリケーンがハイチ北西部とキューバを襲い、多くのハイチ人の命を奪ったのである[12]（キューバでは犠牲はほとんど出なかった。一〇〇万人以上の市民が危険区域から避難していたからである）。ハイチ第三の都市ゴナイヴは数フィートも水没してしまった。私はハイチに引き返し、九月六日、水没した都市から戻って数時間後に、我々の支持者に出す手紙を起草した。これを全文引用するのは、「パートナーズ・イン・ヘルスは救助組織ではないが、助けになることは何でもやる」という感情が、ほんの一五カ月後にまた喚起されたからである。こういう状況に対応するためのリソースを欠いたハイチ人役人の限界もやはり同じであった。以下が投函した手紙である。

この手紙をミバレから書いています。我々の組織誕生の地です。私はゴナイヴから帰ったばかりです。この都市はおそらくハリケーン・ハンナにより最大の被害を受けた都市です。ハンナはフェイ、グスタフのすぐ後にやってきて、ハイチの山々を水浸しにし、木々をなぎ払いました。ひどい洪水と土砂崩れが北部および中央ハイチに起きたのです。今朝、私の友人はこう言いました。「私は六一歳になる。アンシュで生まれ育った。この街が水に浸かったのは初めて見たよ」。ゴナイヴは人口三〇万人。事態はさらに悪くなっています。私が同封した写真からもそれが分かるでしょう。アンシュの洪水は勢いが衰えつつありますが、私がゴナイヴを離れた昨日午後五時の時点では、この街はまだ水面下にありました。そして、この手紙を書いている間にも、ハリケーン・アイクとジョセフィンがこちらに向かっているのです。

このメッセージを受け取った人はみな、おそらくはパートナーズ・イン・ヘルスから直接にでしょうが、ハイチの嵐とその衝撃について聞いているでしょう。それについてまたくり返し書くことを、そして仲間や友人にさらに援助を要請することを謝らなければなりませんが、我々は食料、水、衣類、そしてとりわけ（それら全てに変換可能な）現金を必要としているのです。それはザンミ・ラサンテ、つまりは我々全員が、人命を救い人びとの尊厳を守るという役割を果たすためなのです。

需要はもちろん、膨大なものです。ハイチで二五年過ごし、フロリダで育った私が率直に申し上げますが、ゴナイヴで私が見ているようなひどい惨状を見たことがありません。唯一の例外は、同じ場所で四年前に起きたことくらいです。その二〇〇四年も、とりわけ悲惨な年でした。そして、パートナーズ・イン・ヘルスで働いている人は、それがなぜかを知っています。クーデターと、その後やってきたハリケーン・ジーンのせいです。カトリーナはニューオーリンズとメキシコ湾岸で一五〇〇人の命を奪いました、みな知っていることです。しかし我々の仲間以外では、熱帯性暴雨のジーンが、ハイチに上陸もしていないのに、ゴナイヴだけでおよそ二〇〇〇人も殺したことは知られていないのです……。

また殺戮が起きています。ハイチの禿山を見ていると、これからもさらなる人災が起きることは必定です。巨大規模の森林再生プログラムと都市安全維持のための公的事業が、中長期的に必要であることを私たちは知っています。とはいえ、短期的にも災害支援のために私たちにできることはたくさんあるのです。

パートナーズ・イン・ヘルスを災害支援組織だと考える者は我々のうちに皆無です。私たちはパートナーズ・イン・ヘルス——一〇カ国で活動する地域に根ざした組織のネットワーク——を、異なる目的のために設立しました。私たちは貧困と不平等と戦いたい。近代化の果実——医療、教育など——を社会的権力に虐げられた人びとにもたらしたい。今週発表された報告にあるように、嵐や洪水の余波に対応するのにより適した団体や組織はもっとたくさんあることでしょう。アメリカン航空の旅客機がゴナイヴ上空を行き交っているというのに、この街は外部の救援から完全に遮断されたと聞かされました。しかし、そう私が聞かされたときにも、我々の仲間がそこにいて、手近にあるわずかなリソースを使って奉仕していることは分かっていました。その数時間後には、私もそこにいたのです。私は、この街が災害救援の訓練を受けた組織から注目を集めているのを確認できたらと思っていました。ですから昨日、ゴナイヴにしろ、海岸沿いの洪水被害にあった他の街にせよ、そのような支援がほとんどないのを知った私の驚きは想像に難くないと思います。

ゴナイヴには乗り物が入れない状態だというのは事実ではないのですが、街の中心部が水没したままだというのは事実です。街への道路が完全に水没しているというのもまた事実です。ソンデ橋は海岸に向かう唯一の経路ですが（ポルトープランスとゴナイヴを結ぶ、あるいは北に向かう主な橋は使えなくなっているのです）、この橋と水害にあった街との間に、応急処置を受けることのできる診療所や、ちゃんとした仮設シェルターを一つも見つけることができませんでした。それどころか、見ることができたのは家屋の屋上に取り残されたり、腰まで水に浸かりながら歩いている人びと、そしてサンマルクに向かって徒歩で南に逃れる何千人もの人びとだったのです。

何台かの国連の戦車が泥水まみれの路上を走っているのが見えました。キューバ人の医師たちや、赤十字の車を二台見つけました。そのうち一台は街から少なくとも一〇マイルは離れたところで、泥で動けなくなっていました。頭上ではヘリコプターが飛んでいました。しかしほとんどの路上は、瓦礫、ひっくり返った車、次の雨が降る前に逃げ出そうとしている呆然とした住人で満ちていました。ブルンジから来た我々の友人であるデオも一緒にいたのですが、ルワンダで一九九四年に大虐殺があったときの長い行列くらいしか、これに比肩するものはないと言いました。子どもたちとヤギを連れている以外には大した物も持ち出せず、頭上にはカバンやスーツケースを載せただけの人びとがそこにはいたのです。

迅速にして断固たる救援こそが、何万人ものハイチ人をゴナイヴなどの洪水被害にあった街で救うことができるはずなのです。人びとは街の中でも外でも取り残され、食べ物も水も、シェルターもないまま三日を過ごしてきました。彼らに支援の手が届かないというのは、端的に言って嘘なのです。こういったことを米国政府やポルトープランスの災害支援団体で活動する友人に伝えようと電話したとき、昨日の段階では、正確な情報がゴナイヴから発信されていないことがはっきりしました。もっとも、何百人もの人びとが亡くなったという見積もりは大げさではなかったのですが。私たちは現地で使える携帯電話を持っていなかったので、ポルトープランスにいる人びとに呼びかけるのに昨夜まで待たねばなりませんでした。ある好意的な米国人の友人は、救援が行われていないことに苦言を呈した我々の電話に呼応して、今朝、国連関係の保健機関に勤めるエキスパートがこう反論していたと教えてくれました。「水が三日ないなんてどうってことはない。南ハイチでグスタフにやられた人たちは一〇日間水なしだったんだ」。

人間なら一〇日間水なしというのはありえません。食べ物なら、なんとかなるかもしれませんが、水は無理です。ということは、みなさんがご覧になっている写真に写っている人びとは――私がゴナイヴのザンミ・ラサンテ職員（みなさんがご覧になっている人びとのように、その家族は全てを失ったのです）から借りたデジタルカメラで撮った写真ですが――水系疾患で病気になる可能性が極めて高いということです。街の道路を浮かんで流れるたくさんの死んだ家畜もいるのです。ひどい悪臭で耐えられないほどです。

私たちはこの悲劇――ご理解いただけると思いますが広範なものです――に立ち向かう責を負ったハイチの役人たちをよく知っています。彼らはゴナイヴにやってきました。地域の医療検査官はこの街の出身で幸運にも溺水を免れていました。政府の災害対応コーディネーター、長年顔見知りの看護師や医師たちもいました。彼らはわずかなリソースを最大限に活かしてがんばっています。彼らは疲れていて、自身ものどが渇いており、がらがら声になっています。最近任命を受けたハイチの総理大臣も、就任初日、すなわち今朝ミバレを訪れました。彼女は何カ月も前に、まだ直接政治と関わり合いになる前にした約束を守ったのです。彼女は新しい政府を作らねばなりません。おそらくは今日の午後には行わねばなりません。そして、複数の災害に同時に対応しなければならないのです。ハイチの仲間を助けようとしているこうした人びとは、我々の助力を得るにふさわしいのです。

私はこの手紙を、ハイチを襲った第四の嵐、アイクの数時間前に書いた。ピエール＝ルイ首相の最初の公式訪問地は、ボロボロになったミバレ病院であった。そこはみなが lòt bò latem と呼んでいる場所で、「川の向こう岸」を意味していた。街の中心部と病院をつなぐ橋は、中央ハイチと海岸部をつなぐ

「わたし」でもあった。大したインフラというわけでもないが、橋はそれでも鍵となる動脈であった。しかしその夜、ハリケーン・アイクが中央ハイチの森林破壊の進んだ山間部を水浸しにし、瞬時のうちに洪水が国連基地（ネパールの平和維持部隊の大隊がここに駐屯していた）を直撃し、たくさんの空《から》のコンテナを川に押し流した。黒文字で「UN（国連）」と大書されたコンテナはミバレ橋を直撃し、橋は壊れてしまった。中央台地は海岸地域から何カ月も遮断されてしまった。病院へ行くための唯一の経路は丸木舟によるものであった。

この手紙はパートナーズ・イン・ヘルスによる最初のオンラインでの訴えかけともなった（この手紙への寛大な応答は後に、地震後にもらった温かい応答の前では、少々霞んでしまったのだが）。ハーヴァードに戻ると、私はこのゴナイヴ・レターを多くの現役あるいは引退した米国政府要人に転送した。そのうち、クリントン元大統領を含む何人かから返事をもらった。彼は訴えかけを聞いた数時間後に電話してきたのであった。彼は、苦痛の軽減すなわち災害救助と、ハイチの経済を成長させるための戦略と長期投資をリンクさせる必要を強調した。彼は言葉を換えてこう言った。「私に何ができるだろうか。救援は提供しなければならないが、大きな展望《ビッグピクチャー》にも注目せねばならない。ハイチにはもっと職が、より良い職が必要だ。森林再生や公共事業などの分野なら働き口を作れるのではないだろうか。米国の大不況のときみたいにね」。クリントンからの電話が鳴ったのは、私がハーヴァード医学校で講義をしようとしていたときだった。私はふたたび考えた。我々が活動を広げてきたこの世界の格差について。ハイチとハーヴァード。ニューヨークとルワンダの農村部。

クリントンはある病院の鍬入れ式のために北ルワンダに来たことがある。しかし、そこに娘のチェルシーといる間、彼はアフリカの医療についてよりもハイチについて長時間語っていたように思う（そのときには、我々はルワンダだけではなく、マラウィとレソトでも活動していた)。ハリケーンが来襲した後、我々はハイチで会い、一、二カ月内に一緒にゴナイヴを訪問する約束をした。

食べ物をめぐる暴動、嵐、子どもを押し込めた粗末な校舎の倒壊[13]、一つの街全体とハイチの最も肥沃な地域のいくつかの水没(国中で飢饉が起きたのはそのせいでもある)。二〇〇八年は終末論的な様相を呈した。さらにひどいことになるとは、誰が想像しえただろう。


ハイチで診療する医師ならば誰でもよく知っていることだが、この国の長く続く貧困は政治の不安定、不平等な貿易政策、災害のために年々悪化しており、そのために我々の患者は病んでいるのであった。言い換えるなら、臨床医学の伝統的な守備範囲を超えるような大規模な力こそが、貧者の病や不運を駆動しているのであった。ロシアでも、ルワンダでも、我々が活動する場所ではどこでも話は似たようなものであった。我々の患者は職を必要としていた。たいていの人は、安定した職であれば何でも喜んだだろう。長年我々が創出してきた雇用は、ほとんど地域の医療者の職であった。彼らの給料はあまりに悪く、それは一部には、このような労働者は給与なしの「地域の医療ボランティア」であるべきだという、影響力のある経済学者や政治の大物が煽った社会的なデマのためであった。開発の専門家(彼ら自身は給料をもらっている)は、地域の医療従事者に給料を払うのは「持続可能」ではなく、費用対効果もないと主張したのである。

長年の間、我々は医学生に患者の話を聞くよう促してきた。患者の話を聞けば聞くほど、仕事についての私の見解は変わっていった。およそ二〇年前に書かれた本で私は、ハイチにおける海外アッセンブリー事業を罵った。当時はそれが、グロテスクなほどの賃金格差を利用した搾取同然に見えたからだ[14]

〔海外アッセンブリー（offshore assembly）は典型的には、途上国で部品の組み立てを行い、先進国がこれを輸入するような方法〕。一九七一年、エドゥアルド・ガレアーノは「ハイチの法定賃金はSF並みだ」[15]と述べた。それ以来、適正賃金と労働条件の改善が必要だという私の見解を変えるようなことは何も起きなかった。しかし多くのハイチ人が、我々が活動していた荒れ果てた農村部を逃げ出し、ドミニカ共和国やポルトープランスの工場での仕事という、しばしば幻想的な安定を求めた。ここでもまた、ハイチの大地とは無関係のところから働くこうした力を、それに苦しむ人たちは制御できない。クリントン元大統領自身、ハイチの米作を悪化させた法制度を後押ししたことを公式に謝罪した。米国政府による自国農業への補助金交付は、ハイチの農民は米国のアグリビジネスとは競争できないことを意味していた。ハイチは、かつては世界最大の砂糖の輸出国であったのだが、今や正味では、米国その他の国からの、政府の補助金で栽培された砂糖の輸入国である。

ハイチの農業は自然の力に、過酷なまでに不公正な政治経済に、そしてリターンがあまりに少ないセクターではほとんどの若いハイチ人が働きたがらないというシンプルな事実に打ちのめされ続けた。農業をやりたい者は、資金、良い種、肥料、売買のツールを欠いていた。これらの問題を解決するには、貧民向けの強力な農業投資が必要であった。それは五万もの新しいアッセンブリーでの雇用よりもハイチの貧困を緩和してくれるであろう。しかし、開発はわずかなリソースをめぐる競争であるべきなのだろうか。ハイチ経済の他の部門全てでも投資が必要だというのに？

森林破壊が適切な一例であろう。ハイチの恒常的な森林喪失をストップし、そして逆転させれば、洪水や土砂崩れ、浸食のリスクも減るであろうが、複数の介入を同時に行わねばならないだろう。たとえばハイチが新たなエネルギー源を必要としていることは、誰でも知っていた。少なくとも料理ができるぐらいには必要だった。新たなエネルギー源を確保したおかげで、残り少なくなった樹木は手つかずで残った。農村部の住民は木を倒して炭を作っていた。それを日々の必要に用い、換金作物として売った。調理のための代替エネルギーがあっても、それがすべての人に行き渡り、農業、食品加工工場、公正な貿易にも同時に投資が行われない限りは、問題は解決しないだろう。

四番目の嵐が直撃したすぐ後で、私は『ネイション』誌に寄稿し、小規模農家の労働条件を改善し、製造業や公共事業における（そしてもちろん、医療と教育における）新たな雇用を創出することで、ハイチの経済をどのように拡大するのかについて、革新派はもっと時間をかけて考える必要があると書いた。『ネイション』誌のそのエッセイを長々と引用することを許してほしい。そこでは、患者の言葉に耳を傾ける医師が、なぜ臨床医学からずっと離れた分野に首を突っ込むことになるのか、そしてハイチの歴史を理解することが、なぜ（医学用語を用いるのであれば）診断をつけたり治療を模索するのに重要なのかを示している。ハイチの新総理は四つ目の嵐の来襲したその日に就任したので、私はそのエッセイを、彼女の前に立ちはだかる困難について語ることから始めた。これらはハイチの歴史に根の深いものなのである。

ピエール＝ルイ。新たに政治の道に入った経済学者の彼女は、こういった災害は純粋に「自然」なものではないと知っています。彼女はまた、農村部の貧者は木を倒して炭を作るが、それは他に選択肢がないからだということも知っています。代替燃料と森林再生だけが、他の公共の仕事、つまり雇用と結びついたかたちで、ハイチの森林破壊を逆転させることができるのです。農業セクター以外の雇用は、もし森林再生を実現させたいのであれば緊急に必要なものです。そうすれば進歩主義者たちが、近年の不安定な政治に苦しめられた観光やアパレル産業での新規雇用を非難するのを牽制することにもなりましょう。

ハイチが開発計画の真なる墓場であることは、ハイチの文化とはあまり関係なく、世界におけるこの国の置かれた位置とより関係しています。世界で最も豊かな奴隷植民地が西半球の最貧国になってしまった歴史は厳しいものでした。部分的には、それはハイチの少数のエリートと、フランスと米国政府による民主主義の軽視のためでした。一九世紀前半、米国はハイチ国家の承認をあっさり拒みました。この世紀の後半には、軍艦が外交に優先したのです。そして一九一五年には、米国海兵隊はその後二〇年間続く軍事支配を始め、近代的なハイチ軍を組織しました（その唯一のターゲットはハイチの人びとだったのです）。デュヴァリエ政権が一九八六年に崩壊した後、ワシントンは、選挙で選ばれず、ほとんど軍事政権と言ってよい政府を支持し続けました。事実、ハイチが初めて民主的な選挙を行うには、一九九〇年以降を待たねばならなかったのですが、その民主的な政府への支援は目減りし、最後には打ち切られてしまいました。公共セクターの荒廃は支援の減額とネオリベラルな政策によりますが、それが、ハイチが隣のキューバとは異なり、ハリケーンの被害に対して効果的な救援ができない主な理由の一つなのです。

ハイチには現代のマーシャル・プランが必要で、またそれにふさわしいのです。公共組織を再建し、くたびれた農業セクター以外の雇用を創出するのです。そうしなければ、ハリケーンの季節を生き延びるのは大変なことでしょう。来年はもっとひどい年になるでしょう。(16)


来年はもっとひどくなると予言することは、簡単なことだった。ザンミ・ラサンテを通じて、パートナーズ・イン・ヘルスは医療と教育において何千もの、建築業においても少なからぬ雇用を創出していた。しかし、それでも十分に生産的でないという不安はあった。ハイチにおけるマーシャル・プランとはどのようなものか？　くり返すが、耕作がもっと割に合う仕事になるために、農業セクターはかなりの投資を必要としている。森林再生事業もハイチの小自作農たちに真のインセンティブを与えるものでなければならない。では、他に支援を増やす対象はどこにあるだろうか？　軽工業、それも危険なまでに密集し、脆弱な首都ではない場所で行うというのはどうだろうか？　魚の養殖はどうだろうか？　女性の起業支援はどうだろう？　我々はビジネスの経験がありパートナーズ・イン・ヘルスを支援してくれる小グループとコンタクトを取り、「ハイチのための一〇〇〇の雇用」と名づけられたプロジェクトを立ち上げるよう要請した。彼らの支援のお蔭で、我々は中央ハイチで貧民のための多くの雇用を創出したのである。

しかし、ハイチは何千ではなく、何百万ものまともな雇用を必要としていた。つまり、政治レベルで介入をかけねばならなかった。ヒラリー・クリントンが二〇〇九年一月に国務長官の職に就いたとき、私はまったく新たなジレンマと直面していた。私は政府に加わり、彼女とともに開発問題についてフルタイムで働くべきか？　私がこのようなことを考えているとき、危険信号が現れた。私が相談した人のなかには、私が政治にフルタイムで取り組むことに疑念を抱く人もいた。また、私のパートナーズ・イン・ヘルスでの仕事（私はいつもボランティアで活動していたのだが）が、関連ある経験というよりも利益相反となってしまうのではないかとほのめかした。診療と教育の仕事も諦めなければならないだろうか、という厄介な問題もあった。もちろん、私はある程度表現の自由を諦めなければならないであろう。もめ事を嫌う、きわめて党派性の高い環境に身を置くことになるのだから。臨床と教育の仕事もせず、自分が正しいと感じたことを書くこともない人生は、考えられなかった。極貧のなか病に苦しむ者に対して、ボランティア活動ができない人生も考えられなかった。ハーヴァード医学校は私にそのような自由を与えてくれていた。私の人生で初めて、アカデミック・メディシンに身を置くことがいかに素晴らしい贈り物であったのかを悟ったのである。

私の意思に反して公にされたこのような逡巡[17]と私が格闘していたまさにそのときに、クリントン元大統領はハイチへの国連特使という名誉職を受け入れた。彼は私に、国連における彼の補佐役になってほしいと要請した。国連はハイチにおいて、巨大で、その大部分が軍事的な存在を示していた。その国連で、クリントンと私は国連事務次長級の地位を共有することになり、二人とも年間一ドルの報酬を得るのだ。つまり、私は教育や臨床を諦めなくてもよくなるわけだが、ハイチにおける政治的議論において発言権を持つことになる。私はハーヴァード医学校総長の許可を申請した。彼はためらいもなく、申請を認めてくれた。「君は研究と研修を奉仕と結びつけている。そして、君の学生や研修医たちもつないでいるのだ」。彼は二〇〇九年八月に私にそう言った。「これこそが、グローバル・ヘルスにおいて必要なことなのだ」。ブリガム・アンド・ウィメンズ・ホスピタルにおける私の上司は同じ理由で私に好意的であった。

ジェフ・サックスは私のために、ガリー・コニールのリクルートをサポートしてくれた。ハイチの内科医で、国連の事情に通じており、チーム・リーダーとして機能できる男である。しかし、コニールは多忙であると国連は我々に伝えた。私はハイチ人をチームに入れることに固執した。ハイチ人は誰もオファーされていなかったのだ。そして、パートナーズ・イン・ヘルスとクリントン財団にもハイチ人を入れたかった。クリントン財団はクリントンのスタッフのトップにいるローラ・グレアムが取り仕切っていた。グレアムは自然児であった。彼女は自分が関わる全ての問題に膨大な時間を費やした。官僚主義の弊害はこの領域では甚大であった。しかし、若いエジプト人のジャーナリストで、以前クリントンが二〇〇四年の津波の後に特使を務めたときにともに働いていたジェアン・セドキーは、コツを心得ていた。彼女は、神学者にして友人であるジェニー・ブロックと私を助け、クリントンのハイチ支援を助けるためのチーム作りに取り組んでくれた。我々が力を注いだのは二〇〇八年の嵐から「より良く再建する」ことであり、そのために長期投資と持続可能な発展を目指していた。我々はまた、公衆衛生と公教育の不足を問題視していた。外国からの支援もより良く構築する必要があった。我々の小さなチームは別の野望も共有していた。それは、軍事支援から開発支援への、国防からヒューマン・セキュリティーへの、つまりは貧困からの解放への変遷であった。

三週間後、私は外交官として初めてハイチを訪れた。このような旅はクリントンにとっては手慣れたものであった。しかし、ハイチに何百回も旅した私にとっては目新しいものであった。私は武装した車やＶＩＰ用の車で移動し、ボディーガードがついた（ハイチ系米国人でアトランタから来た警察官だった。彼は礼儀正しく自分自身を「個人保護エージェント」と呼んでいた）。クリントンは、二つの大きな計画に取り組むべく私に相談した。医学的、公衆衛生的問題は私がよく知るところであった。しかしそれだけではなく、病人、健常人を問わず影響を受ける経済的な問題もあった。後に私は、この旅が『マイアミ・ヘラルド』紙での報道に値したということを知った。

ハーヴァード大学の高名な医師でハイチ支援者が、国連特使代理という新しい役職を得てから初めてのハイチ訪問を火曜日に終えた。

ポール・ファーマー氏は、先月国連特使のビル・クリントンがハイチを訪問した後のフォローアップとして、五日間の旅を終えた。ハイチは昨年、次々に押し寄せる嵐、食べ物を求めての暴動、そしておよそ五カ月間の政治危機という広範な問題を抱えていた。今回の訪問の目的は、ハイチ政府の復興計画への最適な支援はいかになされるべきかを吟味することにあった。

訪問中、ファーマー氏はハイチ大統領ルネ・プレヴァルとミシェル・ピエール＝ルイ、さらにその他の政府要人と会見した。また、経済界のトップや国連、NGOの代表たちとも会見した。ファーマー氏はまた、中央台地やハイチ第二の都市であるカパイシャンを訪問した。カパイシャンでは彼は、地元の要人や観光担当者と会見した。(18)

いかにもよさげに聞こえるし、私は自分のミッションを信じてもいた。ハイチは国際的には悪評高く、その根拠は何十も挙げられたが、多くは誤りだった。しかし、アンチ・ハイチのプロパガンダが全くの幻想に基づいていると主張することも不可能であった。報じられたような公式会見の後で、私は国連保安チームを、友人にして同僚の未亡人の訪問に引っ張っていった。我々の外科医のリーダー、ジョズエ・アウグスタンは八月三一日にアンシュで死亡していた（私はこれを殺人であり、事故ではないと信じようとしたが、我々の持つ貧弱な法医学的エビデンスからも、それは明白であった）。ハイチが安全な場所であると陽気にキャンペーンを張り、投資を促すのは不可能であった。弟分の一人が同じ週に殺されてしまったのだから。私はジョズエの追悼文を書いた。

我々はみんな、ジョズエ・アウグスタンを失ってまだ呆然としている。我々は彼を学生として、インターンとして、レジデントとして、同僚として、そして友人として旧知であった。とりわけ我々は彼を、分別があり思慮深い外科医にして、ハイチにおける我々の活動において外科がもはや「無視されてきた継子」ではないことを示した立役者であるドクター・ジョズエとして知っている。ジョズエは、徹底的なプラグマティズムと、複雑な医療サービス、とくに外科領域を改善させるための広い視野とを結びつけたが、彼がそれを行ったのは、そうした試みが実行不可能だと却下されたり、費用対効果が悪いとか、不必要だ（愚かにもほどがある）と言われていた状況においてだった。日常診療においてそれは何を意味したのか。彼は、患者を回診し、スクラブを着込み、チームをまとめあげ（そのメンバーの多くはハイチの田舎出身で、さらに遠くから来た者もいた）、普通なら受けられなかったであろう人たちに、ケアを提供してきたのである。我々の計画という観点からはそれは何を意味したのか。彼はいつも世界中の、我々のミッションを信じる人たちを参加させようとしていた。とくにキューバと米国から。つまり、彼は病理のあるところに行こうとした。カンジュ、ブーカン・カレ、サンマルク、ベラデレス、プティット・リヴィエール・ド・ラルティボニット、ラスカオバス、そしてアンシュにも。アンシュで我々は、彼の家族は、患者は、つい先週彼を失ってしまった。我々の悲痛以上にこれが意味するところは、ジョズエが夢見た貧者への平等な外科診療の提供のために奮闘せねばならないということである。それはいまだにハイチだけでなく、他の地域でも大きな問題なのである。そこでは多くの人たちが外科診療を必要としていながら、いとも簡単に外科治療にはそぐわないと却下されている。ジョズエの名誉のためにも、このような重要なミッションは彼の死後も永く続けられねばならないのである。

あまりの外交儀礼の多さにうんざりしながらも、私は国連ハイチ・チームとの良好な活動関係を築き上げることができた。八人ばかりの彼らのグループは、何千人というスタッフを従えていた。その多くは平和維持隊であった。私と対話したのは主に、ヘディ・アナビという名の事務総長の特任代理人で古株の外交官であった。我々はハイチの政治について見解の相違はあったものの仲良くなった。アナビ氏はチュニジア生まれで、何十年もタフな環境で活動していた。上品かつ控え目で、いくつかの言語を流暢に操り（ただしクレオールはそのなかに入っていない。私がプレヴァル大統領にハイチの言語で話しかけたとき、彼はそれをはっきり指摘した）、外交儀礼に厳密に従った。彼が私にファーストネームで呼ぶよう促したとき、私はそうした。しかし、私はそれを無作法と感じたものだ。

アナビの副官は背の高い男で、ルイス・ダコスタといった。私が思うに、典型的なブラジル人で、温かみがあり、ウィットがあり、遠慮のない男であった。生来の調停者たる彼は、論争や意見の不一致の解決を試みてきた。国連が鎮静部隊を派遣するところではどこでも、彼はパワフルなツールなのである。二人はどこか、相補的であった。ダコスタは影響力あるブラジルの代表でもあった。ブラジルはハイチの平和維持に相当の資金提供をしていたのである。平和維持軍を率いたブラジルの将軍は、とくに開発の領域においては、活動におけるもう一人の仲間であった。「貧しい人を助けるにはもっとがんばらねばならない。ポルトープランスでの会議や他の外交儀礼に時間を食い過ぎている」。初めて会ったとき、彼は私にそう言った。最初から私は、アナビとダコスタに、私がこの職を与えられたのはハイチと医療、食の安全や教育の知識があるからだと語った。平和維持、安全保障、ハイチの党派政治についてはほとんど役に立たないことは明らかにしていた（私は二〇〇四年とその後の経緯から、ハイチの平和維持活動には懐疑的だった）。それは難しいトピックであり、臨床医学からはかなり離れたものであった。リーダーはクリントン特使である。私は彼の代理として、私がよく知っていることに集中しよう。この最初の公式訪問では、アナビとダコスタは私の言うことを注意して聞いてくれた。国連の複雑な構造の中の、どこに私が上手く噛み合うか探ろうとしていたのだ。ときには私は、彼らが「アカデミックな医者がいったいどうして外交の仕事をしているんだ？」と考えているのではなかろうかと思った。誰もそういうことは口にしなかったが。

また、国連のリーダーの一部には、取り締まり強化による治安問題へのアプローチに対する私の懸念を聞いて、がっかりしている者もいるように感じられた。結局、治安と地域の政治は国連平和維持活動の最も重要視するところなのだ。しかし、人道的支援を重んじる人たちは、私がヒューマン・セキュリティーを強調したとき、安堵したように思われた。食糧をめぐる暴動が昨年起きてからというもの多くの国連職員は、軍事的平和維持活動における焦点を、大多数のハイチ人への基本的な公共サービスの提供を含む、開発への努力にシフトした。多くのハイチ人は皮肉に気がついていた。これこそが、八〇年代に勃発した人民運動の綱領であったのだから。国連だけでなく、各国代表、国際組織、NGOなどの「インターナショナル・コミュニティー」と呼ばれる人たちのなかでこの皮肉を理解する人がどのくらいいるのかはよく分からない。米国はハイチにおいて圧倒的な存在を占めていた。新しい大使と、米国の主要な開発機関である米国国際開発庁（USAID）のトップがそこにはいた。

このような新しい、ヒューマン・セキュリティーに軸を置いたアプローチは長く賛同を得ていたが、実行されてはこなかった。このアプローチ——基本的な社会サービスと困窮からの解放に投資すれば安全保障はついてくる——を取り入れるために、私はただただ誠実であろうとした。ずっと前から私には分かっていたのだが、雇用やこのようなサービスは、貧しい人たちの参政権と並んで、我々が活動する地で暴力や意見の不一致を減らす最良の（そしておそらくは唯一の）方法であった。しかしこれは、私一人がゴリ押しできるものではなかった。次期国連開発コーディネーターのキム・ボルデュックはベトナム生まれのカナダ人で、イラクの国連本部倒壊でからくも死を免れた人だ。彼女もこの点で私と同意見だった。着任前にハイチを訪問し、国連の力点を持続可能で平等な開発へ再修正するよう促した。

国連上層部に、クリントンは医療、教育、食の安全に集中することに賛同していると伝え、さらにすべての理にかなった（つまり、貧者に優しい）開発プロジェクトの旗振り役になろうとともに宣言した後に、私は新しい国連の仲間を自分たちの職場に招待した。「我々の病院やクリニックにいらっしゃい」と私は提案した。「そうすれば、ハイチ人が求めているのは基本的サービスで、我々が付き添い、支持すれば、自分たちでそれを供給できることが分かるはずです。そして、クリントン元大統領は個人投資家が大小のプロジェクトをサポートするよう支援してくれるでしょう。ハイチの農民や職人や商人を助けるようなプロジェクトもそこにはあるでしょう」。このようなことを言うのは少しも革新的なことではないが、実行するとなると話は別だ。少なくとも、ハイチではそうだ。

ハーヴァード大学の支援を受けて、私はハーヴァード、ハイチ、ルワンダ間を行き来するようになった。私の役職は、単に出張のたびにアナビ氏たちとチェックインするというだけでなく、多くの時間を「インターナショナル・コミュニティーとの協調」に費やすことを意味していた。苦情を聞くことは仕事の大きな部分を占めていた。我々は誰からも苦情を聞いた。平和維持や軍事活動よりも、自分たちのプロジェクトにもっと資金を投入してほしいと言う国連開発専門家。ハイチと二国間開発プロジェクト協定を持つ影響力ある政府の代表。医療、教育、衛生サービス全てを監視し、そして多くを実行するための支援があまりに少ないと正当な苦情を呈していたハイチ政府のリーダーたち。国連とハイチの役人に苦情を述べ、彼らの努力をあらゆる手段で批判していた大小のＮＧＯたち。政府の規則や規制は自分たちの好むところでないと言っていたビジネスエリートたち。

しかし、苦情を言うことに本質的な正当性を持つ人がいるとすれば、それはハイチ人自身であった——いや、今もそうである。あまりにも長く、彼ら自身の運命を決める重要な議論から締め出されてきたのだから。[19] 少なくとも二世紀にもわたる腹立ちリストに加わるのは、国も民間も、必要とされる基本的な支援を提供できないことであった。人道支援団体やＮＧＯがあれほどたくさんいるにもかかわらず、である。このような感情、そしてこのような不満は、ハイチを支援したいと活動しているほとんどすべての者が常に直面するものであった。

医療、教育、水、衛生といった基本的なサービスの提供ができない状況は、もはや危機的な水準に達していた。二〇〇九年秋の文部省の見積もりによると、学童の半数は学校に行っておらず、学校に行っている者のほとんどはハイチ人が言うところのレコール・ボレ、「宝くじ学校」に行っていた。なぜそう呼ばれるかというと、そこでの教育は運次第だからだ。大多数の学校、おそらく九〇パーセントくらいは私立学校であり、その経営は家庭の学費支払い能力に依存していた。全ての子どもが学校に行き、少なくとも一回のまともな給食がありさえすれば、子どもの奴隷状態——ハイチで「レスタヴェック」システムと呼ばれるもの——は大幅に改善されるはずだとクリントンは確信していた。[20] 我々が話をするハイチ人は総論では賛同してくれるが、学費を無料にしたり、制服や書籍や昼食を子どもに与えたり、教師を訓練して教育の質を向上させるための財源を見つけるのは難しいことが分かった。診断についてはみな賛成し、多くは治療プランにも賛成しているのだが、それを提供できないために非難中傷の嵐がまたくり返されるのである。似たような不和は、医療や飲料水へのアクセス、クリーン・エネルギー、港、税関など、我々が取り組むことを期待されているあらゆる分野で見られた。

ハイチと米国の都会ほど異なる状況で診療していたので、私はリソースの枯渇（現実のものも、そう感じられるものも）こそが不和の根っこにあると分かった。特使オフィスのチームはいくつかの点で、以前より良い状態に復興させようとがんばっていた。一つには、嵐に破壊されたインフラや農地の構築や再建があった。しかし、私たちには開発機構をより良く構築したいという熱望もあった。新しい仲間たちに私があげた本の一冊は、開発支援を痛烈に非難した『ハイチの茶番』（*Travesty in Haiti*）であった。書いたのは人類学者のティム・シュワルツ。彼がこれで友人を増やしたとは思えないが、本書が私に教えたことは多い。北西部にある朽ち果てたいくつかの風車の描写は、ハイチにおける海外支援の寓話としても役に立つ。

風車は丘の上で記念碑のように立っている。ここから、この地方の最大の都市であるベ・ド・ソルを見渡すことができる。この街に近づくと、まず目に入るのがこれである。五つの巨大な風車。一つの風車は五万キロワットのエネルギーを作ることができる。しかし、これらは役立たずだ。破壊者たちが昔、電気系統の心臓部を奪い取ってしまったのだ。私は風車のことを調べるのに手を焼いた。誰もいつこれらが建築されたか覚えていなかったのだ。政府の役人は報告書を書いておきながら、風車について何も知らなかった。伝道者たちによると、誰も名前を思い出せない外国の支援組織が、一九九〇年代前半に風力発電機を建設し、米国の軍人が占領時にこれを修繕しようとした。私が知ることができたのはそれだけだ。でも、これだけで十分なのである。ハイチの全ての開発においては、これが典型的なストーリーだからだ。「壊れた。直せない。他には何も、誰も知らない」。これこそが、ポイントなのだ。私にとっては、風力発電機は海外支援の典型例と言ってもいい。中心部は取り払われ、ブラン（外国人）が入り込んで支援を始めるよりも長い間、機能した試しがないのだ。(21)

なぜ海外支援が失敗したのかを学ぶことと、その改善に善意をもって取り組むことが我々の義務であているという点で、我々の間に見解の相異はなかった。我々の小さな国連オフィス（ボランティアを入れても一ダースにも満たないスタッフ）の義務には、開発支援の約束をフォローし、本当にハイチにそれがもたらされたかをモニターすることもあった。この仕事は、勤勉で賢いオーストラリア人で、国連児童基金（ユニセフ）からローン移籍してきたキャサリン・ギルバートが指揮していた。約束された資本がちゃんと動いていることをチェックする仕事としては、最初のものである。クリントン元大統領もまた、約束をしても動きが遅い政府や委員会とコンタクトを取り、外交的に振る舞いながらも実行をせかした。このような二つの介入——リアルタイムで誓約に介入することと、特使が外交的に催促すること——で、かえって反感を買ってしまった場合もあった（主権国家からの公式の抗議文もあった。そこでは、彼らは誓約を守っていると抗議していた）。とはいえ、介入のお蔭で金の支払いは早まった。しかしシュワルツの風車がほのめかしたように、それ自体が効果的な支援の遂行を意味するわけではなかった。

関与する団体の多くは非政府組織だったので、我々はハイチで活動するNGOの記録を作ろうとした。ナンシー・ドーザンヴィルとアビー・ガードナーは長い間ともに活動してきた友人で、私と一緒に国連に来てくれた。彼らがこの仕事に取りかかり、二〇〇九年の終わりまでにはオンライン・システムを作ると約束してくれた。NGOは何千も見つかったが、彼らの活動の質はおろか、目的を測ることもできなかった。ときに、組織がまだ存在しているのかすらはっきりしなかった（公式記録は何年も更新されてこなかった）。最も重要なことは、最も予算を得ていたNGO（米国やその他の二国間、多国間支援による）は政府の責任下でサービスを提供していたのだが、政府の役人には彼らの活動を監視したり、調整する方法がまったくなかったことだ。

経験上、金が届いた後には——届けば、の話だが——活動遂行の問題が発生すると分かっていた。質の高いサービスの提供と、民間の支援者の活動調整は、確かに医療において最大の課題であった。たとえば、パートナーズ・イン・ヘルスとザンミ・ラサンテは最近、保健省のために小さな市中病院を建築した。私たちの一〇番目の病院で、保健省には七〇万ドルしか請求しなかった。さらには、これによって二〇〇の常勤の雇用が創出された。しかし、このような計画は大きな展望《ビッグピクチャー》を見ている人にはあまりにもささやかなものに思われた。そして批評家たちは――ハイチでの活動にはあまりに多くの批評家がいた――どの計画であっても、不適切であるとか持続的でないといって、いつでもこき下ろすことができたのである。

ときに、小さな展望《スモール・ピクチャー》はより大きな展望を予見するのにちょうどよいものであった。大きな展望はいつでも、開発分野の業界用語で言うならば、社会福祉、エネルギー政策、統治、経済成長といった「多様なセクター間での実施（implementation）と統合（integration）」を含んでいた。ハイチ中で、すべてのセクターにおいて改善が必要な地域を指さすことは難しいことではなかった。とくに孤立した地方ではそうであった。特使代理としての私の役割は、一つには、「ポルトープランス共和国」の外側に着目することにあった。開発関係の会議はすべてそこで開かれていたのだ。このような考えは別に革新的というほどのことはない。統合地方開発は、こうしたグループのなかでは使い古された決まり文句《クリシェ》である。しかし、その実施そのものが革新なのである。「ＧＳＤ」はクリントンが好んで使った言葉だ。仕事はやり遂げるものだ（get stuff done）。

ハイチにおける国連のリーダーたちは、クリントンの友人数名と一緒に二〇〇九年の秋に中央ハイチを訪問した。しばしば洪水の起きる川によって隔てられたブーカン・カレの街を訪れたとき、我々は修繕された公立病院を訪問した。病院はウォルト・ラターマンと協働していた地元の人たちが設置したソーラーパネルで覆われていた（彼は、ソーラー・エレクトリック・ライト財団とともに、我々と一緒にルワンダ、ブルンジ、レソトの臨床施設の電力をソーラー化していたのだ）。クリーンで再利用可能なエネルギーをプロモートするために、ラターマンはどこにでも行った。そして、彼がどのようにしてパネルを川向こうに運んだのかは、私が問いたいことであった。彼も根っからのGSD人間であった。

ブーカン・カレで仕事をやり遂げるにあたっては、雨季にそこにたどり着くのが問題の一つであった。我々は何年も、そこに橋を建設することを議論していたが、ハイチの公共事業省は慢性的に資金不足であり、専門性もリソースも持っていなかった。パートナーズ・イン・ヘルスはそのような専門性も不足していた。私の国連における役職の関係で、ブラジルが軍のエンジニアと堅牢な橋をどこかの倉庫に置いていることを知った。私はアナビ氏とブラジルの軍司令官にせがんで、地元民が川の「フォンランフェ」（地獄の深み）と呼ぶところに橋を架けてほしいと頼んだ。何人かが、川を渡ろうとして死んでいた。そのなかには去年亡くなった二人の妊婦もいた。そして我々は最近、洪水のために一台の救急車を失っていた。ブラジル軍との協力関係により、我々は次の雨季までにまともな橋を架けることができるだろう。公共事業省はこのアイディアを気に入った。ブラジル人たちも、クリントンもそうだった。デニス・オブライエンはアイルランド人で携帯電話業界の大立者だが、ハイチが大好きである。彼は必要な労働力と土地に対して金を出すと言った。

ブーカン・カレの人たちもこのアイディアにワクワクした。そこにいる医師やナースたちもワクワクした。そこには、我々の弟子の一人、マリオ・パジュネルもいた。彼はブーカン・カレで我々の活動を立ち上げるのを助けてくれていた。川の向こう側にいたため、大きな施設で我々の治療を受けられずにいた人たちもみな喜んだ。しかし、橋を架けるには多くのペーパーワーク、会議、電話、そしてさらなるペーパーワークを要した（ある国連の手続きは、計画に関わる人すべてが危害を加えられないようハイチ政府が確約することを要求した。ブラジル人の将軍は他のみな同様、ペーパーワークにうんざりしていたが、そのような条項をあざ笑った。彼は皮肉な口調でこう付け加えた。「思うに、俺たちは危険なハイチ人たちから身を守ることができると思うぜ」）。私はアナビ氏に電話や電子メールで願いが叶うようしつこく要求した。ハイチ政府にも同じことをやった。どの団体も（オブライエンとブーカン・カレ住民を除いて）、サインと承認を必要とする書類に言及した。ちょうど我々がこのプロセスの書類崇拝にうんざりし始めたとき、（このプロジェクトを信じていた）総理大臣が最後の書類にサインし、アナビがゴーサインを出し、ブラジル人エンジニアのチーム、数人のアイルランド人と米国人のボランティア、そして何百人ものハイチ人が協力して、ものの数日で橋を建設したのである。

この素晴らしいプロジェクトはエンジニアたちには些細なものに見えるかもしれないが、パッチワーク様の同盟でも、人命を救う重要な事業を完遂させることができることを思い出させてくれる。オフェーリア・ダールは二〇〇九年秋のスピーチで橋の説明をした。完成数日後のことである。

　我々が活動する地域にブーカン・カレと呼ばれる場所があります。クリニックがありますが、一年のほとんどを川によって分断されています。川はフォンランフェ fonlanfè〔クレオール語〕（fond d'enfer〔フランス語〕すなわち地獄の深み）とうまい名前がついています。助けが必要で川を渡らざるをえなかった患者たちは、流されてしまいました。ジープや救急車、売り物にするため育てていた牛まで川は飲み込んでしまいました。そこで働いていた人の多くは橋が必要だと言いました。地獄の深みを横切って、患者が道路にアクセスできるような橋。水流が弱まることを願いながら、川に入った人びとが血まみれで死んだりしないような橋です。

ハイチでまともな橋を架けるのは無理だ、と多くは言いました。重装備と政府の協力が必要なのです。お役所仕事に介入することは不可能だし、資源も技師も土木の専門家も、調達は不可能であると。

六年前、我々は支援してくれる仲間を本格的に募り始めましたが、多くは袋小路に陥りました。いくつかの工務店に声をかけましたが、実情を知って彼らは断ってきました。しかし、時間が経つにつれ、新しい仲間を見つけることができました。携帯電話会社や財団です。米国のある技術者に資金を集めてもらい、さらに、村に来て事業を推し進めてもらいました。我々は一人の将軍、国連軍のリーダー、ハイチ政府の協力を得ました。クリントン元大統領までもが人びとを集めるのに協力してくれました。ハイチの仲間たちも、この事業を自分の仕事リストに加えてくれました。パトリス［・ネヴィル］、ルイーズ［・アイヴァーズ］、ルーヌ［・ヴィオー］などです。六年が経ち、たくさんの間違ったスタートを経て、ハイチ人が建設のために雇用され、先週、橋が完成したとの報告と写真が届きました。頑丈で立派なこの橋は、その機能のためにさらに美しくなっています。単に川を渡るだけでなく、人命を救い、コミュニティーを変化させるのです。我々はともに、公と私の素晴らしいパートナーシップを築き上げ、新たな人たちを事業に参加させ、世界が上手く行くよう変化をもたらすことは何でもやるのです。もちろん、橋は我々の活動の明らかなメタファーです。地獄の水もまた、メタファーです。そして、我々が一緒になって地獄の上に橋を架けることができるのなら、悲惨な世界で私たちに何ができるか、考えてみてほしいのです。(22)

橋を架けるのに成功したことで、私は自分たちの小さな国連オフィス――橋の建設に比べるとゼロに等しい存在ではあるが――はもっと大きなことができるだろうと信じるに至った。それはプロジェクトとしてはささやかなものだが、象徴としては価値の高いものだ。ブーカン・カレ病院のてっぺんのソーラーパネルと同じなのだ。ハイチの田舎でもこういうプロジェクトは完遂できる。他の人にも見てもらいたかった。

一カ月も経たないうちに、私はクリントンの親友であるローランド・ゴンザレス゠バンスターとこの橋を渡った。彼はラテンアメリカの巨大な電力会社を経営しており、震災直後に大きな発電機をジェネラル・ホスピタルに寄付していた。そのとき我々は、またしても国連の大規模視察団として警護隊を引き連れて来ており、私のハイチ人の仲間たちはそれを見て面白がった。彼らは私をブーカン・カレに何度も招待していたが、こんなに取り巻きがいるのは初めてだった。洪水で亡くなった患者のことや、失った救急車のことすら考えると、私は多くの人が正しいと考えるだろうやり方で橋を渡った。流れる水より一二フィートも高い場所で、安全に。私は涙をこらえていたが、ここが初めてという視察者に、川の反対側にとどまらざるをえず、出産時に亡くなった二人の女性の話をした。彼らがこの工事に心を動かされなかったことは明らかだった。たかが簡単な橋一つに何を大げさな、と。しかし、ブラジル人の将軍、ハイチ人、米国人、アイルランド人の仲間たちは、なんで私がこんなに感動しているのか理解していた。

しかし、この訪問は簡単な訪問にはならないはずだった。ハイチではいつものことだが、さらなるドラマが待ち受けていた。橋を数百メートル過ぎると、ブーカン・カレに向かう轍《わだち》のできた泥道で、我々の一行はひっくり返った国連のトラックに道を塞がれた。トラックからはたくさんの食料袋の中身が撒き散らかされていた（どれも地元産ではなかった）。我々は外に出た。残りは徒歩で行こうとした。そのときハイチ人の仲間が数人やってきて、我々を病院まで案内した。私を魅了したのは、そのときまでには病院の電力は、ほとんどすべて太陽電池でまかなわれていたという事実であった。ウォルト・ラターマンはそこにはいなかったが、ソーラー・エレクトリック・ライト財団の取締役がクリントンの友人と国連使節団にシステムを説明した。

病院は忙しかった。ハイチ人の仲間たち（そしてハーヴァード医学校からの数人の学生）が我々を施設に案内した。使われていなかった建物を修繕したものだった。何年も前に開発プロジェクトの一環として建設されたのだが、プロジェクトは後に頓挫した。病院のすぐ隣にあるのはフォンコゼが運営する銀行である。フォンコゼはハイチのマイクロファイナンス・グループで、貧しい女性に経済支援を提供している。訪問者はまた、巧妙に作られた煉炭製造器を視察した。これは木の代わりにサトウキビを使っているのだった。同様に視察したのはティラピア孵化場であり、これは我々が橋の近くで始めたものであった。(23) 私がすべきことは話を聞くことだけであった。とはいえ、理にかなった業務遂行の約束や医療、小規模な起業、貧者のための経済支援、きれいな燃料、そしてより良いインフラのための尽力の適切な統合について考えないわけにはいかなかった。我々は、ローランド・ゴンザレス＝バンスターや他の視察者たちが、ハイチ中の似たような事業に多額の投資をしてくれることを望んでいた。なかなかに印象深いショーではあったし、彼らもそのように言っていた。

帰り道でもひっくり返ったトラックが道を塞いでいた。我々はこれを迂回したが、そのとき国連警備隊長（表向きは私を警護してくれていた）が心配そうに、医者を見つけられないか尋ねた。「私がドクターだ」と、愉快さとイライラの相半ばで私は答えた。彼は医療チームに囲まれていた。ルイーズ・アイヴァーズもデヴィッド・ウォルトンもそこにいた（同僚たちは私が「サー」とか「特使」とか呼ばれるたびに、にやりとした）。国連職員たちは、道の傍らで陣痛が始まっていた一人の女性を指差した。彼女は家族に自家製の担架で運ばれていた。ブーカン・カレの病院に徒歩で行こうとしていたのだ。ルイーズと私はできるだけ手際よく彼女を診察した。分娩は停止しており、病院での緊急処置が必要だった。可能であれば帝王切開が望ましい。彼女は近代的な産科を必要としていたのである。

我々は国連警備隊長に、彼女をブーカン・カレに連れて行かないよう頼んだ。橋を逆戻りして、保健省のために我々が七〇万ドルで建設した、最寄りのパートナーズ・イン・ヘルス関連病院に行くべきだと要求した。橋のおかげで、そこに行くにはたった二五分しかかからない。ウォルトン医師に付き添われて、彼らはそこに向かった。ミバレでローランドの誕生日を昼食をとりながら祝ったのだが、我々は彼に、赤ん坊は看護助産師や産科医の付き添いのもと、無事に生まれるよと確約した。二時間後、ウォルトンがミバレで我々に加わった。良いニュースを運んできた。健康な男の子が生まれ、適切なケアを受けているというのだ(24)。私は、ハイチの医師や看護師だけでなく、アナビ氏や橋を建設した技師たちにも心の中で感謝した。パートナーシップのおかげで、女性は「地獄の深み」から適切な病院に安全に搬送された。前年の二人の女性と生まれなかった二人の赤ん坊とはまったく異なる運命をたどったのである。

二〇〇九年も終わりに近づき、ハイチの他の場所でも進展が感じられた。いくつかのマクロ経済学的指標によると、農産物の生産性は一気に高まり、二〇〇八年の嵐から回復していることが示唆され、我々を勇気づけた。もちろん、何を優先事項とするかについては活発な議論がなされ、批判は絶えることがなかった。しかし、いくつかの試みは前進しているようだった(マーシャル・プランほどの規模ではないにしても)。道路も橋も、前年のハリケーンで中央ハイチが西部海岸地帯から分断されたとき以前からひどい状態だったので、いくつかのインフラ・プロジェクトが立ち上げられた。これは政府の開発事業において最優先事項とされた。

我々の多くはまた、補足的な公共事業にも取り組もうとしていた。森林再生事業や流域保護がリストのトップに置かれた。我々の国連のチームには二人の減災専門家がいた。一人はスイス人で、一人はキューバ人である。一月の第二週、彼らは事業遂行のための会議を計画することにした。我々のお決まりのジョークは、減災領域は「高度に専門的」だが、遂行には古くさい汗かき仕事が必要、というものだった。そのため、私は彼らにジュネーヴやニューヨークではなく、もっとハイチで過ごすよう要請した。

ハイチの民間投資も軽く見るわけにはいかないものであった。そのため、我々はローランドたちをブーカン・カレのような場所に案内したのだった。しかし医師として、我々は製造、エネルギー、大規模農業についてほとんど何も知らなかった。そのギャップを埋めるべくクリントン財団は、精力的かつ才能あふれる若い弁護士グレッグ・ミルンを特使事務所に派遣してくれた。グレッグは地元の企業や米州開発銀行のような組織と協働し始めた。新しい投資を誘致し、労働集約型で環境に優しい企業を「孵化」させようとしたのである。デニス・オブライエンは橋の建設を支援し、ハイチ中の地方の学校に出資していた。彼はたくさんのアイルランド人投資家をハイチに連れてきて、我々が若い女性起業家に新しい賞を授けることを認めてくれた。こうした賞は女性問題省の支援により、ポルトープランスだけでなく、ハイチの一〇ある行政区においても授けられることになっていた。ポルトープランスで慌てて計画された投資家会議はクリントン、プレヴァル、ピエール＝ルイが先導していたが、南米、米国、アジアからも人びとが参加した(25)。二〇〇九年一二月には、首都でホテルの部屋を取るのも困難であった。最大のホテル、モンタナは何週間も満室であった。

前進を感じ取っていたのは我々だけではなかった。ハイチをよく知るジャーナリストの記事が一二月八日の『マイアミ・ヘラルド』紙に掲載された。

先日、ポルトープランスへの出張で私の乗っていた飛行機が着陸しようとしていたとき、五つの異なる航空会社の五つの異なる旅客機を見て私は驚いた。そこは、もとは荒れ果てた滑走路だったのだ。繁華街の信号機に驚いた。電力不足でほとんど機能していなかったのに、今や一日二四時間、週七日機能している。電力が増えたためではない。太陽電池でまかなっているのである。さらに驚いたことに、黄信号で運転手は減速し、路上には秩序の萌芽があった。その存亡をかけて途方もない進歩が必要な国において、このような些細な進歩は大したことではないようにも思える。しかし塵も積もれば山となるで、貧しい人たちへの最良の処方となるのである。彼らは外部からの急峻なライフスタイルの変化を強いられるのに慣れていない、比較的教育の不十分な人たちなのである。(26)

塵は積もっても山にはならないと考える者もいた。医療、教育、衛生における社会的セーフティーネットが全然ない状態がハイチを苦しめていた。しかし、その当時は進歩の希望があったのである。ポルトープランスの市街地は静かだった。私は国連に（もちろん丁寧に）手厚い警護は必要ないと伝えた。ハイチにはしょっちゅういるし（今度の家族との休暇も含む）、ボディーガードや車の行列はリソースの無駄に思えた。

我々は、ハイチにおける国連の、非治安関連活動部門の新しいコーディネーター、キム・ボルデュックが、彼女がブラジルでやったような開発プロジェクトを始動してくれるのを期待していた。たとえば、条件付き現金融資を必要な家族に提供する、といった（融資の条件は、家族が子どもに予防接種を受けさせ、学校に行かせることであった）。似たようなプログラムはメキシコの最も貧しい数百万人を助け、国民皆保険プログラムに結びついたのであった[27]。そして、ボルデュックはイラクのようないくつかのタフな任地を歴任してきたベテランであった。我々は馬が合い、お互いの家族がそろって、ポルトープランスで一緒に新年を迎えた。

イラクで国連職員を一七人殺害した爆破で重傷を負った私の新しい同僚が、たった一二日の後に恐ろしい暴力に生命を脅かされることになるとは想像だにしていなかった[28]。我々が一緒に仕事をした八人の職員のうち、アナビやダコスタを含む七人は地震によって命を失った。マリオ・パジュネル医師やソーラーパワーの教祖的存在ウォルト・ラターマンも同様であった。ボルデュックは生き延びた。減災の若き専門家も生きていた。彼は地震発生の二時間前にポルトープランスに（我々のオフィス代表として）到着したのであった。国連本部に彼が入って一分後――その一分が決め手だった――彼はそこにはいなかった。外に出て携帯電話の受信状態の良いところを探していたのである。

3　一月一二日とその後

ほんの数分というタイミング、その時と場所。地震が起きたときはそれが全てであった。ハイチにいた全ての人が、そしてハイチに深く関係する全ての人が、一月一二日月曜日、午後四時五三分に何をしていたか正確に言えるだろう。そのとき、マグニチュード七の地震がこの国の人口がいちばん密集していた地域を引き裂いたのである。私はマイアミにいた。デヴィッド・ハルバースタムの『ベスト・アンド・ブライテスト』を読んでいた。米国がベトナムではまり込んだ泥沼に警鐘を鳴らす一冊である(1)。クリスマスと新年を家族と一緒に祝って、ハイチから戻ってまだまもなかった。ハイチでは元旦は、独立記念日として祝われる。築一〇〇年になるハイチの大統領府は、クリスマスの飾りがほどこされていた。まさか二週間も経たないうちに、ほとんど全てのハイチの公的建築物同様、ここが瓦礫と化してしまうとは誰が想像できたであろう。

その朝、私の家族はルワンダに旅立とうとしていた。私は電話を切り、ハルバースタムの本を読もうとしていた。その前年に我々がハイチで直面した問題は、政策と実践の間にある緊張についてもっとしっかり考えなければならない、と私に確信させるに十分だった。ハイチで実施に失敗したいくつかの例では、たとえば単純な事後フォローの失敗もあったが、ポルトープランスや外国の誤った政策が原因の場合もあった。六〇〜七〇年代にベトナムで起きたこととはかけ離れてはいるが、二〇一〇年に始まったハイチ支援の失敗を考えるとき、ベトナムにおける米国外交政策の失敗は示唆的だ。家族は機上の人となる。私は『ベスト・アンド・ブライテスト』を妨げられずに読み終えたいと思っていた。

しかし、午後六時ちょっと前、ワシントンDCの市外局番から電話がかかってきた。シェリル・ミルズだった。ヒラリー・クリントンのスタッフ・チーフで、過去数カ月間、ハイチを何度か訪れていた友人である。新しい米国政権は西半球最古の二つの国の間にある難しい関係をよく分かっていた。ミルズはそれを改善する責任を担っており、その業務に真剣に取り組んでいた。米国外交政策の重鎮には、ハイチは戦略的重要性を持つ地域としては注目されていなかった。政権が変わるたびに政策もコロコロと変わったので、私はミルズが高い関心を持っているのを嬉しく思った。しかし、その夜彼女が電話をかけてきた理由はまったく想定外だった。

「ハイチでどうしてる？　家族は？」と彼女は尋ねた。

「いや、我々は発ったばかりなんだ。私はマイアミだし、家族はルワンダに向かっている。ハイチには二週間後に帰る予定だ。でも、どうして？」

「よかったわ、無事で」と彼女は言った。「ハイチで地震が起きたの。大きいやつよ」「どこで」「震源地はポルトープランスの繁華街近くみたい」。

こういう知らせをハイチでは「椅子が必要になる知らせ」という。しかし私はすでに座っていた。それでも気が遠くなりそうだった。ポルトープランスは考えられるかぎりいちばん地震に弱い街だ。人口は三〇〇万人。山頂から下って港に至る急勾配に広がる街で、海岸沿いにはスラムがあった。カリブ海では最も人口密度の高い地域で、適当で場当たり的、規制もない建築で悪名高かった。二〇〇八年一一

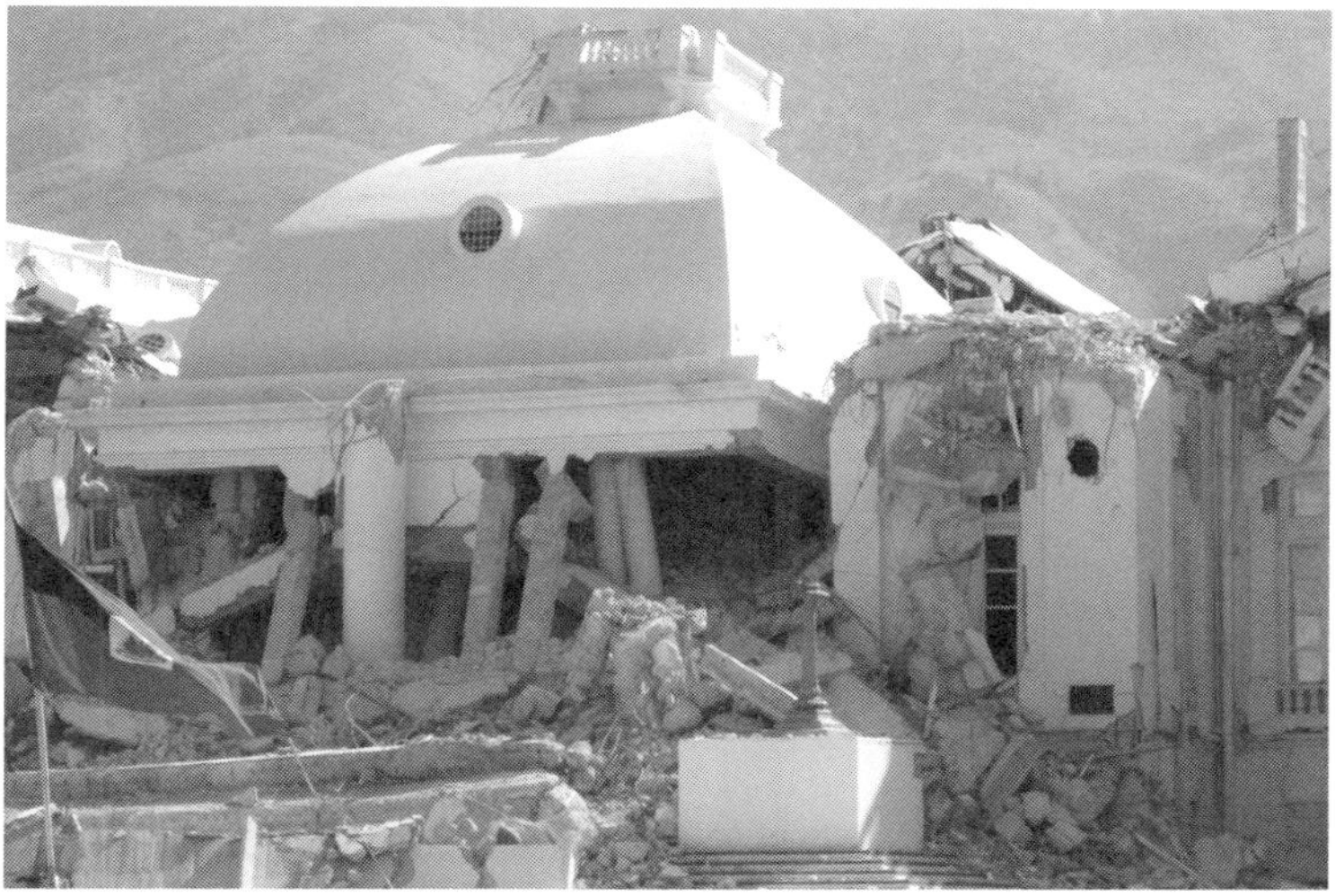

地震で倒壊した築100年の大統領府.（Mark Hyman）

月、三階建ての学校が前触れなく倒壊した。死亡した生徒はおよそ一〇〇名に及び、さらに多くの怪我人が出た。(2) 毎年地滑りが起き、それは丘陵斜面全てを飲み込むこともあり、家屋や小屋が下敷きになった。その頻度は雨季のたびに加速的に増しているようだった。ハイチの最後の森林が炭作りのために切り倒されていたからだ。ポルトープランスのインフラはボロボロで、急速に進む都市化といつまでも続く貧困のためにうめき声をあげていた。

しかし、地震だと？　巨大な？　アンフェアだし、統計的にもありえない。こんなことが二〇〇八年のハリケーン・シーズンの後で起きるのだろうか。熱帯性低気圧のフェイ、グスタフ、ハンナとアイクが、たった四週間の間に相次いでハイチを襲い、すでに悲惨な状況が生じていたのだ。そこへさらに、地震で破壊された建物や怪我をして立ち往生する人びとを想像するなんてありえない話であった。その直後、別のことが頭を強く打った。ポルトープランスの友人、家族、仲間たちはどうなっただろうか。我々は一〇以上の病院を経営している。たぶんその三倍はあろう学校も。我々の患者や医療者の多くはハイチ中央、そしてアルティボニットにいるだろう。ポルトープランスから何時間も離れたところにいる者もいるが、彼らとてハイチ人が言うところの「都市」に住む家族がいる。ウィークデイの常として、彼らの多くはそこにいるだろう。仲間や友人にその日ミーティングに行くよう私はちょっと前に頼まなかっただろうか。私の義弟もそこにいたのではないか。我々の小さな国連チーム四名のうち、三名もそこにいるはずではないか。

「ポール、聞いてる?」私は自分がまだ電話を握っていることに気がついた。

「ああ、でも仲間や家族に連絡しなければならない」。

ミルズは、地上通信線は遮断されていると教えてくれた。携帯電話をつなぐタワーもダメだという。ほとんどのハイチ人とは、たとえ貧しくても携帯を使ってここから連絡が取れるのだが。地震はどんなに大きかったのだろう。通信線もタワーも同時にダメになってしまうなんて、それだけでも驚きだった。ミルズは後刻、ポルトープランスとワシントンをつなぐ会議用回線に加わるよう提案してくれた。クリントン元大統領が後で連絡してくるとも教えてくれた。

彼女が電話を切るとすぐ、私は携帯でハイチの電話番号全てを試してみた。誰も出ない。ボストンの仲間にもかけてみた。オフェーリア・ダールにも。彼らもどこにもつなげられないでいた。ポルトープランスからの唯一の声はルイーズ・アイヴァーズからで、ビルにヒビが入り、彼女のまわりが崩れ落ちたときには会議に出ていた(と私は後に知った)。テキストメッセージで彼女は発信した。

「SOS　SOS」。

クレール・ピエールは偶然、ボストンにいた。ハイチに連絡できた人がいるとすれば、それはクレールだった。彼女は母親に連絡がついていた。母親は元気だった。彼女は私がジャン＝マックス・ベルリーヴ総理大臣に連絡するのを手伝ってくれた（もっとも、母親はクレールに、子ども時代を過ごした家が倒壊してしまったことは言わなかった）。

私はベルリーヴをよく知っていた。去年の一〇月に、グローバルファンドがハイチのエイズ治療プログラムの予算を削ろうとしていたとき、ミシェル・ピエール＝ルイは我々がその年の年末の会議でファンドの懸念について詳細な情報を得るために協力してくれることになった。我々が知るかぎり、予算カットが提案されたのは、中央レベルでプログラム運営上の失敗が続いているせいだった。当時ファースト・レディだったミルドレッド・アリスティドが二〇〇四年にハイチのエイズ全国プログラムの議長を辞めて以来、ずっとそうだった。中央レベルには関与していなかったが、パートナーズ・イン・ヘルスとザンミ・ラサンテはグローバルファンドに支援されたプログラムでは最大の実践者であった。我々の医者も看護師もコミュニティーの医療者も、ファンドに依存する患者を持っていた。我々は常に高いレベルの政府支援を必要としていた。アリスティド政権下では我々はそれを受けることができていた。慢性的な中央管理の問題があったにしても、である。

ピエール＝ルイはこのような試みの初期の支援者であり、統一見解をまとめる努力を約束してくれた。しかし、この会議が開催される直前に、彼女のポストはジャン＝マックス・ベルリーヴに取って代わられた。彼の前職は計画・対外協力大臣であった(3)。プログラム実行者の多くは医療者だったが、彼らはベルリーヴ率いる新しい政府に、グローバルファンド助成金の公式政策としての優先度を高めるよう迫った。ベルリーヴの姉妹がホストになったクリスマス・ディナーで、私たちの何人かはベルリーヴにグローバルファンド会議の日程を再設定するよう懇願した。彼は協力することに同意した。

その日は一月一二日に定められた。時刻は午後四時と決められた。参加者を見れば会議の重要性が分かる。大臣自身を含む保健省の長老、トップレベルのエイズ研究者、診療者、エイズ活動家、そして患者。さらにフランスと米国の開発担当者代表たち。ルーヌ・ヴィオーとナンシー・ドーザンヴィルがパートナーズ・イン・ヘルスとザンミ・ラサンテを代表していた（彼らもまた、シェリル・ミルズから連絡を受けて私が何度も電話をした人たちであった）。ベルリーヴと話ができれば、友人たちが大丈夫かも分かるだろう。クリントンと話す前に、地震の規模についての彼の見解も分かるだろう。

クレール・ピエールと母親はベルリーヴと連絡が取れるまで電話をかけてみると約束してくれた。そしてミルズとしゃべって一時間も経たないうちに、クレールの母親がベルリーヴにつないでくれた。彼女の携帯を彼に直接渡したのだ。いろいろな言葉が飛び交ったが、大筋は理解できた。そう、ベルリーヴはエイズ会議にいたのだ。そう、友人たちは無事だったのだ。しかし、都市の南部は多くが瓦礫となったと彼は言う。「繁華街は？」と私は尋ねた。公邸や役所は被害を受け、また倒壊した。負傷者も多いとのことだった。

「数千人ですか」。

「数万人だ。いや、もっとかも。外は真っ暗なんだ。クリントンに伝えてほしい。彼の友情が必要だ。かつてないほどに必要だ。ポルトープランスは破壊されてしまった」。

電話サービスの回復には時間がかかり、それも散発的に行われた。とはいえ、このおかげで地震発生後数日の間に救助された人びとも多くいた（テクノロジーは最近のものだったが、あらゆる階層のハイチ人が携帯電話を持っているようだった）。地震発生後数時間で受けた携帯電話のほとんどは、絶望的な気持ちにさせるものだった。何人か、瓦礫の下から電話してくれた人もいた（どうやって私の電話番号を知ったのだろう）。最初のいくつかの電話は友人からで、私がまだハイチにいると思っていたようだ。空港職員の一人も電話してきた。急いで帰宅したが家はもう倒壊しており、七歳の息子が瓦礫の下に閉じ込められていた。男の子の名はリチャードソン。やがて死に至るだろう。でも、あと三時間は生きているだろう。両親や妹に水を一口飲ませてくれと頼みながら。

クリントンがその夜電話してきた。ニューヨークに来いという。次の日、彼は緊急国連会議でハイチについて発言することになっていた。一方、国連へのハイチ特使はレスリー・ヴォルテールである。建築家にして都市計画の専門家。ハイチで民主的選挙で選ばれた政府のためにずっと働いていた。ヴォルテールはすでにニューヨークにいた。私の二〇年来の友人である彼の外交官としての義務は、心を占めようとしている大きな不安と戦うことであると私には分かっていた。外国に住む何百万ものハイチ人が同様の不安に襲われていた。ヴォルテール、クレール・ピエール、そして私の妻ディディのように、一月一二日にハイチの外にいた者はみな、そのような思いだった。

「ポルトープランスは破壊されてしまった（ruined）」。ベルリーヴの言葉が私の頭で一晩中こだましていた。私たちはクレオール語で話していた。とはいえ、英語でも意味は大体同じだった。だが、私にはよく分からなかった。「破壊された（ruined）」とは、被害を受けた（damaged）くらいか、破滅的（destroyed）なのか。彼の意味していたのは、都市の一部が破壊されたということか。南部の他の都市も被害を受けたというのは本当か。

何が起きているのか知るのは簡単ではなかった。夜中になってでも地震はどのテレビでもトップニュースだった。膨大な数の犠牲者が出たという噂がインターネットに流れていたが、初期の段階で噂を信用することはできなかった。母とジェニー・ブロックが私と一緒にいた。一緒にニューヨークへ行くための荷造りをした。予定外の旅。しかしどこかに行けるのはよかった。何が起こったのか確認するためだけの旅だとしても。

我々はある小部屋でクリントン元大統領を見つけた。数人のスタッフ、潘基文《パン・ギムン》国連事務総長と一緒だった。ある意味、彼らは声明の準備を行うために集まったようなものだった。地震後まだ一五時間しか経っていなかったが、誰よりも多くのデータを入手したうえで作業していたのだろう。どうやら噂の一部は本当のようだった。地震のためにハイチの多くの政府関係ビルが倒壊していた（後になって、多くではなくほとんど全てだったことが判明した）。国連ビルも完全に倒壊していた。その後のニュースのほとんどは、国連ビルに集まった人たちに関するものであった。その会議に集まったハイチ人たちにはさらなる恐怖が襲っていた。私は妻の家族についてまだ情報を得ていなかった。中央ハイチで安全なことを祈っていた。友人や同僚についてはほとんど情報がなかった。ベルリーヴと同じ会議に参加した人たちだけが例外だった。

国連の会議はもちろん緊急のもので、私はどのような役割を果たせばよいのか分からなかった。特使（つまりクリントン）のオフィスとの関係を除けば、集まった人のほとんどは私がパズルのどこに位置するのか、私以上の智恵を持っていなかった。小部屋に座り、私はクリントンと潘基文が救命作業に全力を注ぐことで合意するのを聞いていた。異論はない。だが、他に言うべきことは何か。クリントンは言った。ハイチ人の遺体を保全して適切に埋葬するために何かしなければ。誰もこれには答えなかった（部屋にいた神学者は激しくうなずいていたが）。

二人のリーダーはそれから部屋を出た。公式の国連会議で公の声明を、暗澹たる声明を発表するために。私の仕事はクリントンの後ろに、彼の「プラス・ワン」として座っていることだった。プラス・ワンなんて用語は、二〇〇九年以前は聞いたことがなかった。彼は短い声明を発表し、国連スタッフの死亡に言及し、犠牲者の多さを強調した。人数は分からないが、明らかに何千人もの犠牲者だ。苦痛の表情で、しかし自信を持って、クリントンはハイチ人への敬意を表し、それは国連という場にふさわしいものであった。

確かに、ハイチは西半球最貧の国です。確かに、七〇パーセント以上の市民は一日二米ドルかそれ以下でやりくりしています。確かに、彼らには長い苦難の歴史があります。しかし、彼らは善き人びとです。彼らは苦難を乗り越えてきたのです。彼らは知的です。離散の社会のなかでがんばってきたのです。彼らは国の再建に必死で取り組んでいます。より良い未来を欲しています。今、彼らはあなたの助けを必要としています。国連にいる我々の多くは、彼らを信じています。我々の多くは今日、打ちひしがれています。ハイチを信じていた同僚が亡くなったことを知ったからです。遺体は埋葬されねばなりません。怪我人を助け、食事、睡眠、そして回復を助けなければなりません。政府の力だけでは、それは不可能です。(4)

一月一三日、クリントンの理想主義と現実主義の混合が私を元気づけていた。彼は以前にも自然災害対応を行っていた。二〇〇四年の津波やハリケーン・カトリーナの再建事業で陣頭指揮をとっていた。二〇〇八年の嵐の後でも、ハイチの救援に支援を呼びかけた。そのときも、彼は迅速な救援作業と支援を巨大な再建チームを使って促した。しかし、こういった災害は今回の地震に比肩するものであろうか。そのときは我々には分からなかったが、経験ある人物がいるのは悪い話ではなかった。

このような希望は私を数時間支えてくれたが、それも遺体の数が報告されるまでのことであった。良き知性は信頼できる情報源に頼る。二日目にも、そういうものはほとんどなかった。何十万という犠牲者の見積もりは多すぎだろうかと尋ねられると、クリントンは答えた。「多くは感じられます。ポルトープランスとその周辺の人口を考えると、です。人口は二〇〇万人以上ですから、一〇万人はその五パーセントです。望むらくは、瓦礫を撤去したとき、想定したよりももっとたくさんの生存者を見つけることです。でも、誰にも分からないのです。今のところは(5)」。

今思えば、瓦礫撤去に何年もかかることは明らかだったし、死者数は恐れられていた以上であった。しかし、一月一三日の時点では災害の大きさは我々には分からず、その後行われる救出作業の規模も同様に予想できなかった。ただ、ハイチから来る報告全てが、これはとてつもなくひどい、かつて起きた何よりもひどいということを示していた。国連の会議にはハイチ人はほとんどいなかった。レスリー・ヴォルテールは呆然としていた。私も同じだった。彼は自分の息子が生きているかすら分からなかったのだ。私も親戚、教え子、同僚、友人がどうなったのか一向に分からなかった。二人ともその日、自分が正しい場所にいるのかも分からなかった。

こうして二日目も終わりに近づき、悲惨なリスト作りが始まった。その最初の数時間、ハイチ人の家族、友人、同僚はリストをつけていた。心の中で、あるいはその他の方法で、まだ行方不明の人たちのリストを。リストはすぐに短くなった。生存者と死者がだんだん判明したからだ。生存者こそ、私は直接救いたかった。だから、クリントンの後ろで座っているのは場違いな感じだった。少なくとも、ヴォルテールたちは真の外交家であった。しかし、私は会議の間何をやっているのだ。医療のニーズはこんなに大きいのに（ハイチに行きたいという私の強い思いは、役に立ちたいという気持ちの見当違いな方向への発露にすぎないのか)。

国連の会議で声明をのんべんだらりと聞いていることに、私は苦痛を感じた。私は、自分がすぐにハイチに行かねばならぬと知っていた。方法はあるはずだ。空港は破壊され、商用の航空機は欠航していたとしても。クレール・ピエールはニューヨーク行きの列車を捕まえ、私に会った。彼女もハイチに戻りたがっていた。私はそれを聞いてとても安心した(彼女の母親も安心しただろう。母親は地震の起きた夜を、総理大臣公邸の芝生で過ごしたのだ。そこには他にも何百人もいたのだ)。ヴォルテールも行きたがっていた。クリントンも我々に加わる予定だった。彼は言った。「行っても邪魔にならないと分かったら、すぐに行くよ」。

いくつもの電話とヒラリー・クリントン国務長官の助けが必要だったが、次の日の終わりには我々は小さなプライベート・ジェットの機上にあり、ハイチに向かっていた。機内にいたのはまさに、アリックス・ラセーグ医師が要求したようなチームであった。二人の整形外科医(父娘のチーム)、重症外傷患者を診ることのできる医師たち、そのなかにはニューヨークから来たハイチ出身米国人のICU医師もいた。ニューヨークからポルトープランスに飛ぶには三〜四時間しかかからない。しかしおよそ一時間、我々の飛行機は街の上空で旋回し続けた。ほとんど暗闇と呼んでよいものに包まれながら。光源と呼べるのは小さな炎、ポルトープランスという大都市にいくつか灯る炎のまたたきだけだ。

私はハイチに渡航した回数を、もう覚えていなかった。ときには政治的暴力が、ときには自然災害、非自然災害が襲ったときに渡航した。しかし、その日ほど重い気持ちでハイチに着いたことはなかった。扉が開くとすぐに、我々は打ちのめされた。遺体収容所の悪臭が風吹く滑走路を満たしていた。私はその臭いを知っていたが、開けた場所でそれを経験するとは思っていなかった。臭いは今や街中を、覆いのようにみっちりと覆っていた。航空機とヘリコプターの音以外は静寂であった。

ルーヌ・ヴィオーとナンシー・ドーザンヴィルが出迎えてくれた。レポーターのバイロン・ピッツもだ。彼は以前、中央ハイチでの我々の仕事を取材し「六〇ミニッツ」で報じていた（「六〇ミニッツ」は米国の有名な報道番組。日本で言うと「クローズアップ現代」的な存在）。それで友人になったのだ。ピッツはドミニカ共和国に飛び、そこで車を借りてポルトープランスに来ていた。カメラの前でしゃべる準備などまったくできていなかったのだが、ピッツは会えて嬉しく思える唯一のジャーナリストと言えた。我々は外科医と医療器具を携えて、ジェネラル・ホスピタルに向かった。その夜遅く、そこで彼と会うことを約束した（そのときすでに二二時になっていた）。しかし、まず私は近くの国連の物流庫に行った。そこには仲間が集まっており、テントでできた間に合わせの野戦病院を作っていた。たくさんの生存者をそこで診ていた。私たちはデヴィッド・ウォルトン、ジョイア・ムカジー、そしてルイーズ・アイヴァーズにそこで合流した。彼らは回診を終えたところだった。デヴィッドとジョイアは飛行機でドミニカ共和国に行き、そこから陸路でハイチに来ていた。ルイーズは地震のときからずっとそこにいた。二日間で数時間しか眠っておらず、ハイチ人や米国人の仲間に患者の引き継ぎをしていた。

地震が起きたとき、ルイーズは会議に出ていた。議題はこともあろうに、食糧安全保障と災害対策だった。オウンセル・メイディ（Ounsel Médé　発音は May Day と同じ）がルイーズをそこまで車で送って来たのだが、ジープに壁が落下し、助手席側に激突。フロントガラスを壊してしまった。メイディは無事だったが、怯えていた。ルイーズは苦痛に苦しむ大勢の人たちのなかで、自分が唯一の医者だと悟った。とはいえ、最高のドクターですら、道具がなくては無力であった。地震直後に起こったことを彼女は説明した。適切な道具なしにケアを提供しようとした奮闘のあとがよく分かる。

悲劇の最初の数時間、そして数日後に私が診た外傷は開放骨折や挫滅外傷で、抗生物質が必要でした。しかし私たちに抗生物質はありませんでした。外科手術も必要でしたが、それもできませんでした。倒れる建物から命からがら逃げ出したとき、路上で若者を見つけました。四八時間経ってから、到着したばかりの外科医たちの助けを借りて、やっと彼の腕を切断することができました。野外で、テーブルの上での手術で麻酔はありませんでした。そうしなければ、彼は壊疽で死んでしまったでしょうから。(6)

到着したばかりのときには、このような詳細は知らなかったが、仲間たちが体験したことは察することができた。彼らを見て安心した。私の大事な教え子たち。彼ら全てを、とりわけルイーズを抱きしめた。あまり言葉にはできなかったが、私は彼女の存在への感謝の気持ちでいっぱいだった。彼女が疲れているのが見て取れた。ハイチで八年過ごし、医者ができる最大限のコミットメントを彼女は示していた。

私はハイチの壊れた病院に押し寄せてくる患者の診療を手伝いたいと思った。その晩遅く、ふた班に分かれて、我々はポルトープランス最大の医療機関に赴いた。そこではラセーグ医師（とバイロン・ピッツ、あとは誰がいるか分からなかった）が私たちを待っているはずだ。どういうことになるのか、ほとんど予見できなかったので、とにかくルーヌとナンシーという二人の親友に相談したかった。そして我々はやっと合流した。一台のジープの中で馴染みの運転手サムエルも一緒だ。

我々はともに厳しい時代をくぐり抜けてきた。政治的対立、クーデター、多くの友人や仲間を失った（ルーヌと私はもう二〇年以上一緒に働いていた。彼女は私の知るかぎりいちばんタフな人物だ）。ルーヌとナンシーは話をしようとしたが、多くを口にはできなかった。彼女らはともにグローバルファンドの会議に出ており、そこではベルリーヴ首相たちも一緒だった。彼女らは自分たちの経験したことについて多くを語ろうとしなかった。二人がいた場所はすぐには倒壊しなかった。そんなに幸運ではない人びともたくさんいたことを彼女らは理解していた。その後、天井にヒビが入り、建物の別のところが崩れていくのが聞こえた。叫び声が聞こえ、友人の一人が気を失った。しかし、混み合った部屋の多くではパニックは起きなかった。各自持ち物を集め、倒れている仲間が立ち上がるのを助け、列をなして庭に出た。外では、白い埃にまみれた奇妙な人びとが遅い午後の光源を集めていた。ルーヌとナンシーは安全な場所を求めて移動した。

彼女らを取り囲む道路は徐々に放心状態の人びとで埋め尽くされた。多くは携帯電話を求めていた。何千もの人びとが同時に友人や家族に電話しようとしたので、過重状態になった電話局は機能しなくなった。市民たちは世界から切り離されてしまった。総理大臣や閣僚たちは何が起きたのかを察していたが、それが爆弾ではなく地震だと分かるまでに数分かかった。急いで街の中心部に向かった。こういった話の多くを私はベルリーヴから得た。地震後まもなくのことだった。

我々がジェネラル・ホスピタルに向かっているとき、ルーヌとナンシーが地震後最初の数時間の空白を埋めてくれた。デルマ近隣の繁華街でエイズ会議が開かれていたが、破壊の規模は想像するより他なかった。電信柱は変な角度でひん曲がり、あるいは倒れていた。多くの家屋や商業用ビルは、大手銀行のビルも含め倒壊していた。かと思えば、隣接する建物は無事ということもあった。ラッシュアワーでの出来事だったので混乱は大きかったが、ハイチ名物のカラフルなタプタプ〔小型トラックを改造したタクシーのこと。通常派手な彩色が施されている〕――ここでの公共交通機関と呼んでいいもの――の多くは停止していた。ドライバーたちはもっとひどい一撃を待っているかのようだった。倒壊したビルや壁によって、車などの乗り物は押しつぶされたり、故障（メイデイのがそうだった）したりした。しかし、ほとんどの車はデルマの大通りに停めてあった。何が起きたか、ドライバーが確かめに行っていたからだ。

すぐに混乱が支配した。何かひどいことが起きたのだ。ハイチではよくあることで、予期されたことであった。しかしデルマの、いや、もっとひどく破壊された地域の人ですら、どこまでひどいか知る者はいなかった。ニュースが広まり、塵埃が沈下し、街は、次いで国は、住民の安否の記録を取り始めた。ルーヌとナンシーは私に、私の親類は生きており、その確認が取れたと確約した。しかし国中が、その後は海外移住者も含め、この週は悲惨なリスト作りに明け暮れた。

私は尋ねるのを忘れていたのだが、後で分かった。ルーヌとナンシーのリストのトップにあったのは、ジェネラル・ホスピタルが保護していたおよそ五〇人の身寄りのない未成年たちだった。その子どもたちは障害を持って病院で生まれ、あるいは治療を受けていた。彼らの両親は震災前に亡くなっていたか、子育て不可能な状態であった。二カ月以上の間、我々は街の北方に、彼らを移動できる安全な場所を探していた。しかし、こういうことには時間がかかり、大量のリソースと小児福祉システムの恩恵が必要だ。我々は子どもたちをハイチのあちこちに位置する中途半端な孤児院に送りたくはなかった。子どもたちが必要としているまっとうな環境と専門的な医療を求めていた。一月までには、ルーヌはいくつかの場所を見つけていた。そこなら、全年齢の小児の特殊なニーズに応える「家」として機能すると彼女は考えた。そして、彼女とナンシーは、子どもたちを我々のケアに組み込むことを約束していた。

一二日、傷ついた街に陽が沈んだものの、悲劇の程度はさらに沈み込む余地がありそうだった。ルーヌとナンシーは、まずいちばん大事なのは、子どもたちの安否を確認することだと感じていた。ジェネラル・ホスピタルに向かう間、彼女らは見た。傷ついた人たち、死者、そして呆然と立ち尽くす人たち。街の中心へ向かう道は倒壊したビルやペシャンコになった乗り物、電柱で塞がれていた。病院に着いたとき、二人が見たのは混沌であった。怪我を負ったり亡くなったりせずに済んだ職員のうち多くは、家族を探しに持ち場を離れていた。一方で、門にはさらに多くの怪我人が押し寄せていた。

あちこちに死者がいた。しかし、障害のある子どもたちは誰も怪我していなかったと分かった(彼らは「無事と確認された」リストに移されていた)。スタッフが子どもたちを野外の庭に連れていき、そこで二日間、群衆とともに過ごしていた。異臭の漂う死者や怪我人も一緒だった。私が到着する前日、ルーヌはさらに良い場所を見つけていた。ある友人が経営していた被害のない病院だった。その友人は医師であり、かつ司祭であった(ルーヌは後に、子どもたち全てのための適切な家屋を見つけた。子どもの数は五三人に増えていた)。

ルーヌとナンシーが病院に向かっている間にした話は覚えていない。私が覚えているのは、彼女らの話はしばしば長い沈黙に遮られたということだ。私の方も詳細を話すよう求めなかった。二人とも、破壊された、彼女らが「ホーム」と呼ぶ都市を車で移動しているとき、絶望的に苦しんでいた。それが、私が被災後のポルトープランスを見た最初であった。ほとんど言葉が出なかった。我々の乗り物から出されるヘッドライトが暗闇を貫いていた。ライトはあちこちに散らばった焚き火、何千ものろうそく、どこから来たのか分からないヘリコプターから来る光に優っていた。建物のあれこれが通りにはみだしていた。とくにコンクリート板——建物の床——は自らの重みに耐えかねて潰れていた。そういう建物から死の臭いが漂っていた。ある建物は通りの方に傾いていた。ひん曲がった鉄筋によって恐ろしい角度のままで位置していた。

狭くなった街への入り口をゆっくり移動しながら、我々は瓦礫を調べた。風景は一変していた。見覚えのある歴史的建造物の残骸が転がっていた。我々はブルドンの名で知られた人口密集地域に着いた。一九八〇年代、学生だった私はラフォンタンとマーティン・ルーサー・キング通りにある家で多くの週末を過ごした。空港から街の中心に向かう目抜き通りである。似たような家がその左右にあり、零細企業もたくさんあった。多くは積み重なった床になってしまい、高さにして一、二フィートほどになってしまった。午後五時、会社も家庭も学校も人であふれていただろう。まだ死者数は不明であったが、この瓦礫から引っぱり出される生存者数は多くはなさそうであった。

マーティン・ルーサー・キング通りがジョン・ブラウン通りにつながっている国は、世界広しと言えどハイチだけであろう〔ジョン・ブラウンは米国の奴隷制度廃止運動家〕。我々はジョン・ブラウン通りを右に曲がった。丘を下り、政府の建物に向かった。二〇年間、我々はこのルートをたどり、保健省での会議に出席してきた。今や空っぽの通りを、悪夢の風景を両側に移動しているのだった。ここが大統領府と呼べるのだろうか？　財務省？　大聖堂？　暗闇の中でも、ポルトープランスの心臓部が絨毯爆撃を受けたようになっているのが分かった。人びとはすでに大統領府前の、広々とした空き地に野営していた。有名な逃亡奴隷（marooned slave）の像を囲んでいた。その足下には破壊された拘束具があった。今や彼の子孫もまた、通りに逃げ出して（marooned）きていた。奴隷制抵抗のシンボルの傍らに、シーツのテントを張って。

保健省は、大統領府から病院へ続く通りにある最初の政府の建物であった。この国の医療システムの心臓部は小山のようにまとまって、漆喰やオフィス機器や紙からなる乱雑な山の下で潰れていた。暗闇の中でよく見えなかったが、すぐに分かった。この立派な建物の一画すら、もはや残っていなかったのである。

ようやくジェネラル・ホスピタルに着いた。一見、震災前と同じに見え、門は開いていた。しかし周辺地域は明らかにめちゃくちゃである。ラセーグ医師と同様、ルーヌとナンシーは私に言った。看護学校は倒壊してしまった。学生や教職員も下敷きになってしまった。門から中に入ってみると、我々が今通ったばかりの近隣や公共スペース同様、かつてなじみの病院の構内は激変していた。あたりはほぼ真っ暗である。いくつかの小さな発電機が病棟に電力を途切れ途切れに提供していた。構内の空き地は人びとがひしめき合っていた。本来なら屋内にいるべきで、屋外にいないはずの人たちであった。暗がりの中でも、人びとがベッドやストレッチャー、間に合わせのテントの周りに集まっているのが分かった。どこに行っても、街全体を覆う悪臭が漂っていた。私は方向感覚を失ってしまった。ルーヌとナンシーを頼りに、ラセーグや、一緒に来たチームや、バイロン・ピッツのところに連れていってもらった。チームには、一人を除いてハイチに慣れた者はいなかった。例外はハイチで昔研修を受けたハイチ系米国人だけだった。バイロン・ピッツとは、この瓦礫と廃墟のどこかで一緒に話す約束をしていた。

災害が起きた場合、人員や物資の不足が予想される。それを悟るのに災害救助の専門家である必要はない。しかし病院長も看護部長もそこにいた。私たちが到着する前に、すでに夜一〇時を過ぎていたというのに。ラセーグ医師とマーレイン・トンプソンが真っ暗な小さなオフィスに入ってきた。悲惨なリストをぼんやりした灯りを頼りに持ってきた。必要な物のリストと、不明者のリストも。オフィスの外では、何人かの人たちが山積みになった箱を移動したり、物品チェックをしていた。医療器具、外科や応急処置用の器具が持ち込まれてきた。

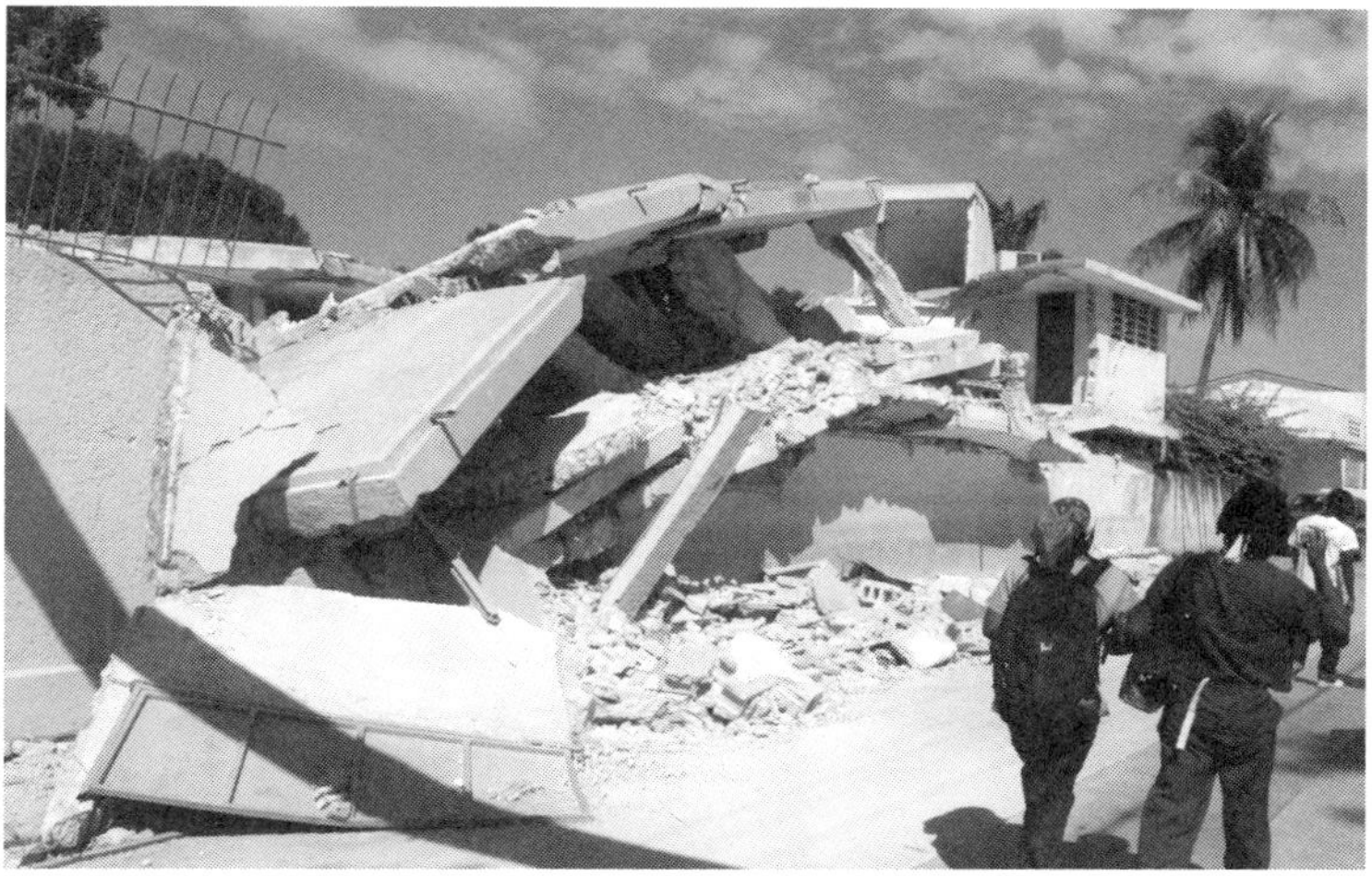

ポルトープランスの看護学校.（Andrew Marx）

この、物資の箱が山積みの、病院の心臓部にありながら、しかも地震による倒壊を免れたにもかかわらず必要な治療――外傷、とくに手術が必要な外傷の――を提供できないこの部屋。ここでピッツと私は、判明しつつあることについて話し合った。内容についてはほとんど覚えていない。ただ、ピッツの質問の一つが私の耳にこびりついている。「ハイチは震災前にも困難のただ中にいました。あなたは、ここが回復できると信じますか」。意味としてはこのような質問だった。彼が言ったフレーズそのものではない。私にはインタビューの放映を見る勇気がなかったからだ。インタビュー原稿を読む余力もなかった。(7)

疲れてはいたが、ラセーグとトンプソンは我々に会って明らかに喜んでいた。最後に会ったのは一カ月前のことであった。我々が協力して作った病院の調理場が完成して、リボンカットを行ったときだった。それはもっと何年も前に行っておくべきことだった。我々の公然たる哲学が貧しい人を優先することである以上、我々はボロボロの公共施設をなんとかしなければならなかった。ハイチであっても、ラテンアメリカの他の国でも、アフリカでも。つまるところ、どの組織が人びとに医療への権利を確保するのか。NGOではない。大学でもない。あるいは患者やその家族でもない。支援団体や国連でもない。政府がその権利を確保するのだ。そして、ここは国内で一番の国立病院であると考えられているのだ。遅ればせのごくごくわずかな貢献によって我々がジェネラル・ホスピタルにまともな調理場を作ったのは、病院の義務がきちんと果たされるためだった。患者への食事提供もそのような義務である。ハイチではどこでもそうだが、患者の家族が食事を持ってくるのが通例だった。このような慣例はある人によればコミュニティー参加型だと激賞されたが、ここに入院している貧しい病人や怪我人がこれを褒めたことはなかった（この話を聞くとまさに、コミュニティー・ヘルスの「ボランティア」が作るフィクションを思い出す）。

震災のひと月前に、ハイチの後方医療機関の入院患者に十分な食料がなかったのなら、震災後がどうなっているかを想像するのは容易であった（確かに物資や医薬品は増えていた。山と届いたそうした物品は、ピッツとのインタビューの背景に映っている）。病院にも食料が、燃料が、そして現金が必要だ。給料だって払わねばならない。しかし、今ハイチ入りしている人道家たちのうち、そうした基本的なものを提供しようとする人はごくわずかだった。もし、マイアミの家族、友人、そしてみなの尊敬の的である修道女たちが、ニーズを満たすべく何千ドルもの現金を提供してくれなかったら、我々は最初の数日を持ち堪えることはできなかっただろう。

マイアミは、今後数週間に必要になる他の物資を貯蔵しておくにはとても良い場所に思えた。医薬品、発電機、麻酔器、水、防水シート、ポータブル超音波検査器（リストはまだまだ続く）。ジェニー・ブロックの妹、ローリー・ヌエルはそこに住んでいる私の親友である。彼女はこのような取り組みをまとめるのに力を貸してくれた。まもなく、マイアミとボストンにある我々のチームが何百ものトラックの積荷を運んできた。次の問題は、物資をどこに置いておくか。そして、どうやってハイチに持っていくかだ。ニューヨークにいる支援者がこの問題を解決するのを助けてくれた。一機の飛行機と個人用の空港格納庫を提供してくれたのだ。ビジネス界にいる我々の支援者たちの多くが、やはり飛行機を貸してくれた。そのなかにはデニス・オブライエンやローランド・ゴンザレス＝バンスターもいた〔前者はアイルランド出身の大富豪。後者はベーシック・エナジー社の会長〕。パートナーズ・イン・ヘルスの物資調達部隊の神業のおかげで、組織全体の調整作業が行われ、プライベート・ジェット機の一群が昼夜を問わず物資を積んでハイチに飛んだ。ローリーがこれについて詳述している。

私たちは運送の業界用語を急いで覚えなければなりませんでした。スキッド（貨物の下に置く材木）、パレット（貨物を載せる荷役台）、テイルナンバー（飛行機尾側につけられた認証番号）、フライトトラッカー（航路を追跡するシステム）、スロット（各航空機に指定される離着陸の時刻および場所）、マニフェスト（積荷目録）。どのジェットがどの貨物を載せることができるかも知らねばなりません。ボストンとは朝七時から夜中の二時まで数時間おきに連絡のやり取りをしました。どんな物資が必要か、どの飛行機がそれを受け取りにいくのか。詳細を詰めました。フロリダ中に電話して、必要な物資を調達しました。私の家が間に合わせの倉庫になり、一日中あらゆる物資が運ばれました。パートナーズ・イン・ヘルスにはもっと倉庫のスペースが必要になるだろうことがすぐに明らかになりました。フォークリフトや、貨物をパレットに積むためのものも必要です。この仕事をするスタッフも足りません。数日中にスペースが供給されました。さらに、スタッフが一人加わりました。ハイチから電話が来て、個人的なリクエストも来るようになりました。たとえば、衣服を必要とするスタッフ。もう何週間も着替えをしていないのでした。簡易ベッドも必要でした。瓦礫の上で寝ないで済むように。避難にはテントも必要です。スタッフのために避難所の準備がなされました。ということは、何もかも必要だということでした。毛布、タオル、皿、カップ、ナイフやフォーク、コーヒーメーカーも。全てのリクエストが、大きいものも小さいものも全て、満たされました。

他にも超人的な努力で支援していた人はたくさんいた。しかし、良心的な支援の申し出とハイチの切羽詰まったニーズを結びつけるのは、最初の数日ですら大変なことであった。医療ボランティアが必要とし、欲しているものの多くが手に入らなかったからである。(8) ハイチ医療制度の何十年もの怠慢と意図せぬサボタージュの後で——外国からの支援はほとんど公共セクターには流入しなかった——ポルトープランスの公立病院支援への関心が突然高まった。しかし、破綻した資金不足の組織の枠組みで支援するのは困難であった。だからこそ多くの人道家たちが、陸軍移動外科病院（ＭＡＳＨ）ばりの病院を立ち上げ、私的施設で働いたのである。多くの人命はこのような努力のお蔭で救われたが、彼らが自分たちの簡易病院とともに立ち去った後はどうなるのだろう。ハイチの営利病院が困っている人たちのためにケアを提供できなかったり、その気がないままだったらどうなるだろう。機能不全に陥ったハイチの医療制度が長期的により良く機能するために、何か方法があるだろうか。

多くのボランティアや災害救助の専門家たちのフラストレーションは、自らのリソースと良心を効果的に発揮することのできるシステムを見定める能力の欠如に起因していた。「我々は、ハイチで目にしたことに対して準備ができていない。人びとの巨大な悲惨。まったく欠落した医療インフラ。ハイチ医学界からのサポートの欠如。現場には秩序がない」と、ニューヨークの三人の外科医は被災地での任務を終えた後で書いた。[9] 彼らはまずジェネラル・ホスピタルにやってきた（そこで、私の仲間が案内した）が、自分たちの支援の努力は無意味だと感じた。「この施設では我々の医療器具が使えないし、我々の専門性を活用して大勢の怪我人を治すこともできない」。数多やってきた医療チームらも同様のフラストレーションを抱え、早晩荷物をまとめて立ち去ることとなった。彼らは、設備の不十分な公立病院の脆弱性というものに初めて遭遇したのだ。本来なら震災後、人命救助のために最前線で戦うべき病院なのに。初日から、チーム間での衝突が増えてきた。必要とされているハイテクを具えた人たちと、ハイチ人を主とする、このような施設が潰れてしまわないよう長年がんばってきた人たちの間で。

こういう衝突はたいてい文化の壁が原因ではなかった。不満の一部は、ハイチ系米国人の専門家から起きていた。彼らはクレオールやフランス語を流暢に話す（その多くは、こうした言語を用い、仲間のハイチ人専門家の能力に疑義を呈していた。それは一触即発の、ハイチ人でない人が加わるには危険な会話だった）。問題はむしろ構造的であった。都市の公衆衛生提供システムは長期間にわたって脆弱化しており、今やほとんど破綻状態にあった。人命救助以上に、医療者は公共システムを諦めるか、再建するかの選択を迫られていた。そのため我々は、専門能力、技術、そして良心を、まだ息のある公共セクターの施設に注入するよう努めてきたのである。

このようなフラストレーションは新しいものではなかった。過去数十年、我々は同じような欠陥と機能不全に直面してきた。ハイチ国外に移住した離散民《ディアスポラ》と、我々と働いていたハイチ人たちの間に起きた衝突についてはすぐに気がついた。後者は、ずっと国内にとどまった人たちだ。このような衝突は所与のものではない。ハイチ系米国人たちが地震後の数日間に最良の医療を提供するのを妨げるものでもない。彼らの数人が学生だったのは幸運であった。ナターシャ・アーチャーはハイチ系米国人で、ハーヴアードから来た若いレジデントである。ジェネラル・ホスピタルで働いていた多くのボランティアの一人だった。ある夜、長い長い労働の後で、彼女はハイチ、ボストン、ニューヨーク、そしてニュージャージーから来た混成即席外科チームによる救命活動について記録を書いていた。一人の少女がある夜遅く、急性腹症で来院した。レントゲン写真は小腸穿孔を示唆していた。彼女はすみやかに手術室に運ばれた。原因は腸チフスのようだった。ナターシャは正しく警告した。適切な衛生管理がないと、もっとこのような症例が、そして他の水系感染が増えるであろうと。

私は一〇年前、ハイチにおける腸チフスについて存在するわずかな文献を調べた（当時も同じくらい高い有病率であった）。そして同じ結論に達した。[10] 震災の数年前、ハイチは西半球で最も水の衛生が悪い国であった。[11] 地震の後で衛生状況はさらに悪化し、水系病原体の脅威を増幅させた。コレラもその一つであった。災害と避難の後に起きうる、最悪の事態であった。これもまた、医者が言うところの慢性病に重なる急性（acute-on-chronic）な問題であった。もっと事前に対応すべきであったのに、地震後数週間で最も注目すべき大問題となってしまった。良いニュースとしては、適切な外科的処置を行えば、少女の生命は救われるということがあった。そして、それは救われた。ナターシャのような若い医者たちはしばしば、異なる世界から来た人びとを結びつける接着剤であり、最良の意志を持つ人びとである。

ジェネラル・ホスピタルでの最初の一週間は非現実的、かつ落ち着かないものであったが、ときには発奮を促すものでもあった。構内は医療者で埋め尽くされていた。多くはハイチは初めてだった。みな怪我人や病人にケアを提供しようとしていた。ときに深刻な、ときに些細な理由から彼らは衝突した。スペース、人材、物資管理の言い争いから、駐車スペースをめぐるいがみ合いまで。

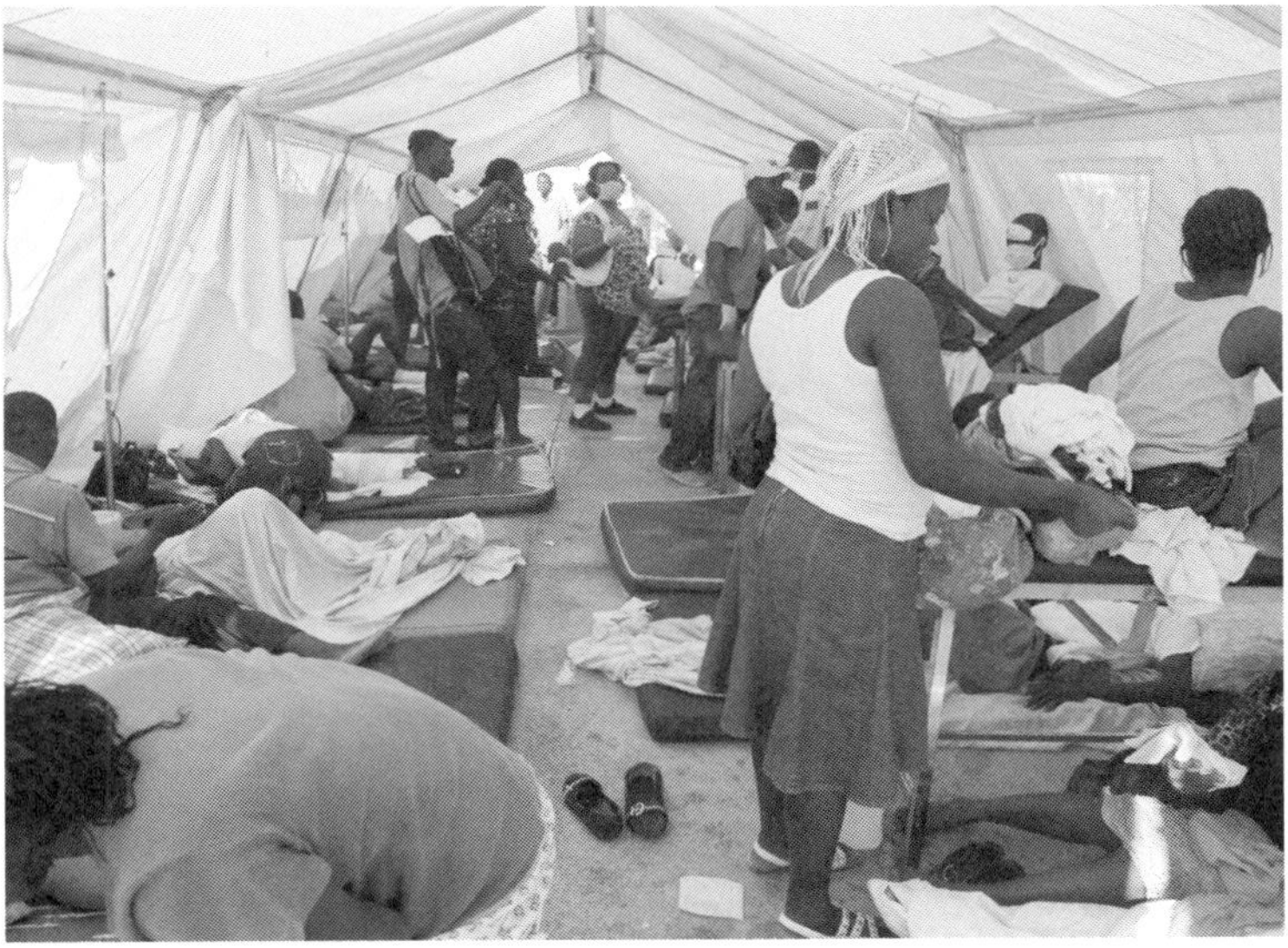

ジェネラル・ホスピタルの外に設置されたテント診療所．震災5日目．（David Walton）

一つないがしろにできない問題があり、それは病院スタッフに給料を支払うことであった。働いている人の多くは家を失い、ほとんどが家族を失っていた。彼らはハイチで震災の前にも後にも必要とされていた技術を持つボランティアたちに囲まれていた。病院はそのような技術を必要としていたが、ボランティアになるほど裕福でない人たちに支払う生活賃金も必要だった。近親者を亡くして嘆いていたスタッフのなかには、端的に諦めてしまった者もいた。だが、ほとんどは踏ん張り通し、日を追うごとにハイチ人スタッフが戻ってきた。しかし、ほとんどのスタッフが戻ってきたのなら、なぜまだ医師や看護師の需要があるのだろうか？　答えは要するに、この病院はもともと人手が足りなかったのである。

アドレナリンが枯渇し、大惨事の巨大さが目に入るようになり、医療提供にまつわるこうした構造的な問題も、新たにやってきたボランティアたちの目にも明らかになった。この病院も他の病院もひどい苦悩のなかにあったのだが、ケアを提供している光景には、何やら精神を鼓舞するものがあった。大学のメディカルセンターは活躍していた。喧騒の中心には、ちょっと挙げてみるだけでも、マイアミ大学、ハーヴァード大学、ダートマス大学、マウント・サイナイ大学、デューク大学、モントリオール大学から来た外科医が、看護師が、麻酔科医がいた。[12] 以前の教え子だった学生たち、当時の研修医たち、そして数え切れないほどの仲間がいた。震災直後から多くのNGOや政府関連のボランティアがやってきた。中国人、ブラジル人、イスラエル人のチームが、それぞれ北京、リオデジャネイロ、テルアヴィヴからの飛行に要する時間の後に到着した。消防隊や救急隊の救命チームもいた。そしてやはりキューバから、何百もの専門家たちが派遣され、ハイチですでに活動していた数百名に加わった。

　過去二〇年間よりもたくさんの国からのたくさんの救助者が、一月一二日以降の一週間でやってきた。ほとんどがハイチは初めてだったが、ここに根を下ろしていたパートナーズ・イン・ヘルスのようなグループですら、当初は外科や救命チームを招き入れることに集中した。多くの救援者が詰めかけたのでトゥサン・ルヴェルチュール空港が混雑し、着陸が困難になっていた。ハイチに行く民間航空便は欠航になっていたが、人道的救援活動関係機だけは運航しており、空港から数マイルの範囲ではそれを察知できた。大量の軍用機が大量の物資とともに爆音を轟かせていた。かつてここは三〇便もあれば多忙な一日であったのだが、今や数時間に一〇〇ものフライトが押し寄せるのであった。

　こうした渋滞を突き抜けるには、気前の良い援助以上のものが必要だった。物流のノウハウや忍耐である。ハイチでは、ポルトープランスでも他でも、波と押し寄せる善意のこうした面でのだらしなさを我々は目にしていた。荷台いっぱいの医薬品やその他の物資が、駐機場や税関に詰め込まれている、といった話は枚挙に暇がなかった。とはいえ、多くの物資は現場に届いた。パートナーズ・イン・ヘルスのボストン事務局では、スタッフやボランティア、さらには役員のメンバー、設立者、学生たちが、ほとんど一夜にして新たなスキルを習得した。そして物流業者、ビザ発行者、フライト・コーディネーターからなる有能なチームを作り上げた。現場の医療者たちは喜んでいた。もっとも、我々のほとんどは、被災地からの要求に応えるのに必要なエネルギーと時間がどれだけのものか、自分の目では見ていなかった。かつての私の教え子の数人は、ほとんどボストンの「作戦司令室」を離れなかった。一人はハイチ系米国人でルーク・メサックといった。彼は次のように述べた。

雑多なメンバーがすぐに、大きく殺風景な部屋に居を構えた。それはボストンのコモンウェルス・アベニューにあるパートナーズ・イン・ヘルスの隣にあった。このスペースは後に「作戦司令室」と呼ばれるようになった。それは一部には、たぶん、新生の政治運動が本拠とするような質素で活気ある事務所を想起させたからだろう。我々の仲間のなかにはベテランの物流屋、コンピューター・プログラマー、プログラム・コーディネーター、大学院や研修先の病院から休暇を取って参加した旧スタッフ、熱心なボランティア、そしてハイチ系米国人のパートナーズ・イン・ヘルス関連のメンバーがいた。部屋の前方にあるホワイトボードを用い、ハイチへの荷物や医療ボランティア、そしてハイチからの緊急脱出を必要とする人たちを乗せた航空機の行き来を追跡した。当時の需要の大きさ、そして近所の食堂から寛大にも差し入れられたピザとコーヒーに励まされて、ザンミ・ラサンテが準備した緊急に必要な物資のリストをもとに、我々のチームは要求と寄付を照合した。貨物輸送機や寄贈されたプライベート・ジェット機は日夜着陸と離陸をくり返したので、地震発生後数週間、この部屋に誰もいなくなることはほとんどなかった。巨大な悲惨が我々に重くのしかかっていたが、ハイチからの頻回な報告と米国本土にいる我々のリーダーたちの一貫した超人的努力、とくにパートナーズ・イン・ヘルスの共同設立者のオフェーリア・ダールとトッド・マコーマックのお蔭で、我々は冷静かつ集中を保つことができた。

クリントン財団でも同様の変化が見られていた。ローラ・グレアムたちがスタッフを通常業務から外した。彼らは発電機を買ったり、医薬品やテントを集めたり、義足から瓦礫処理機に至るまで、何でも探しまくったのである。マイアミ近くでは、メディシェアと地元の大学が震災救助を最優先課題にもってきた。ニューヨーク、モントリオールなど多くの都市にある組織についても同様だった〔メディシェア（Project Medishare）は一九九四年にフロリダで設立されたハイチ支援組織。http://www.projectmedishare.org/〕。

特使のオフィスもまた、フル回転で活動していた（我々は消息不明だったスタッフのうち三人を、悲惨なリストの安否判明側に移したばかりだった）。地震が起きた日以来、クリントンも私も留守にしていたそのオフィスでは、一〇名ばかりのスタッフとボランティアがキャンプ生活をしていた。彼らはパートナーズ・イン・ヘルス、クリントン財団、ハイチ政府、そしてその他の新たな仲間たちに加わり、物資や人材をハイチに移送した。

物資と人材があっても、ハイチの医療施設——破壊されたものも急ごしらえのものもあったが——における生死のドラマは続いた。周囲から、そして街の南から人びとは運び込まれ続けた。瓦礫から数人の生存者が引っ張り出された。もう生存者はいない、と言われた次の日に、倒壊したビルの下から兄妹が発見され、ジェネラル・ホスピタルに搬送された。搬送時、そこで働いていた人びとは狂喜した。ち

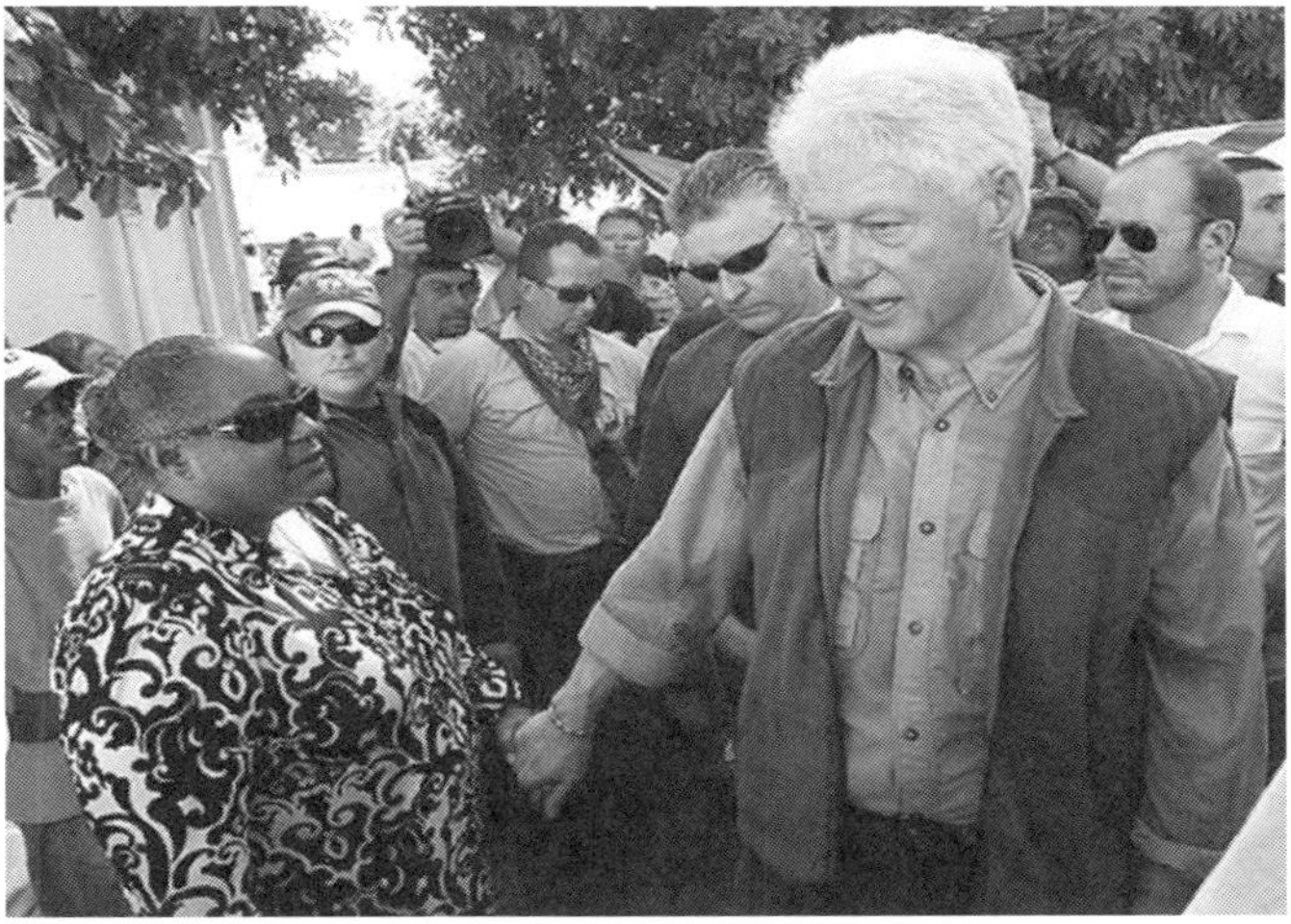

クリントン元大統領とナンシー・ドーザンヴィル．
2010年１月ジェネラル・ホスピタルにて．（Getty）

ょっとした外科処置の後、彼らは元気になった。
外科の処置能力の不足については、米国軍艦（USNS）コンフォート号が到着すれば解決すると分かっていた。それは海に浮かぶ病院で、一二もの手術室を具えている。地震後の最初の一週間が終わりに近づいたが、チームと物資を積んだ飛行機は引き続き押し寄せていた。彼らをどこに派遣すればよいのか、いつも明らかというわけではなかった。寄せられる物資も人材も全て必要というわけではなかったし、公衆衛生や災害対応当局は支援を申し出る人たちに対応するだけでヘトヘトだった。善意への対応に苦慮する事態は、国連関連団体、大規模なNGO、その他の公共機関の間にも生じた。第一週はめちゃくちゃだったが、完全な混沌というわけでもなかった。

クリントン元大統領が震災後初めてやってきた。地震後六日目のことだ。彼は、元米国大統領の訪問がかえって救援・救助活動を邪魔しないよう神経を使っていた。国連事務総長はその前日ハイチに着いていた。しかし、私はクリントンにジェネラル・ホスピタルに来るよう頼んだ。彼が必要だった。姿を見せることが必要だった。一つには、我々が彼に長い買い物リストを渡したこともある。ジェネラル・ホスピタルにはない医薬品、たくさんの発電機、そしてその他大量の物資。買い物を完遂するのに彼に与えられた時間は四八時間。その間ローラ・グレアムとクリントン財団のスタッフは、必要に応じてリストを適宜更新してくれと言ってきた。

クリントンは一月一八日の朝に到着する予定であった。私はベルリーヴ首相と一緒に空港に行った。国連チームを帯同することはしなかった。しかし場所を間違ってしまい、クリントンの車列と行き違ってしまった（これは一種のプロトコル・エラーであり、アナビ氏だったら激怒したことだろう。クリントンは国連特使としてハイチを訪問していた。彼を出迎え、見送るのは我々の責任であった）。私はこのエラーのために忙殺された。クリントンには物資を要求し、精神的な支援を求めていたのだから。彼のスタッフは少人数だが結束したチームで、私が滑走路にいて彼らを出迎えるものと思っていた。しかし空港は混沌状態にあり、国家の首相すら飛行機がいつ着陸し、どの滑走路にいるのか、はっきりとした情報を得ていなかった。悪臭は消えていたが、軍輸送機の轟音は耳をつんざくようだった。ベルリーヴと私は怒鳴り合わねば会話にならなかった。「もう行ってしまいました」とようやく誰かが説明した。「ジェネラル・ホスピタルに向かっています」。我々はベルリーヴのジープに乗り込み、彼が適切にも「破壊された街」と名づけた場所を通り過ぎ、病院へ向かった。道路には人道支援関係の車両もそうでないものもあったが、ひどい渋滞であった。

ライムグリーン色のTシャツを着たベルリーヴは疲れているようだった。彼は二四時間体制で毎日働きづめであった。それでも元気はあった。出迎え時の手違いにも平然としていた。「心配するな」と彼は言った。「我々は病院でクリントンに会えるだろう。彼は空港で場所を間違えたからといってイライラするような男ではない。管制塔は機能しておらず、電話だって上手く通じないんだから」。その通りだった。クリントンはそういうタイプの人間から最も遠い存在であった。彼の注意は救助に注がれていた。おそらく彼は、すでに復興についても考えていただろう。それは、ベルリーヴ政権（というか、その生き残り）に委ねられた、超人的な責務であろう。急性期の救助活動の後で取っ組み合わねばならないのだ。私なら恐れをなすような仕事だ。

運転手が国連車に追いつこうと必死になっている間、我々はちょっとした会話を試みた。しかし、このような悲惨な状況では、雑談は困難であった。倒壊により気力も萎えていた。倒れていないビルが一つあっても、その周辺は倒壊した家屋、高く積み上がった瓦礫、危険なレベルまで傾いた、ヒビの入った壁があった。常軌を逸した悲惨であり、ここをきれいにして再建するのは容易なことではなかった。倒壊した大統領府、次に、かつてベルリーヴのオフィスだったところを通った。オフィスは平たくつぶれていた。書類やファイル・キャビネットが道路に撒き散らされていた。私は彼が泣いているのを見た。病院に着くまで、もう何もしゃべらなかった。

病院に着くと、クリントンが患者やスタッフに会っていた（彼はマーク・ハイマンに案内されていた。彼の友人の医師で、私とともにハイチに来た整形外科医の夫でもあった）。もちろんラセーグ医師もそこにいた。彼はしゃべるよりも聞き入っていることが多かった。ベルリーヴは人混みをくぐり抜けながら手を振った。間に合わせの術後「病棟」に向かっていった。そこでは子どもたちが術後のケアを受けていた。クリントンは私たちが要望した手術用の物資、発電機、そして麻酔薬を運んでいた。そのときまでには一ダースもの手術室が稼働していた。とはいえ、訪問チームやハイチ人たちの目にも、その状態は良くなかったが。

クリントンの登場によって、そこにいる群衆は二種類になった。一方には大勢の患者や家族、救助者たちが。もう一方には小さいながらジャーナリストやカメラマンたちの集団が。それは、クリントンに直接質問をする最初のチャンスとなった。遅刻したことでまだきまりが悪く、私は後ろに控えていた。彼がハイチ人スタッフ、米国のボランティア、そして報道陣と対話するのを聞いていた。あるレポーターが、最も妥当と思える質問をした。「これまでにこんなひどいものを見たことがありますか?」。まさに私がしたかった質問だった。彼はちょっと黙り、そして言った。「私はこれまでにたくさんの巨大自然災害を見てきました。私の国でも、他の国でもです。しかし、このように人口の密集した国の人口の密集した地域で、首都を破壊し、これほどの人命とインフラを奪った災害を私は知りません」。続けて、彼はこう加えた。「かつての災害よりもこれはひどいものです。しかし、私は確信しています。ハイチは復活するでしょう。より良く再建されるでしょう」。

彼が言った通りに報道されたか、ついに私は知りえなかった。しかしこの言葉は、私が一月一二日以来、個人的に、そしてプロとして取り組んできたことを状況に即した正しい把握に導くものだった。災害の規模が現実のものとして受け入れ難いのは、想像力の欠如を反映しているのか。というより、災害の規模とは、そもそもどれほどなのか。悲惨なリストを積み上げているのは誰であろうか。それはどのくらい正確なのだろう。もっとたくさんの生命を救う力を我々が持たない――我々はみなそう感じていた――のは、救助を受け入れる側の無能力や鈍重さのせいだというのだろうか（救助に行って追い払われた者は、私の知るかぎりはいなかった。しかし、援助を効果的に提供するとなると、別なのだった）。破壊された街を再建する真の希望はあるのだろうか。生存者はシーツやビニール、トタン板でできた「テント」を作っているというのに（寄付された防水シートはまだ届いておらず、テントもまだだった）。どの街も、瓦礫の山々の間にできた空き地にテントが張られていた。何万人もの人びとが街を離れたことも知っていた。それでもかつてないほど混み合っているように見えた。最悪の被災地でもそうだった。

クリントンとベルリーヴはゆっくりと、密集した人混みのなかで病院を移動した。私は彼らの後を追った。クリントンが言ったことを飲み込もうとしていた。このように人口の密集した首都の真ん中での悲惨な破壊を、彼は経験したことがない。あるジャーナリストが、私にコメントするよう求めたとき、私はすぐに言葉が出てこなかった。彼は親切にも、突き出したマイクを引っ込めた。

クリントンの言葉が私の頭にこだましていた。私自身はタフなシチュエーションの経験が豊富だと自負していたが、ここに何十年も、洪水や火事、震災などあらゆる悲惨と取り組んできた人物がいる。公僕とはかくあらねばならない。八年もの間、彼は一国のリーダーとしてそうしてきた。国境を越えた数々の災害に対応した長い歴史を持っていた。もし、クリントンがこのような災害を見たことがないとしたら、なぜ彼は自信を持って、ハイチが立ち直ると言えるのか。私は、二人だけになったらこのことを訊こうと決めた。

次の場所への移動でひと息つくことができた。それは車内で考え、息をするだけのことだったのだが。病院は暑く、人で混み合っていた。そこにはまだ悪臭が満ちていた。医者の一部はそこにいた。疲れて、苛立っていた。彼らは邪魔されたくなかった。小さな発電機が騒音に拍車をかけていた（ローランド・ゴンザレス゠バンスターは巨大な発電機をドミニカ共和国から陸路搬送していたが、その日はそこにいた。彼のドミニカ人の友人たちも一緒だった。ラセーグ医師は彼の寛大さに感謝した）。

私はいまだ、闇の思索の中にいた。クリントンの筆頭補佐が控えめに、小児科病棟の前の地面に積み上げられた袋の山を指さした。「子どもたちのおもちゃもあるんだ」と彼は言った。「僕と妻からだよ」（機上にあった物資はすでに適切な役所に移動されていた）。少し嬉しくなって、私は袋を病棟に運び入れた。疲れた看護師や子どもたちの前でそれを広げた。ほとんど朦朧としていた子どもたちはおもちゃを見て興奮した。何日もほとんどなかった笑顔がこぼれた。

その夜、私はクリントン元大統領とハイチを発った。そこで彼に尋ねる機会を得た。どうして彼はハイチが復活すると確信していたのか。彼の娘が近くにいた。しかし、他に我々の会話を聞いている者はいなかった。「ハイチ人は逆境と何百年も戦ってきた。彼らにはたくさんの能力がある。たぶん、その能力がこの逆境を新しいチャンスにひっくり返すことができるだろう。ルワンダのことを考えてごらん」。私は考えた。フロリダに着くまでずっと。その後何日も、そのことを考え続けた。

二日間の休息（rest）——その間ずっと落ち着かなかった（restlessness）のだが——の後、ルイーズ・アイヴァーズと私は一月二〇日にハイチへの便を見つけた。ボランティアとマイアミ大学提供の物資をいっぱいに積んだ便である。彼らがポルトープランスに着いたとき、行動を調整してくれる人は誰かいるのだろうか。小さな空港で物資が積まれるのを何時間も待っている間、私はルイーズに意見記事を直してくれるよう頼んだ。それはクレール・ピエールと私が『マイアミ・ヘラルド』紙のために起草したものだった。記事を書き上げるのは、時間つぶしの一法であり、ハイチに押し寄せる善意の波をどう調整するかについて考えを明確にするための一法でもあった。

空港のラウンジは小さくて混んでいたので、ルイーズはジェニー・ブロックの車内で記事を仕上げた。車は駐車場でアイドリング状態であった。

このような巨大な災害について、時間経過表のようなものが作られねばならないとしたら、我々は次の段階に移行しようとしている。救命、救援活動は継続されている。瓦礫に閉じ込められた人びとの奇跡的な救出は続いている。先日も一人の小さな女の子とその兄が瓦礫から引っ張り出されたばかりだ。彼らは都市最大の病院で回復しつつある。今ではそこに、食料、飲料、シェルター、基本的な医療サービスと、被災した何百万という人たちに提供されるための協働が加わった。

救援物資の一部は行きわたりつつある。ポルトープランスのジェネラル・ホスピタルへ何度も訪問してそう分かった。ここ一週間も経たないうちに、地元のスタッフが運営するこの病院はたくさんの外科系、内科系のボランティアに支援されてきた。機能するオペ室がゼロだったのに、一ダースにまで増えた。オペ室は一日中、毎日、そして夜を徹して忙しかった。

この災害はハイチに善意と関心をもたらした。この国の歴史で初めて、十分な外科医や外傷専門家で満たされるかもしれないのだ。もちろん、外傷には多くの種類があり、見た目はまったく怪我をしていなくても、友人や愛する人を失った人もいる。物的損失は言うまでもない。

国中で、行方不明の家族や友人の捜索が続いている。一種の麻痺が悲しみに移行しつつある。救援隊員や医療者、にわか仕立ての流通業者たち。彼らの多くはハイチ人だが、今後休息が必要となるだろう。なかには休みなく、一週間以上働きづめの人もいるのだ。我々の協力者のなかには、被災後逃げるときに着ていた服のままの女性もいる。

この論説を終えるにあたり、我々はまたクリントン元大統領の提案を採り、ルワンダでの経験から得た教訓がハイチに何か寄与できるかを考え始めた。

ハイチ復興モデルの可能性の一つは、ルワンダである。一九九四年の大虐殺の後、ルワンダは国際支援の洪水に圧倒された。善意の人たちもたくさんいたが、火事場泥棒、似非コンサルタント、詐欺師もいた。生まれたばかりの政府の強いリーダーシップのもとで、リーダーたちは復興と再建支援は中央政府と地方自治体によって調整すべきだと主張した。そこには現大統領のポール・カガメもいた。多くのＮＧＯがルワンダを去った。しかし、この決定は公私の新しい協働モデルを作るのに役立ち、大虐殺後のルワンダに驚くべき安定と成長をもたらしたと多くの人が主張した。(13)

ルイーズは元気に見えた。しかし我々はどちらも、これから厳しい議論をしなければならないと分かっていた。この前彼女に会ったのは五日前で、丸太でできた国連の本部でのことだった。どちらも体が臭った。彼女は地獄の三丁目を通り抜け、仲間の全てと同様、難しい決断を迫られていた。最大の懸念は、首都ポルトープランスに集中した巨大な損壊と負傷であった。我々の従来の医療活動は郊外を拠点にしており、それは震源地から離れた場所にあった。ある意味、そこにとどまっていたほうが簡単だったかもしれない。しかし、二〇一〇年までにパートナーズ・イン・ヘルスとザンミ・ラサンテは、この国で最大の医療提供者になっていた。我々は保健省とも親密に協力していた。クリントン元大統領のような支援者もあった。オバマ政権は震災後救援を優先課題に掲げていた。我々のハイチ人スタッフは地方から、そしてアフリカ支部からも被災地にボランティアに向かった。これだけの激変の後で「これまで通りの業務」を続けることに、意味などないだろう。

ルイーズは私が出会ったときから変わらず医師として献身的に働いていた。彼女は絶対に困難から逃げるようなタイプではなかった。彼女はもうハイチで八年間働いており、パートナーズ・イン・ヘルスの活動における主要なリーダーの一人である。彼女が数カ月、数年先を見据えて考えているのを私は知っていた。我々はキャンプに、そしてジェネラル・ホスピタルにとどまるべきか。どうやったらもっと医者と看護師を教育できるのか。国立医学校も看護学校も倒壊してしまった。二〇〇八年の嵐以来、ミバレで計画された新病院はどうだろうか。それは主要な教育病院になるべきだろうか、それとも計画通り小規模なものにするべきだろうか（すでに、官僚たちは大きな教育病院を要求したがっていると私は聞いていた）。いくつも疑問が湧いてきた。たくさんの新しいアイディアが必要だった。私はどこから始めたらよいか分からなかった。ようやく我々は機上の人となり、隣り合って座り、ポルトープランスに戻ろうとしていた。私はルイーズに尋ねた。「さて、どうしようか」。質問はシンプルこの上なかった。

「これから見つけましょう」。彼女は答えた。「自分たちの仕事はやり遂げるわ」。彼女はそこで黙った。そしてこう言った。何度も言った。「でも、地震は計算外だった」。

我々どちらにとってもそれは同じだった。どちらもこれほどの衝撃に対峙する訓練は受けていなかった。どちらも、このような破壊、これほどのシステムの崩壊に対応する、ましてやそれを立て直す準備などできていなかった。崩壊したシステムはいくら不完全だったとはいえ、三〇〇万人都市の住民を生かし続けるために奮闘していたのだった。ルイーズ自身は感染症専門医であり研究者だ。その方面では優秀である。今や彼女には災害救助を指揮する義務がある。我々のどちらもその準備はできていない。しかし、最善を尽くすしかない。ある自称災害専門家は我々に、尊大な調子で「準備ができている」と言っていた。しかし私たちは半信半疑だった。今や専門家たちはここにいる。それで、水や食料や避難所を必要とする何百万――本当に大変な数だ――もの人びとへの救援と復興が迅速に実行されるのだろうか。事態は前代未聞だ。物事を判断し、解決法を立案し、将来を展望するには謙虚さが求められることを、我々はわきまえていた。

我々はポルトープランスに着いた。ルーヌ、クレール、そしてルイーズの運転手のメイデイが出迎えてくれた。混雑する滑走路で、車が我々を待っていた。我々は、ルイーズの医療器具や物資を白のトヨタのジープに載せた。助手席は壊れており、窓の代わりにビニールシートが貼ってあった。「ま、国中こんな感じなのさ」と、メイデイは冗談めかして言った。「俺が包帯をしてやったんだよ」。

クレールと私はジェネラル・ホスピタルに戻ろうとしていた。そこはいまだ、棒で突かれた蟻塚のような状況だった。新しいテントが張られ、防水シートも新しくなっていた（患者の多くやスタッフの何人かは、まだビル内に入りたくないと言っていた）。エヴァン・ライアン、ラセーグ医師、ミス・トンプソン（「ミス」はハイチの言葉で看護師の意味である）は、私たちが去ったときと同じ暗いオフィスに座っていた。負傷者はまだやってきていた。他の医療機関からの搬送患者がほとんどだった。ときに瓦礫から直接来る場合もあった。

地震後、瓦礫に埋もれた人たちを救う時間はわずかしかなかった。救命員の超人的努力で救命された人たちの数は多くはなかったが、そのようなラッキーで、埃だらけで、脱水していた人たちは――数日前の兄妹のように――ジェネラル・ホスピタル（あるいは他の施設）に搬送され、そこで働く者たちに希望を与えた。しかし二週目に入ったとき、私たちはさらなる「救命」がありうるとは期待していなかった。ラセーグとトンプソン（とエヴァン・ライアン、ナターシャ・アーチャーとその仲間たち）はトリア

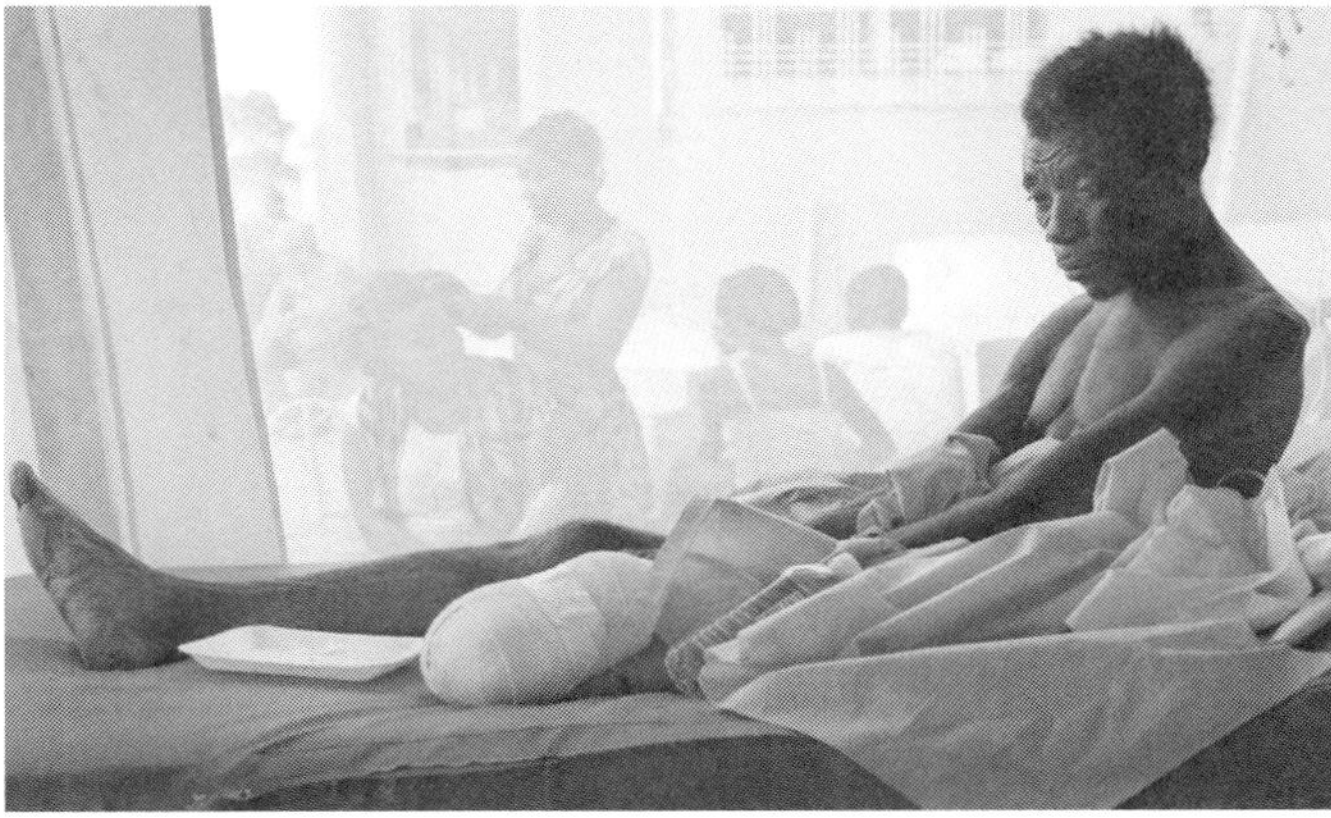

ジェネラル・ホスピタルの外に設置されたテントに横たわる負傷者.（David Walton）

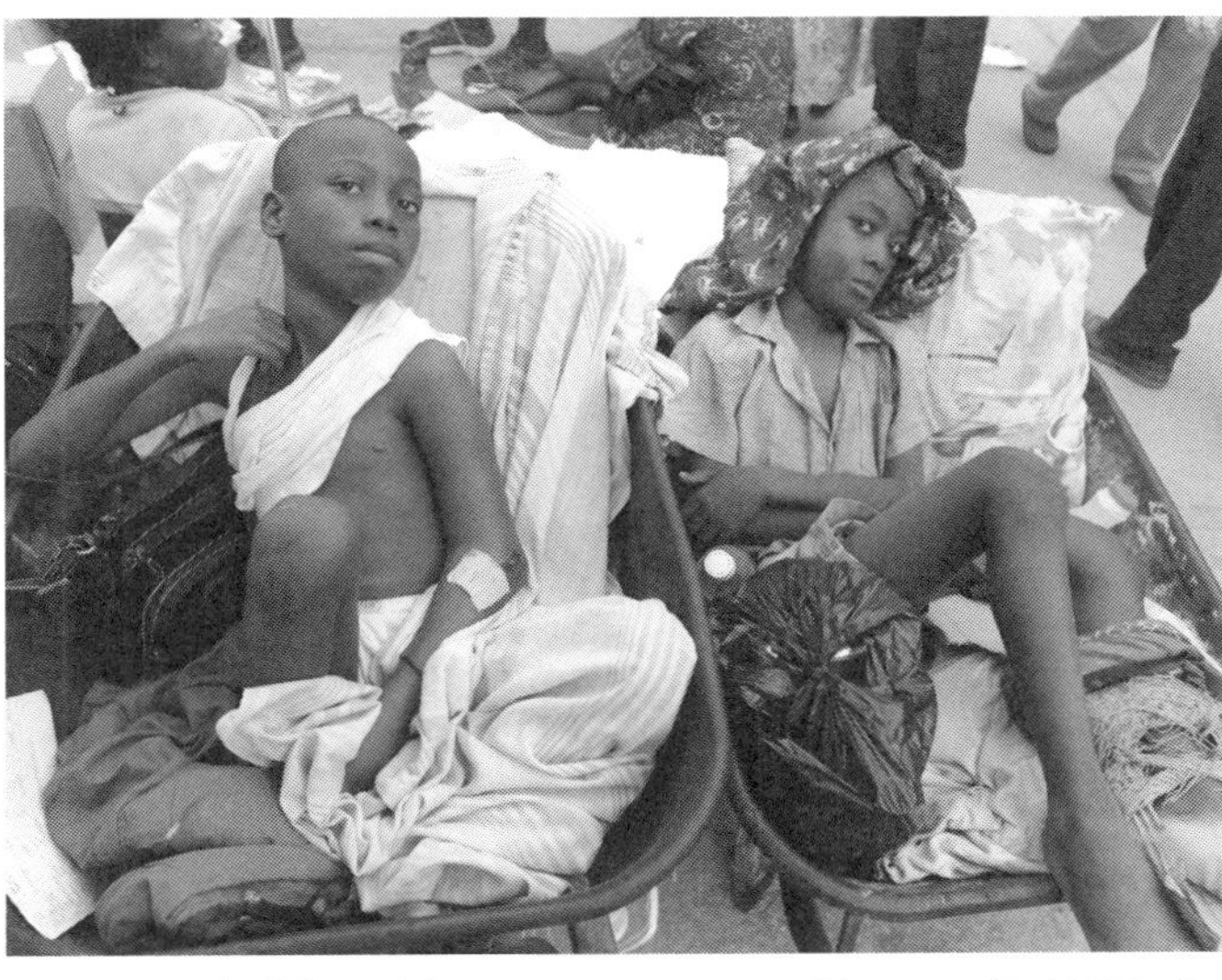

一輪車上で休む負傷した少年たち．ジェネラル・ホスピタルにて.（David Walton）

ージに最も多くの時間を割いていた〔トリアージ（triage）は、患者の重症度を見積もり、重症者を優先的に診療させるための選別作業〕。救急医療における厳しい、しかし最重要の仕事だ。ほとんどの患者はまだ外科処置を必要としていた。腎不全の患者もいた。ジェネラル・ホスピタルにはない進んだ検査を必要とする者もいた。彼らはどこに行けばよいのだろう。

地震後八日目、米国軍艦コンフォート号の到着により、そのような場所が一つ与えられた。陸軍移動外科病院ユニット（マイアミ大学、イスラエル防衛軍などが取り仕切っていた）も、震源の北部や西部にあったパートナーズ・イン・ヘルス関連の病院ネットワークも同様だった（米国のアカデミック・メディカル・センターの外科チームはサンマルクその他の集中治療を強化していた）。中央ハイチは由緒あるシュヴァイツァー病院のホームグラウンドである。七〇年前にメロン家によって設立されて以来、今もメロン夫人の息子によって運営されている。ルイーズ、クレール、そして私は被害の中心地域を離れていなかったが、他の場所でも勇猛果敢な努力が続いていると友人たちから聞いていた。ダートマスの腎臓内科医であるブライアン・レミラードは、アンシュの街で透析をセットアップして回していた（透析なんてかつては皆無だった）。この話に我々は勇気づけられた。すでに若い命を何人か救っていた。

しかし、新しい装置が入り、海に浮かぶ病院が港にあっても、ハイチではまだ受けられない治療を必要とする患者が大勢いた。我々は何人かの患者をボストン、フィラデルフィア、そしてマイアミに搬送することができた。多くは自力でドミニカ共和国に行った。しかし、後に知ることになるが、彼らがそこで受けたケアは良いものばかりではなかった。歓迎されないこともあった（これら二国間の歴史には衝突が多かったのだ。震災後のドミニカ共和国からの支援は大きな前進になったと多くの人は考えた）。

我々が最重症のハイチ人外傷患者を米国の病院に搬送できた理由はいつも同じであった。医療者と病

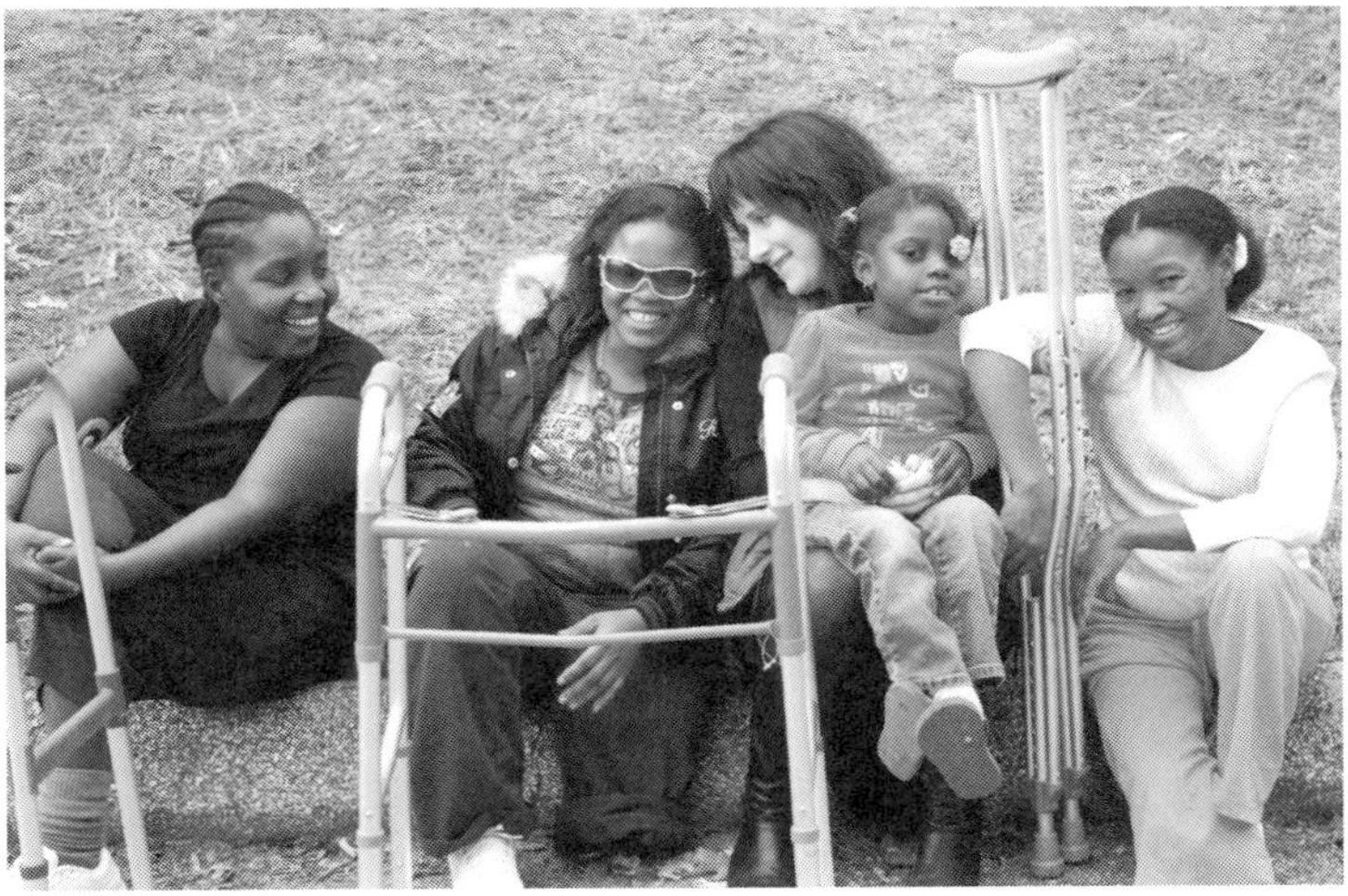

パートナーズ・イン・ヘルスで「医療の権利プログラム」を主宰するナオミ・ローゼンバーグと被災した患者たち．フィラデルフィアにて．2010年3月．(Beth Rosenberg)

院へのコネ、多くはハーヴァード大学関連の口利きであった。一つ新たなコネが、私のかつてのアシスタントだったナオミ・ローゼンバーグの努力のお蔭で加えられた。震災時は、ペンシルヴァニアにある医学校の二年生であった。ハイチの病院や診療所がダメになったと聞いて、彼女は国家間の患者輸送に闘争心を燃やした。何日もかけて病院職員や教授たち(みんな助けたいとは思っていた)をおだて、もちあげたのだ。パートナーズ・イン・ヘルスと国土安全保障省では書類仕事に従事し、ハイチにやってきて患者に付き添い、米国に連れてきた。新聞がそのような搬送の終了を報じたとき(馬鹿げた話だが、米国の施設が「飽和してしまう」という懸念からだった)、彼女はさらに二人の被災者を連れてポルトープランスからフィラデルフィアにやってきた。いくつかの全国紙がこの例外を報じた(14)。ひと月以内に、ナオミはこうした患者や家族のために一軒の家を準備した。そして彼女は一年の残りを休学して、彼らの面倒を見たのである（彼女はこの経験を本書収録のエッセイ「生存者たち（Those Who Survived）」に詳細に記している）〔日本語版ではファーマー自身が執筆した原稿以外は割愛している〕。

ハイチにいた我々は、米国の病院に行った患者は大丈夫だろうと確信していた。ハイチにいる患者については、そこまで確信は持てなかった。例外として、ポルトープランス湾から半マイル離れたところにある巨大な病院船でケアを受けていた患者たちがいたが。

コンフォート号への搬送ですら、厳密な経過観察が必要とされた。第1章で書いたように、我々は呼吸困難の若者の容態を安定させる努力を一晩中続け、ようやくヘリでコンフォート号に搬送した。次の朝ジェネラル・ホスピタルに戻ったとき、私は「研修医たち」（ナターシャ・アーチャー医師とフーク・ヴァン・リー医師。彼らは驚くべき冷静さで直接診療からボランティアのコーディネート、患者の搬送までアクロバティックにこなしていた）に彼がどうなったか尋ねた（私はほとんど期待していなかった）。患者は気管内挿管を施され、コンフォート号まで搬送された。そこまでは彼らも確認していた。しかし、その後については聞いていなかった。不可解だった。船のスタッフは経過のフォローについては几帳面だからだ。あの夜我々が病院を出たとき、彼はやっとのことで生きていた。彼は死んだと聞いていた同僚もいた。でも、研修医たちは確信が持てなかった。

そのようなわけで、この若者は私の悲惨なリストに「安否不明」のまま残されていた。彼の両親はラジオ広報を出し、誰か息子を見ていないか尋ねていた。それは不要なことであったが（彼はラジオのリスナーが訪れるような場所で失踪したわけではなかったから）、理解はできた。彼らは知りたかったのだ。息子が生きているか、少なくとも死亡確認が取れているか。共通の友人であるフリッツ神父を通じて、私は若者の両親に約束した。コンフォート号に搬送した何人かの患者を確認するときに、息子さんを探してみると。フークは何度か船に行っていた。艦長は我々の訪問を喜んで受け入れるだろうと彼は言った。艦内の医療スタッフは何人かの感染症患者を診ており、私が診察することを望んでいた。あるいは我々の施設への搬送を望んでいたのかもしれない。外科処置を受けた患者も艦内にはいた。しかし、彼らは長期術後ケアとリハビリを受けることができるところに搬送が必要だった。カンジュがいい場所ではないか？

　このようなサービスのコーディネートは少しずつ改善していた。しかし、重症患者の多くについては、今後の展望は不透明だった。多くは義足やリハビリを必要とするだろう。麻痺のある患者もいるし、もうふたたび歩けないであろう者もいる。幼い犠牲者たちは長期療養を必要とするだろう。しかし端的に、ハイチには適切な施設がない。負担を背負うのは患者の家族しかいない。身体障害を持つハイチ市民は、彼らが持ってしかるべき権利もリソースも一度も有しはしなかったのだ。

　コンフォート号はオイルタンカーを改造した船で、大きくて不恰好だ。しかし、その名（comfort 快適さ）にふさわしい船だ。そこに至る方法は、ボートかヘリコプターしかなかった。我々は波止場に定期的に来る搬送ボートを使うことになっていた。震災前、私は米国海軍兵学校で講演する機会があった。コンフォート号のような船が遂行する任務の潜在的重要性について話した。今、その船がポルトープランスの港にある。私は船内を見てまわりたかったが、スタッフの時間を浪費するのを恐れた。救命救助チームは今も、全身全霊をかけて人命救助にあたっていた。

　フークは中心街の真南に位置する荒廃した波止場でクレールと私を待っていた（街最大の波止場はひどく損壊していた）。この人気《ひとけ》のない場所は、様々な市民（ハーヴァード系病院の同僚たちを含む）、商船業者、海軍兵から成るコンフォート号の乗組員が積荷をする場所であった。ほとんどがこの任務にボランティアとして参加していた。

我々は波高い水上を巨大船に向かっていった。クレールと私は、達成したいと思っていたことのおさらいをし始めた。まず、紹介患者受け入れへのお礼だ。これは医療界における習慣のようなものだ。中央ハイチにいる仲間や患者の家族に約束したように、患者も二、三人チェックしなければならない。そして、地上での高度な看護やリハビリを必要とする患者の搬送について、艦上のスタッフを手伝うことができるか確認すること（そうすれば患者で埋め尽くされた艦は、新しい外科患者を受け入れることが可能になるだろう）。我々は感染症のケースをいくつかレビューするだろう。そのように頼まれていた。そして、私の心の多くを占めている三四歳の不明者を探すだろう。それには我々が恐れているように、艦内の死体安置所に行かねばならないかもしれないが。

二〇分ほどで船に着いた。タラップを歩いて登り、船体の大きな穴に行った。これが、海から来た者用の入り口だった（頭上の騒音から、ヘリコプター用の入り口はいちばん上のデッキ、我々よりも何階も上にあるようだった）。すでに、その乗組員はパートナーズ・イン・ヘルスには馴染みの存在となっていた。ジェネラル・ホスピタルその他からの患者搬送を手配してきたからだ。我々が記帳しているとき、フロリダはジャクソンヴィルから来た手練の海軍医が挨拶してきた（我々は後に友人となり、彼や他のコンフォート号スタッフを中央ハイチの我々の施設に招待した。そこで、彼らは自分たちが救命した人たちの何人かに会った）。ほどなく、艦内を案内された。

船は大きかった。我々は何階か上に登り、最初の訪問先である救急室に着いた。混み合ってはいなかった。我々は、船が患者でいっぱいで、二五年前にコンフォート号として新任務に就いて以来最多の患

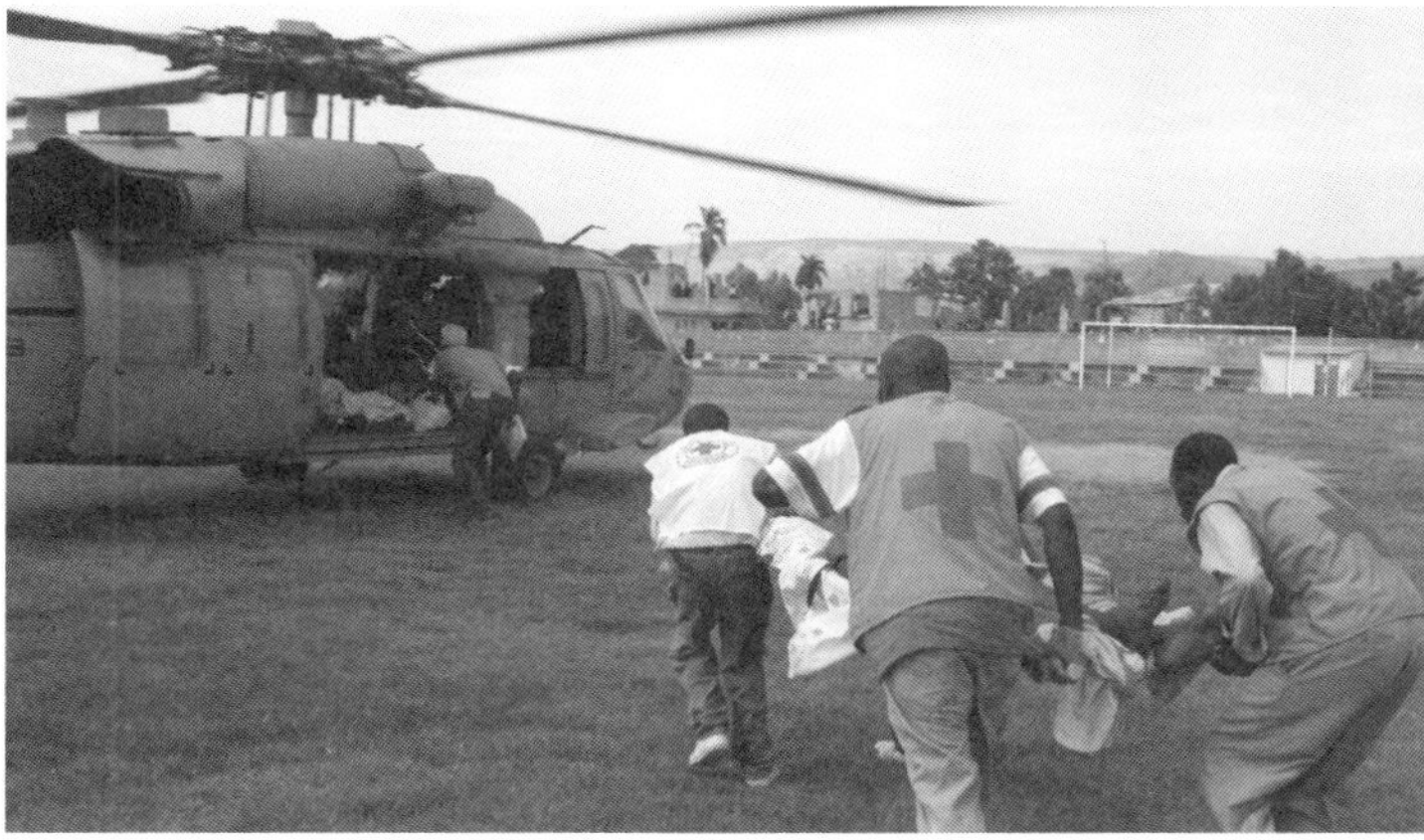

サンマルクからコンフォート号に搬送される患者.（Malcolm Smith）

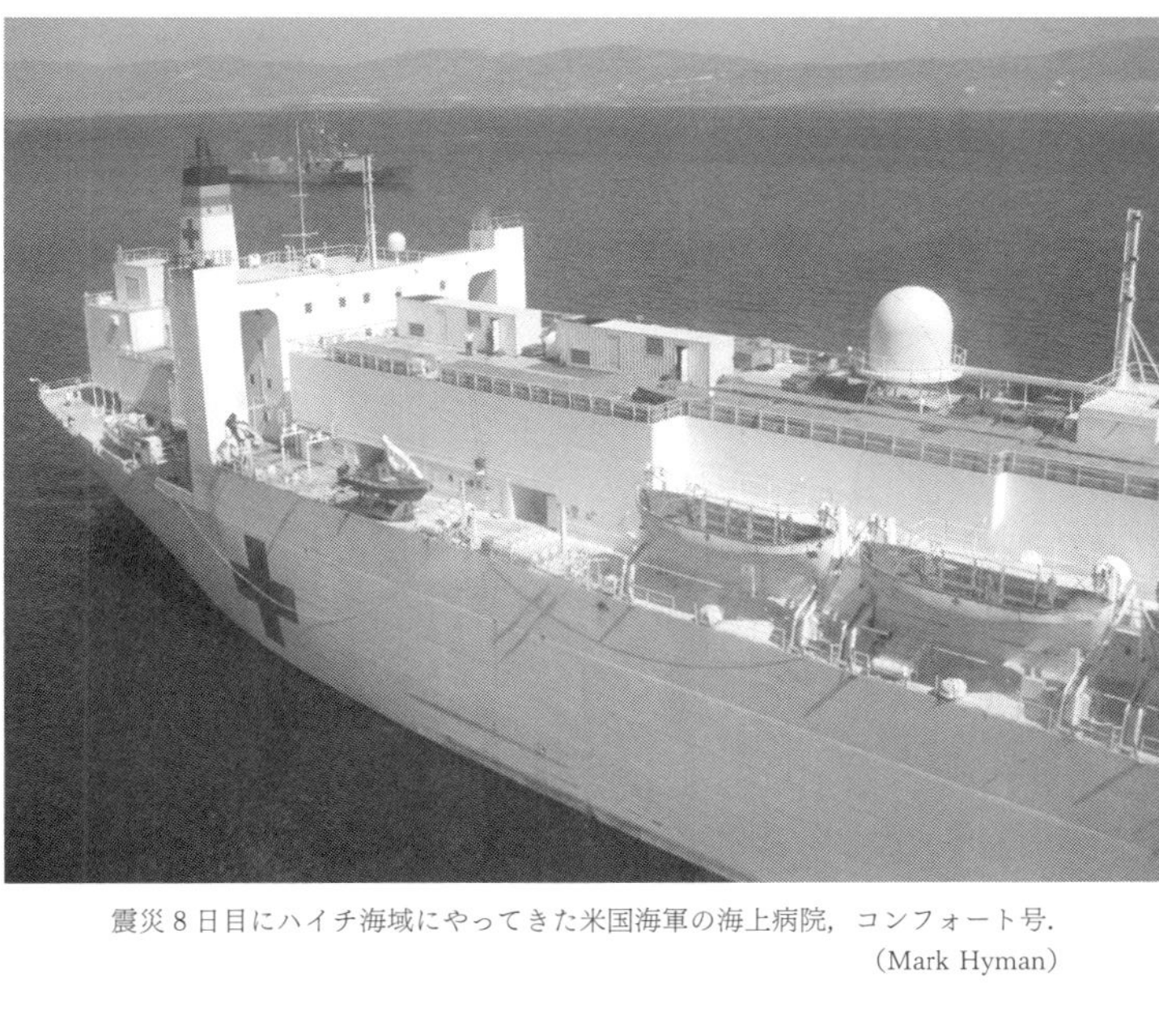

震災８日目にハイチ海域にやってきた米国海軍の海上病院，コンフォート号.
（Mark Hyman）

者を受け入れていると聞いていたのだが。頭上の拡声器がミル・エティエンヌ医師を呼び出すのが聞こえた。若いハイチ系米国人の海軍医で、ナターシャと同じカレッジに行っていた。クレオールを解する神経内科医として、彼はハイチの水上で引っ張りだこなのは間違いない。

搬送ボートで打ち合わせたこと全てを、この初回の訪問でこなす時間はなかった。それでも、我々はたくさんの患者に会った。みな適切に加療されていた。容態の安定した患者を地上の施設に搬送しようとしているスタッフと打ち合わせをした。我々はコンフォート号の質の高さを感じ取った。これはまさに米国の病院だ。ハーヴァードの病院ほど小洒落てはいない。しかし清潔で効率的で、広々としている。

私はどうやって死体安置所への訪問を切り出そうかと考えていた。そのときちょうど、部隊長の一人が我々をわきに呼んで、そこに行かないかと提案してくれた。艦内の全てはプロトコールどおりに動いている。死体安置所も同様だった。係の者が我々を待っていた。彼は我々が探している患者について聞いており、すでに可能性のある患者のリストをさらっていた。我々の患者と同年齢で、最初の搬送グループにまじっていた患者だ。最初に、彼はコンピューター上の写真を我々に見せてくれた。その後、もしそれでも必要なら、我々は身元不明の遺体を確認するのだ。

スクリーン上の二番目の写真が私の友人の息子だった。黒い遺体袋に入っていた。顔しか見えなかった。しかし、それは彼だった。「お気の毒です」と係は言った。それは型にはまった文句であった。そして私は、彼がそう言うよう訓練されていることを知っていた。しかし、それでも私は嬉しかった。この船がいつも持っている礼儀正しさと思いやりに感謝した。私はまた、フリッツ神父が若者の両親にこの知らせを伝えてくれることに感謝していた。また一つ、悲惨なリストの名前が別のリストに移された。

数字ははっきりしてきた。最悪なリストは長くなっていた。地震後一、二週間で、二〇万人以上が亡くなっただろうと見積もられた。そこには少なくともハイチ公務員の四分の一が含まれていた（国のビルはほとんど倒壊した）。どうしてそんな数になったのか私には分からなかった。しかし、その数字は大きくなっていくことが予想された。

大きくなるのは、避難民や家を失った人たちの数も同様である。毎日、ポルトープランスのわずかな空き地に新しい掘っ立て小屋が作られていた。家を失った者は一〇〇万人近くであると見積もる者もいた。後に、それは低すぎる見積もりだと分かった。水も、衛生も、食べ物もなく、避難所の住人は問題を抱えていただろう。クリントンが予想したように、避難所はいちばん頭の痛い問題になるだろう。水系感染症の流行と性暴力の懸念が増してきた。

このような試練――家屋、水、衛生、さらに性暴力――は再生と復興の問題であり、救命救助の問題ではなかった。私はより良く復興すると誓っていた。だから数日後、私は空港に戻った。クリントンの依頼に従い、ハイチ復興のための資金提供者会議を開くためだ。この一〇日間はひどかったけれど、患者や家族のために働くほうが、国際会議に出席するよりいい。しかし、医療はハイチを復興したりはしない。会議はカナダで行われた。そこで、私はまず暖かいコートを探した。

資金提供者会議は、すぐに分かったのだが、一月二五日にモントリオールで行われた会議の正しい呼称ではなかった。それはむしろ、資金提供者会議のための「連絡会議」と呼ばれるべきであっただろう。つまり、会議のための会議であった。復興には何十億ドルもの資金を必要とするだろう。その何十億ドルがハイチ国内から出てこないことは、手練のエコノミストでなくても分かる。私はジーン＝マックス・ベルリーヴ、ガブリエル・ベレ（ハイチ人の経済アドバイザー）、エドモンド・ムレ（国連事務総長特使）、そしてジル・リヴァール（カナダ駐ハイチ大使）とともに、オタワ行きの小型ジェット機に搭乗することになった。カナダはハイチへの人口あたりの寄付が最大の国の一つである。とくにケベックとハイチは強力な結びつきがあった。ミカエル・ジャンは当時カナダの総督であった。先祖はハイチ人である。私は彼女を少し知っていた。モントリオールに着いたら、彼女や他のハイチ人の友人に会いたかった。

ポルトープランスの破壊された空港はまだ死体安置所の臭いがした。そこで私はマリー＝ロランス・ラセーグにばったり会った。アリックス・ラセーグ医師の妻で、文化通信大臣を務めている。レスリー・ヴォルテール同様、彼女もポスト・デュヴァリエ時代のハイチで数々の大臣を歴任してきた。我々は旧知の仲であり、震災前には一緒にルワンダに行こうと話し合っていた。耳をつんざくような飛行機の発着音のために、会話は困難だった。それでもなんとか彼女に尋ねることができた。生き残った公職の人びとにはずっと尋ねてきたことだが、我々に何かできることはないか、と。彼女は衛星電話を使えるかどうか訊いた。信じられない思いで、私は彼女に電話を手渡した。数日前に仲間が私にくれたものだ（私はまだ使っていなかった）。文化通信大臣ですら、地震二週間後にしてまだ衛星電話を入手できていなかった。機能麻痺を起こしているハイチ政府が欠いているものの大きさを物語っていた。彼女はたぶん、会議のための会議に出席するのに慣れていたのだろう。彼女は我々の幸運を祈ってくれた。

カナダのジェット機が滑走路を離陸すると、私は自分が、緊急処置を必要としている被災者を、それを提供しようとしている仲間たちを見捨てているという感覚を抑え込もうとした。旅客のほとんどは地震以降あまり寝ていなかったので、機上では個人的な考えを慰撫したり、もしくはすぐに眠り込んだ。まもなくハイチ北部の海岸上空にさしかかると、そこにはターコイズブルーの水上に浮かぶ観光用の巨大なクルーズシップが見えた。二〇年前、私は軽蔑を込めて観光産業について書いたことがあった。[15] しかし震災後、その船と、被害を免れたハイチ北部の眺めは、希望を与えてくれるもののようにすら見えた。

燃料補給のために、飛行機はタークス・カイコス諸島に短時間着陸した。小さな空港では、何人かの人がハイチに送るオムツ、衣類、その他の救援物資を照合していた。ベルリーヴはとりわけ、このささやかな行為に感動していた。世界中で、人びとが彼の国のことを考えてくれている。感動的なエピソードは、まだある。ルワンダの地方にいるパートナーズ・イン・ヘルスのチームは、自分たちの給料の一〇パーセントをハイチの仲間に送った。彼らはまた、ディディや我々の長女キャサリンとともに、キガリで何度も資金集めの会合を行ってくれた。レソトの仲間たちは二週間で二万ドルも集めてくれた。ペルーの仲間たちはハイチとドミニカ共和国の難しい国境対応をしてくれた。私の親友やかつての教え子はボストンの作戦司令室で泊まり込んでくれた。あるニューヨークのビジネスマンは我々にマイアミの倉庫を貸してくれ、その後も支援を続けてくれた。このような自然発生的な団結は、プロの開発業界では気づかれないかもしれない。しかし、長期にわたる復興に関する会議に向かいながらこうしたことを考えると、勇気が湧いた。

飛行機を降りると、社交辞令の交換と痛むような寒さが待っていた。あるカナダ人公務員が私にコートとマフラーを貸してくれた。一団は車に乗り込み、オタワでの会議へと向かった。私は会議で必要とされていなかったから、直接モントリオールに向かった。氷の風景を眺めていると、残してきたペシャンコの都市のイメージが私の心の目に侵入してきた。

モントリオールで、私は国連の仲間たちと会った。彼らはブリーフィング用の書類、着替え、そしてやはりコートを携えていた。カナダ外務省がホテルで夕食会を開き、おそらくは二〇カ国からの代表が参加した。これもまた、ハイチに世界の注目が集まっている徴候だ。

翌朝早く、私はフランスの外務大臣ベルナール・クシュネルと朝食をとった。彼は医師でもあり、国境なき医師団の共同設立者でもあった。我々は一九九〇年代に会っていた。彼はフランスの保健大臣で、私はロシアの刑務所における結核診療の改善のために支援を模索していた。ハイチについては、我々はいつも意見が一致していたわけではない。しかしその朝は一致した。我々は保健医療の財源と、貧者を守るための医療保険システムの必要について話した。[16] クシュネルはまた、ハイチの公共セクターにNGOを組み込むことに賛成した（前述のようにハイチとルワンダでの経験から、私はこのことが、現地のパートナーと協力して堅牢で優れた医療制度を作り出すためには必要なステップであると確信していた）。私はジェネラル・ホスピタルでの混乱について話した。そして、フランスが再築を助けてくれないか尋ねた。たくさんの資金、パートナー、そして忍耐が必要だが、ハイチが復興し雇用を創出するにはこのようなインフラのプロジェクトが有用だ。

一時間後、クシュネルと私は円卓で数十人の人びとに加わった。彼らは競走馬のようだった。文字通りそうだった。円卓の席を争っていたのである。大立者は、大口の出資者、裕福な国々、多国間開発銀行、国連機関、何かの国際NGO。地震後二週間のこの時点で、即時的な救援のために一〇億ドル以上が送られていた。しかし、この会議では長期の復興支援方法を模索していた。出資者たちは強固で長期的なハイチ復興支援を確約してくれるだろうか。米国、カナダ、日本、スペイン、ブラジル、欧州連合、米州開発銀行、世界銀行、その他。ヒラリー・クリントン長官とクシュネル大臣に加え、他にも一〇人以上の外務大臣がいた。イタリアと日本からはかなり高レベルの官僚が来ていた。配役としては申し分なかった[17]。

スティーヴン・ハーパーはカナダの首相であるが、開会にあたり、長期的な復興支援を訴えた。「最初の一〇年間の献身。それが大切だ」と彼はくり返した。この言葉は会議の「テイク・ホーム・メッセージ」となった、と私の学生たちが言っていた。一〇年間の献身とは耳に心地よい。ただし、この三月三一日の会議で保障された資源が、これまでより有効に活用されるのであれば。その場にいた者の多くが、援助システムそのものにそもそも欠陥があり、ハイチはとくにそれが顕著であったと、少なくとも非公式的には認めていた。救命と救助に費やされた一〇億ドルもの資金は、公共セクターにはほとんど流れていなかった。緊急援助活動の段階ではそれも仕方がない。政府職員もインフラも壊滅的な被害を被った以上、機能しなくなった回路で資源を動かすのは困難なのだから。しかし復興作業の原則として公共セクターを外すのは、良い考えではない。何といっても会議の出席者はみな、各国の公共セクターの代表者なのだから、建設業者やNGOへの依存がどんな結果を招くか、よく分かっていなければならない。

代表者はみな、支援の連携が貧弱であるといった話は読んでいた。彼らはハイチ政府が先頭に立たねばならないという点で合意した。ヒラリー・クリントンは簡潔にこう言った。「ハイチ政府が先頭に立つべきで、またそうなることでしょう。私たちは二一世紀の現在、もはや当事国の人びとの意見を聞かず、関与の機会を十全に与えることもなく、彼らとその未来について決定することなどできないのです[18]」。もちろん、我々がその声を聞かねばならない人たちは会議室にはいなかった。そこにいたハイチ人は、私がカナダのジェット機で乗り合わせた人たちと、カナダに暮らす膨大な数の離散民《ディアスポラ》の一員だけだ。全ての社会階級のハイチ人をハイチの将来についての議論に引き入れる方法を見つけること。これこそがまさに、ここ一年間における論点の中心になるだろう。

参加者たちはまた、復興には時間だけでなく、もっとお金がかかるであろうことで合意しているようだったが、被害を示す数字はまだ、地図上のあらゆる場所に広がっていた。悲惨なリストはさらに膨らんでいた。一月下旬には、死者は二五万人にも上ると推測されていた。そして、破壊された首都の被害額をどう見積もるかについては、ほとんど誰にも分からないのだった。ハイチ政府は内々には、ポルトープランス再建には少なくとも三〇億ドルが必要だと見積もっていた。そのときは大金だと思われたが、首都の再築にはあまりにも少額であることが後に分かった。より良く再建するにはなおさら少なかった。そこでもう一つ、表面的な合意が形成されていた。徹底したニーズ評価が大規模な出資者会議の前に行われれば、支援はもっと効果的になるだろう、という点である。これが、会議のための会議を行う理由のようであった。クリントン長官は説明した。「私たちは正しい順番でこれを行おうとしています。ときに、人びとは会議の開催を確約し、資金提供を確約します。でも、彼らはそれをどう使うのか全然考えていないのです。私たちは、ニーズ評価をまず第一にやる、次にプランニングを行う、そして確約する、というのが新しい考えだと思っています」[19]。

反対者はほとんどいなかった。たぶん、誰もいなかった。この感情は災害後ニーズ評価として具体化されるだろう。そしてニューヨークで行われる出資者会議の基盤となるだろう。献身的な復興資金が大量に集められるという希望とともに[20]。

表面上あるのは合意だけだった。しかし、水面下では不合意もあった。ハイチ政府と協力者たちの能力に対して公に疑義を表明する者もいた。復興に必要な巨額の資本は彼らの手に余るのではないか、というのだ。つまり「吸収力」に欠けると。非公式には、汚職や非効率についてありとあらゆるコメントがなされた[21]。

この会議は復興と成長を促すためのものであったが、ベルリーヴ首相は不安げに見えた。ハイチから来た我々は、被害はまだ継続しており、ハイチの人びとは今すぐ支援を必要としていることを知っていた。ベルリーヴは何度か議論を引き戻し、緊急支援の話をした。傷つき、医療を必要とする者。食料も清潔な水もない子どもたち。雨露をしのぐ防水シートすら持たない家族たち。ハイチ大統領のルネ・プレヴァルは、被災者の緊急なニーズへの対応が遅れたことを公に非難されていたが、家族サイズのテント二万と一五〇万人分の食料配給を書面で要求していた[22]。モントリオールに集まった人びとのなかには、プレヴァルが自国で正式な声明も出さないうちに、国際的な出資者に請願書を送ってくるのはおかしいと思う人もいた。彼を受け身であるとか、無能であると批判する者もいた。しかしハイチ上層部は、我々の多くがそうであるように、即時的なニーズと長期的に実を結ぶであろう介入の間で板挟みになっていたのだ。

ハイチ政府は苦境にあった。小さな交番から国政を行おうともがき苦しんでいた。一月一二日の午後、プレヴァルは自宅で瓦礫の下敷きになるのを免れた。その一瞬前に、小さな孫娘を連れて新鮮な空気を吸うために外に出たからだ。モントリオールで会議のための会議に出席している間、悲惨なリストと人の上に立つ仕事の重荷について、否応なく考えさせられた。なぜ、と私は考えた。人びとはこうした役職を争って得ようとするのだろう。大統領、総理大臣、国務長官。とくにリソースが恒常的に枯渇しているときにどうして。ハイチの統治など感謝もされないような仕事である。ときに致死的ですらある。プレヴァルは慢性の問題に加えて急性の災害に直面した。失業問題から汚水の問題、ホームレス問題から森林破壊。飢餓から倒壊する学校。どんな国家元首にとっても悪夢である[23]。

おそらく、復興の問題は被災地の外でこそ論じられるべきであろう。その悪夢から少し離れるのだ。ハーパーとクリントンはハイチ人主導型の復興努力のために尽くしており、それは安心材料だった。しかし、どのハイチ人のことだろうか。モントリオールに集まった人たちは、ハイチ人の利益を気にかけているように見えた。しかし彼らはその国について、その国の指導者について、その国が抱える困難について、曖昧なざっとした知識しかないのである。上述のようにハイチ人はほとんど会議に出席していなかった。二人の政府要人とハイチ系カナダ人数人だけである。彼らのなかには何十年もハイチに住んでいない者もいた。このような会議で農村部のハイチ人たちの声を、私たちが三〇年近くともに働いてきた人びとの声を「響かせ、拡声する」ことの困難を私は考えた。女性グループの、教会の、小作人協会の、その他の声。こうしたグループはあまりに小さすぎて、いかなる国際会議にも、ましてや閣僚会議にも呼ばれることはない。彼らの考えを我々はどのように伝えたらよいのか。混み合ったテントの並ぶ避難所に座り込んでいる者や田舎の家族たちは、この会議にも、国外のどの会議にも招かれていない。国内の会議にだって、ほとんど招かれはしない。

このような批判は簡単なことだが、最も弱い立場にいるハイチ市民の考えを取り入れて物資を調達する困難に身も凍る思いであった。田舎の貧者たちはパスポートもビザも持たない。カナダに行く航空券を買う金もない。階級で分断された社会、各国に散らばる膨大な数の離散民《ディアスポラ》。全ての人の意見を取り込むのは困難である。会議が終わると、私はナンシー・ドーザンヴィルに電話した。比較的裕福な家庭に生まれながら貧しい人たちを支援してきた彼女は、社会の両極の人びとをよく理解していた。長年にわたり彼女は、私には別々のものに見えていたこうした二つの世界を理解し、結びつけるのを手伝ってくれていた。その彼女に私は、ハイチの仲間や患者から地理的にも社会的にもこれほど隔たった会議に出席することの不安を吐露した。

我々の議論は、「声なき者の声」という名のプロジェクト案を生み出した。その一環として、我々は母親をインタビューするだろう。ティ・マシャン（市場の女たち）を、農民を、漁師を、工場職員を、失業者を、そして議論からは排除されてきた人たちの話を聞くだろう。我々は復興について尋ねるだろう。彼らがいちばん大事と考えることと、最も緊急性の高いニーズについて。これは独創的なアイディアではない。多くの開発プロジェクトは「地域社会の参加する」「市民社会」密着型であると主張してきた。しかし、ハイチや他のラテンアメリカの国々では、このようなスローガンの「地域社会」や「市民社会」は通常、比較的裕福で首都に本拠を置くNGO、資金援助を受けた人権団体、主流の政治団体などを指していた。都市の貧者は、難民は、そしてモウン・アンデヨ――（ポルトープランスの）外の人たち――は、そのような組織とほとんど関係なかった。ナンシーは、そうした人びとの意見を汲むには、とくに出資者会議の前にそれをまとめるには、誰かの助けが必要だということに同意してくれた。

しかし一体誰が、これほど隔絶した二つの世界の橋渡しをやってくれるだろうか。

ミシェル・モンタスはジャーナリストで、貧しい人の人権擁護者である。彼女のことが頭に浮かんだ。彼女とその夫であるジャン・ドミニクはラジオ・ハイチ・アンテールを三〇年も運営していた。野心的な（したがって危険な）社会的、政治的話題を取り上げ、ハイチ政府への真の民主的参加を呼びかけていた。ミシェルとジャンは若いジャーナリストを訓練して、小作人、コーヒー農家、若者グループ、都市の貧民その他、公共の場から締め出された人たちをインタビューさせた。ラジオ・ハイチ・アンテールはフランス語に加え、共通語であるクレオールで放送した初めてのラジオ局である。ミシェルとジャンはデュヴァリエ専制や八〇年代後半の抑圧的なクーデター政権との闘いで重要な役割を果たした。その頃、私は彼らの番組を毎日聞いていた。ジャン・ドミニクの深い声は今もはっきり記憶に残っている。たとえばこんなふうに。Haïti, la belle prisonnière de l'armée（「ハイチ、この麗しき、軍隊の囚われ人」）。彼は二〇〇〇年にポルトープランスの繁華街で殺された(24)。

ジャンが死んだ後、ミシェルは潘基文の国連スポークスマンになり、特使事務所の開設を手伝った。彼女は今も国連と仕事をしているが、震災後ハイチに戻ってきた。ナンシーと私がアイディアを出し合っていたとき、彼女はプロジェクトの活動を率いるだけではなく、その結果を三月の出資者会議で発表することに賛同した。彼女のリーダーシップにより、「声なき者の声」プロジェクトは根づいた。友人や仲間たちも出資してくれた（国連から資金を得ようとしたが、いかにも役所的な煩雑な手続きに阻まれた。自分たちでやったほうが早い）。

私は何十ものテープレコーダーを運び入れた。まもなく、ハイチ人インタビュアーの小さなチームが国中に散らばり、復興について農村部の貧しい人たちの意見を集めた。こういう仕事は二の次になりがちで、完遂しないことも多い。しかし、ミシェルたち関係者はそうさせなかった。彼らは、ニューヨークで巨大な出資者グループが会合を開くまでに、プレゼンのネタを確保するだろう。本当の資金確約はそこから始まるのだ。

同じ夜、「アーケード・ファイヤー」〔モントリオールのロックバンド〕のレジーヌ・シャサーニュとウィン・バトラー夫婦と私は夕食をともにした。レジーヌの両親は一九七〇年代にハイチを離れていた。彼女はモントリオール生まれのモントリオール育ちだ。彼女は感動的なエッセイ「私は叫んだ」を『アイリッシュ・タイムズ』紙に書いた。震災が離散民《ディアスポラ》に与える意味を論じていた。以下に長めに引用する。

私の心のどこかで、それは世界の終わりを意味していた。このところ、何もかもが楽しくない。私の知っている人びと、私の知らない人びと、まだ瓦礫の下敷きになっているけどおそらく救助は間に合わない人びとに、私は追悼を捧げる。私にはどうすることもできない。私が話をした人は、みな同じことを言う。時間が止まってしまった、と。同時に、時間は動いている。割れ目をくぐり抜け、生存者たちの生命を奪っている。一人、また一人。ディアスポラからの荷重が衛星にのしかかる。家族や友人への電話。ジョルジュとミレイユがどうしてるか知ってる？　アリックスやミカエルのこと聞いてない？　などなど。しかし私の苦悩も、そこで起きている圧倒的な現実に比べればちっぽけなものだと分かっている。そのとき、私はモントリオールの自宅にいた。安全で快適。インターネット・サーフィンをしていた。なんとなくやっていた。何百万人の西洋人たちと同じように。そこで緊急速報。マグニチュード七・九の地震がハイチのポルトープランス近くで発生しました。大きな感情が私を襲った。呼吸が止まった。心臓は縮み上がり、すぐにパニック・モードになった。私はすぐに悟った。あの街はどこもかしこも、このような攻撃に耐えられるように造られていない。つまり何千人もの人が瓦礫の下敷きになったのだと。間違いない。階下に降りテレビをつけた。それは本当だった。涙が目から溢れ出した。私は叫んだ。まるで、私の知人みんなが死んでしまったと聞いたばかりみたいに。現実は、残念ながら、もっとひどかった。(25)

長年、レジーヌと彼女のバンドの仲間たちはパートナーズ・イン・ヘルスの熱心な支持者だった。二〇〇八年の嵐の後ハイチをともに旅し、彼らは自分たちのコンサートやアルバムの稼ぎのかなりの部分を我々の仕事のために献じてくれた。彼らはまた、仲間のハイチ系カナダ人、ドミニク・アングラーデと一緒にNGOを立ち上げた。中央ハイチの貧しい家族たちに資金と医療、初等教育といった基本的なサービスを提供するNGOだった。[26] ドミニクは両親を震災で失った。レジーヌのエッセイで名前が挙げられているジョルジュとミレイユがそうだ。大臣たちの会合の後で、草の根活動を語り合うのはよかった。それは必要かつ重要だが、震災後はまだ不十分であると分かってはいた。復興には何十億ドルものお金が、そしてそれをハイチで分配する新しい方法が必要だった。だから、私の次の滞在地はワシントンDCであった。ここで私は上院外交委員会で演説することになっていた。

翌日、レジーヌが私をモントリオール空港に送ってくれた。その朝、上院での演説を準備しながら、私はダレス空港までの機内で読むための雑誌と新聞をいくつか買った。どれも表紙でハイチを取り上げていた。新聞の一つでは、若いカナダ人男性の話を紹介していた。彼はハイチを助けようとドミニカ共和国に飛び、ポルトープランス目指して西に車を走らせた。お金もろくに持たず、善意一つで。まもなく彼は金を使い果たし、カナダ大使館が彼を家に送り返す手助けをしなければならなくなった。計画を立てることの重要性を教える教訓である。善意だけでは足りないのだ。[27] しかし、この教訓は海外支援についても言えるだろう。全ての支援が尊敬すべき意図を持っているとはかぎらないのだから。上院公聴会ではそれも外交的に指摘すべき点であった。

私はダレスで同僚の一人、カッシア・ホルスタインに会った。彼は後にこの本を、アビー・ガードナーと共同編集することを約束してくれた。ダレスで、我々はコーヒーショップに入り、テレビで一般教書演説を見た。オバマ大統領が次々に国内問題に言及した。それが彼の仕事だからだ。しかし我々は確信していた。すぐに彼はハイチに言及するはずだ（オフェーリア・ダールは下院議長に正式に招待されていた）。空港職員の一群——その多くはアフリカの角《つの》〔ソマリアなどアフリカ大陸東北端地域〕の破壊された地区からの亡命者だ――も集まって大統領の言葉を聞こうとしていた。人道的支援と開発戦略、そして出資者会議が、彼らの故郷をも助けていたなら、と考えないわけにはいかなかった。自分では制御できない力に移動を強いられた人びとでいっぱいになったコーヒーショップを見渡しながら、私は考えた。彼らは故郷の街や村のことをどのくらいの頻度で思い出しているのだろうか、と。

オバマはやはり震災の話題を持ち出した。彼はふたたび確約した。米国はハイチを救うために尽くすのだと。「これまで六〇年以上そうであったように、米国は行動を取る。我々の運命は国境を越えたところともつながっているからだ。いや、我々がそうするのは、それが正しいことだからだ。だから、私たちが今夜集まったように、一万人以上の米国人が多くの国々と協働してハイチの人びとを助けようとしているのだ。回復と再築のために」(28)。一万人の米国人たち。そしておそらくはそれ以上の他国の人びと(キューバの医療団だけでもおよそ一〇〇〇人はいた)。救援努力がいかに大きかったか、忘れそうになっていた。

我々が行っている以上の救援が提供されるようにすることは重要だった。そのために、私たちは上院外交委員会に向かっていた。そこで発言するのは初めてではなかった。二〇〇三年、私はハイチ政府への開発支援の事実上の制裁措置を止めるよう要求していた(29)。そのときは、影響力のある米国の機関が、米州開発銀行からハイチへの四つの融資を効果的に遮断していた。基本的な医療、教育、飲料に適した水、そして道路修繕のための融資である。理由は、左派のアリスティドの復権をもたらした二〇〇〇年の選挙結果が、容認し難いものであったからだ。少なくとも、私はそう考えていた(30)。ハイチ政府援助の凍結は非公式であったが、凍結について公表された理由は、議会選挙プロセスへの不満であった。

政治的見解はさておき、その時期にハイチで働いていた医者は誰でも、開発援助の操作に反対する理由があった。それが飲料水や医療の主要プロジェクト予算の承認を遅らせてきたのだ。ハーヴァード大学の教育病院一つ分よりも小さな国家予算では、ハイチ政府が資金援助なしに水問題を解決したり、医療システムを復活させることはできなかった。我々自身の仕事はそのような支援とは無縁だったが、水系感染症やその他、容易に予防可能な病気で我々の患者が苦しむのを見ることに疲れていた。事態に気づくのに数年かかったが、その後、新聞に論説を寄稿するようになった（その一つはジェフ・サックスと書いた。彼のはらわたも煮えくり返っていた）[31]。二〇〇三年の公聴会のときには、融資はまだ凍結されていた。証言で明言したように、現在の状況は開発支援の政治的悪用に他ならないというのが私の見解だった。ワシントンで主張するには、腹をくくる必要があった。

二〇〇三年の証言では、もっと一般的な点についても指摘した。NGOや私的請負業者だけを通じて海外支援が広がっていくのはよくない、という点だ。公共セクター強化のための本格的で持続的な献身を行わないかぎり、開発資金が効率的に用いられることは確約されない。NGOが提供するサービスを監視し調整することも必要だ。支援停止と同じ時期に、国際貿易政策によってハイチの農民は困窮を極めた。都市への人口流入と森林破壊という悪循環も加速した。都市化と生態系の破壊という二つの疫病が、食料安全の喪失、豪雨や嵐への脆弱性、過密人口、ポルトープランスの安普請な建築へとつながっていった（震災はもちろん、そのような脆弱性の構造を露骨に顕わにした）。言葉を控えめにしても意味はない。二〇〇三年の私のコメントは好意的に受け取られたが、そのような率直さが開発計画凍結を解消させる最良の方法であっただろうか。委員会にふたたび呼ばれるとは思っていなかった。

今回の、二〇一〇年の招致はジョン・ケリー上院議員からだった。私の教え子にして同僚の父親である。ケリーがハイチに配慮していることは知っていた。その彼の発言が委員会のトーンを決めた。「我々の仕事は終わりにはほど遠い――この人道的危機を活用して、貧困と人としての尊厳の喪失状態を逆転させねばならない。それこそが震災前のハイチを苦しめてきたのだ。我々はハイチの持続可能な基盤を築く手伝いをしなければならない、物理的に、社会的に、経済的に、より強い、より安定した社会にするために。ハイチ人にとってこれはチャンスだ。再興によって、国の姿を新しく想像し直すのだ(32)」。

ハイチの芸術愛好家なら誰でも知っていることだが、ハイチ人の想像力は理想郷的世界観で満たされている。震災後、それはさらに発露されていた。再築には新しいヴィジョンが必要だ。請負業者を肥やしてきた海外援助、成果が約束もされず、望まれてもいない援助制度の悪弊を取り除くためにも。その日の私の目標は、人道支援について批判的かつ建設的であることだった。救援努力はこれまで人命を救い苦痛を和らげてきたが、ハイチ人は異なるやり方での開発支援も必要としていると提案するのである。海外支援の基本的なルールを刷新することが必要だった。そうしたこと全てを上院で話すのは、綱渡りをするような気持ちだった。この話題を持ち出すやり方の一つは、救助から復興へ、着目点を動かすことであった。みな、それが必要だと賛同していたのだから。

地震から二週間後にはすでに、救助から復興への移行は生じつつあった。救助活動は続いていたが、新たな懸念が生じていた。間に合わせであっても、安全な学校や病院を建てることが明らかに必要であった。嵐に強い家屋を建てることも急務であった。雨季が近づいていたのだ。また、近づく種まきの時期のために、肥料、種、道具が必要だった。即席の避難所――ポルトープランスだけでもそうしたキャンプは何百もあった――はコレラや他の水系感染症流行のリスクを生んでいた。キャンプの住人にはもっとテントが、防水シートが、トイレ――できればコンポスト・トイレ〔排泄物をおがくずなどと混ぜて、自然界の微生物の力で分解し、臭いのない有機肥料に変じるもの」――が必要だった。ハイチ政府はキャンプが巨大にならないことを望んでいた。管理が大変だからだ。しかし、首都の空き地はみなテントで埋め尽くされてしまった。二〇一〇年の上院での証言で、私はこう語った。熱意ある復興努力が遅々としてはかどらないのを見るのは屈辱的である。震災前からの供給困難がその大きな原因である、と。復興は慢性期の急性問題に直面していた。

過去がプロローグであるのなら、ハイチ人自身がその問題を看過してきた点で非難されるべきであろう。しかし、ハイチ国内外を問わず多くの要素がハイチの組織を弱体化し、そこに住む人びとを地震に対して脆弱にしていたのである。海外支援組織はその一例であり、その運営を丸投げする形で国際NGOへの依存度を高めていた。これも慢性期の急性問題である。震災前ですら、ハイチには国民あたりのNGO数が、インドを除けば世界最大であった。「NGO共和国」は、一つには必要に応じて出現した（政府は確かに適切なサービスを国民に提供できていなかった）。しかしそれは、一九六一年の対外援助法とその改訂を含む米国の法律が、公共セクターへの直接投資を妨げてきたからでもある。[33] こういうやり方は時代遅れだと私は主張した。震災後のハイチは多くの外国請負業者やNGOを必要としていた。長い間に、国内の施行能力が著しく弱められてきたからだ。しかしハイチはまた、海外支援への新しいアプローチも必要としていた。ハイチ人の雇用を創出し、支援への依存を減らすようなアプローチだ。

ワシントンでは注目の賞味期限は短い。出席者に、過去三〇年間の米国の支援政策が、寛大と懲罰のシーソーゲームであったと指摘するのが妥当に思えた。国際社会も米国も、信用できる長期の融資をハイチに行ってこなかった。我々はこうした政策を見直す必要がある。ハイチの過重な債務の免除は、スタートラインとしては実現容易なものであった。[34]

こうした議論は被災地では的はずれな感じがしたかもしれない。毎日生き延びるので精一杯なのだから。しかし、救助の後には復興が来る。単に生き延びることの先を考えなければならない。雇用の創出、地元のビジネス開発、水衛生、代替エネルギー、質の高い医療や教育へのアクセス。そうした目標は、ハイチ人の友を自称する者たちに、援助の戦略的な選択を示しうる。たとえば女性への現金支給。彼女たちが多くのハイチ人家庭の財布の紐を握っているから、健全な効果をもたらすだろう。女子教育への投資もよいだろう(35)。

その日、私がいちばん述べたかったことはケリー上院議員の言葉と同じである。震災は復興を正しく行うチャンスであると。我々は台風に強い家屋を作り、清潔な水源を持つコミュニティーを作り、森林を取り戻して浸食を防ぎ、国土を肥沃にしなければならない。とりわけ震災は、復興戦略として雇用創出を推し進めるチャンスであった。ハイチへの経済援助推進者が「キャッシュ・フォー・ワーク」計画を推奨せざるをえず、労働の報酬としての現金支給へと論点をすり替えるようなことになるのは、考えてみれば奇妙な皮肉だ。しかし、ボランティアや「フード・フォー・ワーク」〔復興のために雇用された被災者への報酬として食糧を支給すること〕が、継続的な雇用や意味のある発展に寄与すると主張することは馬鹿げている。もっと適切な原理を確立すれば、復興の過程そのものが雇用を促進し、経済を立て直すことにつながるのだから。

とにかく、これが私の議論であり結論である。「モントリオールや他の会議での誓約が半分でも満たされれば、現地での雇用創出にぐっと近づきます。そうすれば、ハイチをより良く、そしてより少ない社会緊張のもとで立て直すことも想像できるようになります。五〇万人もの家を失った人たちが新しいコミュニティーに組み込まれているのですから(36)」。

三月の終わりにふたたび会議を開くこと以外には、モントリオールでは何の誓約もなされなかった。公聴会の評判が良かったのがせめてもの慰めだったが、それよりも、私は強い既視感に襲われた。私がこうした発言を、まさに同じ部屋で行ってから、まだ七年も経っていなかった。

このような公聴会は公式記録に残る。だから私は二〇〇三年の自分の発言を調べてみた。結語の一つは不気味なくらいに馴染みのものだった。「ハイチはマーシャル・プランを必要としており、またそれに値します」。次もまた二〇〇三年の公聴会から。「ハイチの再築にはリソースが必要です。ハイチにはことわざがあります。岩から血を得ることはできない。今ご説明したような人道上の危機に対応するには、大量の金がハイチに流れ込まねばなりません。しかし、このような資金はNGOとか宗教系の団体だとか、我々のような団体だけに流れてはいけないのです。中央ハイチでの仕事に我々は誇りを持っています。しかし、そこは我々が住み働く場所で、中央ハイチの外れです。ハイチ政府だけが、国全体へのアクセスを持ち、ハイチの貧者に尽くす任務を負っているのです」。このようなことをくり返し強調するのは、先見や一貫性を示唆したいからではない。ハイチへの開発支援と海外援助が過去数十年にわたって抱える怠惰という病理、あるいはさらに悪いものを明らかにするためである。

演説の原稿は作っていた。しかし、上院議員や世界中の視聴者たちとの対話は原稿なしだ（この聴聞会はC－SPANで生放映された）。他の二人のプレゼンテーター（ランド研究所のジェームズ・ドビンズと、前フロリダ州保健局長のロニー・フランソワ医師）が所見を述べた後で、ケリー上院議員が議論を仕切った。彼は最初に、食料不足について尋ねた。短期的には、世界食料プログラムの物流面でしっかりした食料分配以上のものを思いつくのは難しかった。しかし、その食料のうち地元で作られたものは皆無であった。私は自信を持って、地元産食料の一例を挙げた。ビタミン強化ピーナツバターは小児の栄養不良に劇的に効果があると分かり、しかも同時に雇用を創出し、地元農業を活性化していた（ピーナッツの地産地消によって）。これは簡単なことだ。こうした投資は飢餓をなくし、地元の農民を支援する。そして、ハイチ農村部における食料加工能力を創生するのだ[37]。

メリーランド州のベン・カーディン上院議員が一つ、重要な質問をした。支援の供給における過去の過ちから何を学べばよいだろうか、と。その場にいたほとんどの人は支援システムの非効率性を正したいと思っていた。観客席にいた人びとは私の後ろに座っていたが、私にいくつものメモを渡した。そこには、私に強調してほしい重要なポイントが書かれていた。そのようなメモのなかに、その朝の報告を添付したものがあった。それによると、ハイチ政府は震災以降、米国の援助金の一パーセントよりもずっと少ない額しか受け取っていないというのだった[38]。後に我々は、政府を素通りしてしまったのは米国からの支援だけではないことを知った。全てのハイチ震災支援金のうち、公共セクターに渡ったのは〇・三パーセントのみと見積もられたのだ。実際には、ハイチ政府に渡ったよりももっと大きな額がドミニカ共和国に行っていた。災害救援に使われた米ドルの最大の行き先は、捜索や救助、そして物資支援を行った米軍である[39]。しかし、私たちがハイチで出会った軍のリーダーたちも、救援と復興は違うと即答したであろう。

救援から復興への大きな飛躍をなすために何が最善かははっきりしなかったが、私はハイチに戻った。楽観主義（モントリオールとワシントンでの善意は本物に感じられた）と悲観主義（もう一〇年以上同じことを言っている）の間で引き裂かれて。一つだけ確かなことがある。ワシントンにはハイチの歴史についても、ハイチと米国という西半球最古の二国家の密接な関係についても、ほとんど知識がない。私の知っているハイチ人のほとんどは、一方の国の歴史を知ることなく、もう一方の国の歴史を知ることは不可能だと主張している。[40] しかし強大な国のほうは、知らなくてもなんともないのだ。

新しいインフラの透明性が支援を潤滑にし、全てのパフォーマンスを向上させることを私は期待した。我々の小さな国連オフィスの仲間たちはすでに支援の約束を追跡し、支払額を（だいたいは不足ぎみ）オンラインで公表していた。我々は希望を共有していた。このようなやり方——ここで述べてきた支援基盤——がハイチをより良く再建し、我々を支援の宣言から実施の段階に前進させてくれることを。そうでなければ、水を、衛生を、医療を、堅牢な家屋を、そしてまともな仕事を必要としている場所から一〇〇〇マイルも離れたところで、会議など開く必要があるだろうか。


モントリオールの会議と上院の公聴会を終えてハイチに戻る途中、こうしたことが私の頭にあった問題点であった。地震後三〇日、我々はふたたびクリントン元大統領を受け入れる準備をしていた。彼は復興への移行について我々に教えてくれていた。クレール・ピエールは保健省のアレックス・ラーセン医師と一緒に働いていた。ラーセン医師は医療インフラの再築に全力を注ぐよう我々を鼓舞した。ある会議で彼は我々に言った。震災前からミバレに予定していた病院建築の計画を再考してはどうか、と。「目線は高くしなければだめだ」と彼は言った。「病院とは若い医師や看護師だけでなく、他の医療職もやはり訓練できる場所であるべきだ。検査技師や薬剤師、地域の医療者など。病院は我々が合意していたものより大きい、何倍も大きなものでなければならないんだ」。彼はそのようにクリントンにも言うつもりだった。彼は二月一一日にハイチに戻ってくる。

我々は、この二回目の訪問のために、クリントンのチーム、それに特使事務所と一緒に働いていた。クリントンは、ビル・ペイプ医師が運営しているコーネル大学関連のNGO「カポジ肉腫と日和見感染研究ハイチ人グループ」（GHESKIO）を訪問すべきだと私は提案した。ペイプは二〇〇三年にブッシュ政権がエイズプログラムを始めようとしたとき、ホワイトハウスに招かれた四人の医師の一人だった（「エイズ救助大統領緊急プラン」略してPEPFARはその名の通り、その後一〇年で最も野心的なグローバルヘルス・プログラムであることが証明された）。私もその四人のなかにおり、ペイプとはおよそ二五年間一緒に働いてきた。震災後、彼もまた私に医療セクターに取り組むべきだと言った。我々が医師だからではない。医療へのアクセス改善は、教育や衛生の改善同様、誰もが同意できることだからだ。

ペイプの提案に異存はなかった。私も医療に集中したかった。土地所有権から都市計画に至る全てのあれこれから逃れたかった。一つの病院の再建は、それだけでも大変だ。ハイチ人が医療制度を再築するのを手伝うために、あれやこれやの関心を調整するにはエネルギーと時間、それにリソースが必要だった。クリントンは知っていた。我々の職責の範囲が広すぎて、私が圧倒されていることを。彼は、産業や道路や市民社会の再築を議論しているとき、私が蚊帳の外と感じていたのも知っていた。私がいちばん知っている領域で働きたいのを知っていた。

クリントンが「カポジ肉腫と日和見感染研究ハイチ人グループ」を二月五日に訪問したとき、ペイプもラーセンも彼に提案した。ファーマーのエネルギーは医療セクターに集中されるべきだと。クリントンはこれをネタにした。「ファーマー、彼らにそう言えって袖の下を渡したのかい？」。その直後、米国人看護師が我々のところに先天性心疾患を持つ乳児を抱えてきた。「この子はすぐに手術が必要です」と彼女は元大統領に言った。彼は赤ん坊を抱いた。そして私に向かって言った。「オーケー、ポール。この子が必要なケアを受けることができるようにするんだ。君ならできるだろう？」。私はうなずいた。それは、私がどうやったらよいか分かっていることだ。

私たちはこの男の子のような患者を、中央ハイチの我々の施設に何年も受け入れてきた。彼の名前はエローといった。ほとんどの患者がカンジュで治療されたが、エローが後にそうなったように、ハーヴァード大学関連病院に行くこともあった。エローは開心術を必要としていた。ハイチではそれはまだ不可能であった。これは我々がミバレの病院に関する保健省の勧告を深刻に受け止めている理由の一つであった。ハイチは少なくとも、一つは最先端の病院を持たねばならない。それまでは、カンジュの病院がある。最先端からはかけ離れているが、それでも医療を行うには十分まっとうな場所だ。私は早くそこに帰りたかった。震災から一カ月というもの、私は自分の家にいるようなくつろぎを感じることがなかった。

カンジュに戻れば、私の絶えない不安、友人や消息不明の人たちについての不安は和らげられるだろう。ほとんどの人は悲惨なリストに居場所を見出していた。死亡、負傷、無事。しかし、何週間も行方が分からない人もいた。家族はわずかな希望にすがっていた。少しずつ、そしてしばしば深夜に、私は自分自身のリストを作った。負傷した義弟。亡くなった多くの仲間。私と親しい者のほとんどは無事だった。それでも、私は五〇人近くの同僚や友人が一瞬のうちに生命を失ったと知った。

ほとんどがハイチ人の私の同僚や患者はみな無事だった。我々が長年かかって築き上げてきた病院と診療所のネットワークは震源地からずっと離れていたからだ。私はカンジュに戻りたかった。私はそこではそんなに必要とされていなかったが。同僚たちは震災翌日から手一杯だった。怪我人の最初の波が首都からやってきたからだ。彼らは、次々にできるポルトープランスの避難所に多くの医者や看護師を送り出した（ルワンダ、マラウィ、レソト、そしてブルンジの農村部で働くパートナーズ・イン・ヘルスのハイチ人医師たちもまた首都に戻り、協力してくれた)。しかし、破壊された都市の混沌のなかで、私はだんだんカンジュに帰ることを考えるようになった。ほんの数日でもいい。友人や家族に会いたい。カンジュにいる麻酔科看護師の義妹は手術室に詰めっきりのはずだ。それでも、少し話をする時間を見つけることはできるはずだ。

私はまた、フリッツ神父とヨランド・〝マミート〟・ラフォンタンにも会いたかった。一九八三年以来、老齢の夫妻は私にとってほとんど親のようなものだった。中央ハイチの彼らの家は破損があり、娘の家は倒壊してしまったが、みな震災を生き延びた。多くの友人はそれほど幸運ではなかった。カンジュより遠くにいた人たちはハイチ監督派教会に集まっていた。そこが震災で倒壊してしまったのだ。セント・トリニティー聖堂は壁画で有名だったが、そこもペシャンコになってしまった。教区の事務所や修道院も同様だった。司祭の妻は重症で、カンジュに搬送されてきた。彼女はコンフォート号に行く必要があり、同僚が思うには、おそらく米国に搬送される必要があった。それについては私が助けになれるだろうと思った。清潔で秩序があり、忙しい病院で回診すると気が休まった。ただ、いちばんの望みは、自宅で一晩過ごすことだった。

カンジュへのドライブは通常三時間以上かかる。ポルトープランスからは五〇マイルも離れていないのだが。しかし道路は最近舗装し直されていた。それで所要時間は短縮され、揺れもその苦痛も半分になった。私はクレール・ピエールを説得して同行してもらった。被災地では倒れていないビルや瓦礫のない地域、光景を見ることはほとんどなかった。しかし、北を目指して運転していくと破壊された光景はだんだんなくなっていった。都市を離れて数マイル、それは完全になくなった。

なくならなかったのは、ときどき見つかる集落であった。二月のはじめには、集落は高原にまで広がっていった。乾季にはほとんど砂漠となる土地だ。都市と、中央台地から都市を隔てている山並みの間にそれは位置していた。こうしたキャンプのなかにはまともなテントもあった。そうでなければ、防水シート、ビニール、ブリキで作った間に合わせだった。どれも整然とではなく、でたらめに並んでいた。平原を走る道路のわきには、道具や資材を抱えた人びとの群れがあった。もっとキャンプを作ろうというのだ。木も水もなく、ただサボテンだけがあるこの広大な土地は、熱帯の島というよりは、むしろ乾燥した西テキサスのようだった。こんな場所で野営など、数日持ち堪えるだけでも想像を絶する。でも、さらに多くの避難民がやってくると聞いていた。

我々は最初の山並みを越えて、中央台地に向かった。そこにはもっと木があり、やはり新しい集落ができていた。これは国連用語で「IDPキャンプ」と呼ばれるものだ。国内避難民 (internally displaced persons) のキャンプだからだ。我々はミバレでは止まらなかった。デヴィッド・ウォルトンとボストンの請負業者ジム・アンサラが陣頭指揮をとっている病院再建計画について、そこで市長と会う約束をしていたのだが。ジムは震災後、ハイチを出たり入ったりしていた。保健省、医学校や看護学校、そしてジェネラル・ホスピタルといった我々の協働機関が破損したり倒壊してしまったのだから、地方や中央行政府の望みに沿おうと思ったら、この計画は白紙からやり直さなければならなくなるだろう。デヴィッドとジムは私に建設予定地を訪問するよう声をかけてくれたが、私は自宅に帰ることで頭がいっぱいだった。私たちは午後遅くにカンジュに着いた。

今ではオアシスのように見えるが、カンジュはかつて、草一本生えない不法居住区[41]だった。巨大な水力発電ダムのために洪水で谷が沈んだ後、国内避難民がそこでキャンプを作った。私が最初に訪れた一九八三年、そこにはブリキ板や藁葺き屋根の小屋や、差し掛け小屋が並び、コンクリートの建物に類するものは何もなかった。防水シート張りの小屋もあったかもしれない。フリッツ神父はここに学校と礼拝堂を作った。そして、他の仲間たちと一緒に、我々は診療所を作った。それは一〇年以上の後に病院へと転じた（専門外来、血液バンク、手術室、スタッフの寮が加えられた）。学校はマグネット・スクールに発展した〔数学、科学、芸術、スポーツなどに特化したカリキュラム（magnet program）を提供できる小学校、中学校、高校を指す。もともとは一九六〇年代に人種差別を解消するために、魅力的なカリキュラムを具えて学区を越えて生徒を集めようとした試みで、一九七一年からこの言葉が使われるようになった〕。礼拝堂は拡大されておよそ一〇〇〇人を収容できる教会になった。一九八〇年代に植えられた木々は根を伸ばし、丘の上も、その下にある谷も今や森となっている。そこを訪れる人びとの多くは、いや、ここに住み、働く人の多くですら、カンジュが三〇年も経たぬ昔には、単なる荒れ果てた難民キャンプであったことを忘れてしまっていた。

ハーヴァードの教育病院とは比肩しようもなく、我々がミバレに計画している病院よりも出来は悪いが、カンジュの病院はハイチにおける医療のメッカとなっていた。診療は無料、あるいはほとんど補助金でまかなわれており、良質な薬局と検査室を具えている。多くの患者が集まり、それがスタッフの増加をもたらし、それがさらに患者の増加をもたらした。病院や診療所は事実上、数え切れないほど存在する苦しみにとって最後の拠り所となった。

震災後、カンジュは怪我人の避難所となり、また救いの手を差し伸べたい人たちの心臓部となることが期待されていた。クレールと私が到着したとき、構内は救急車や他の乗り物、教会を取り巻く群衆（その日は土曜日だったのに）でごった返し、病院のまわりも人でいっぱいだった。人びとは診療所わきで、マットやシーツの上に横たわっていた。看護師や医者、その他あらゆる種類の救護者が、手術用のスクラブを着て教会と病院、それから中央倉庫の間を行き来していた。

構内は患者と医療者で埋め尽くされていたが、それは震災後、クレールと私が見た最も秩序ある光景だった。フリッツ神父とマミートに挨拶する前に、我々は教会の入り口の群衆をかきわけて、女性を載せたストレッチャーを運ぶ二人の男性のために道をあけた。続いて中に入った私は息を飲んだ。教会全体が術後病棟と転じていた。信者席は取り払われていた。まぐさ石も祭壇も一列のマットレスの上に積んであった。祭壇の上には黒人のキリストが深い慈悲を施している光景（ウガンダ製の美しいろうけつ染めである）があった。どの患者も、松葉杖、外固定器具、吸引、包帯などをしていた。

カンジュにいると、そしてマミートとフリッツや仲間に会うと気持ちが落ち着いた。秩序があり、清潔があり、おだやかさもある。ほっとさせられた。病院は満床以上の状態だった。手術室は震災以降閉まったことがなかった。教会は、術後病棟に変じたたった一つの施設というわけではなかった。

気持ちが高ぶる光景であった。それでも、失ったものも大きかった。我々のチームは友人の、仲間の、家族の死を悲しんだ。フリッツとマミートは娘婿を埋葬したばかりだった。彼は地震直後に心臓発作を起こしたのだ。我々は内科とソーシャルワーカーのインターンを失った。我々は同僚を、たとえばマリオ・パジュネル医師のような同僚を失った。彼はエキセントリックな若い家庭医で、ブーカン・カレや他のザンミ・ラサンテの診療所で仕事をしていた。アカデミックなプレゼンや議論のときにはいつも、我々は「自己批判的な対話」を続けなければならない、と主張していた。地震当日の午後、彼はそのようなプレゼンの準備にかかり切りだった。そのとき彼のいた家が倒壊した。

多くの同僚が家族を失った。サマエルは精力的かつ才覚あふれる薬剤師だ。彼は両親を、兄を、一人を除いて子ども全員を失った。Eメールで、彼は書いた。彼がまだ前を向けるのは、妻と幼い息子が生き延びたから、それだけだ、と。看護師の一人、ナオミ・マルスランは、カンジュからポルトープランスの自宅に急いだ。教会が粉々に倒壊し、彼女の妹と姪がその下敷きになっていた。震災で離れ離れになった家族を持つ我々のチームの多くがそうだったように、彼女は翌日仕事に戻った。ナオミはカンジュを訪れたジャーナリストに言った。「はい、私は妹と姪を亡くしました。自分に言い聞かせました。私は彼女たちを元通りにすることはできないと。ですから、もし私が病人をよくできるのだったら、妹が私にして欲しいことはまさにそれだろうと思います。私は他の人たちが生き延びるのを助けています。それが私の強さです」[42]。

多くの人が同じような強さを示した。彼らにカンジュで会えてよかった。一人は私の教え子で、ティエリ・ポヨだ。彼はハイチ人の両親を持ち、モントリオールで生まれた。ハーヴァード医学校一年生のとき、ティエリは私に言った。彼の夢はハイチで外科医として働くことだと。まだ一度も訪れていないが、そこがたぶん彼の故郷なのだと。上級生になったとき彼の望みは叶った。ティエリは二〇〇九年の後半を中央ハイチで暮らした。そこで新しいスキルを学びつつ、外科診療の質向上も行っていた。週末にはポルトープランスのおじさんとおばさんのところで過ごした。こうして彼は、ついに大勢の親戚一同と親交を深めたのだった。一月一二日、彼のいとこのうち八人が孤児になった。彼は当座の策として、彼らをカンジュに連れていった。

ティエリは震災以降、オペ室にこもり切りだった。彼はその夜、一緒に診てほしい患者がいると言った。巨大な軟部組織欠損のある女性だ。「太ももの半分はもっていかれました」とティエリは言った。「骨が見えています」。この女性は実は、私がコンフォート号に搬送したかった友人だった。彼女は鎮痛

我々はラスカオバスにいた。その晩は気候も穏やかで、星がまたたいていた。被災地から一〇〇万マイルも離れているかのようだった。しかし、震災はラスカオバスも襲っていた。かつて私の患者だったナターシャと若い医師のクリストフ・ミリエンは、震災で被害に遭わなかった人はハイチでは皆無であったことを思い出させた。二人とも家を失い、家族を失っていた。クリストフ医師は私に別の患者を診てくれと頼んだ。ハイチの慢性的な社会問題の悲惨と重みを代表する患者だ。ロズレンは外傷患者ではなかった。過去一カ月に我々が診た多くの患者とは異なっていた。この一〇代の少女は重症結核にかかっているのだとクリストフ医師は言った。「両肺がひどく破壊されているんです。そして激しく消耗しています」。産婦人科医で、この市民病院をやりくりしていた若い医師は少し黙った。そして付け加えた。「たぶん、彼女はひどい抑うつ状態にあります。孤児なんです」。

ナターシャがこれを聞いて口を挟んだ。震災以降、彼女は他のパートナーズ・イン・ヘルスのボランティアたちとテントで寝泊まりして、可能なかぎり協力してくれていた。「これは私向きの仕事だと思うわ」。彼女はいつもの自信を込めてそう言った。彼女自身、ティーンエイジャーのときのトラウマを克服していた。彼女が罹ったのはただの結核ではない。薬剤耐性結核だった。九〇年代当時、彼女はカンジュにある結核紹介センターのいちばん若い患者だった。当時はそこが、薬剤耐性結核の治療を提供する国で唯一の施設だった。その年、ナターシャは骨と皮だけでうつ状態にあり、喀血があった。いちばん愛された患者でもあった。彼女が高校に戻ったとき、みなが喝采をあげた。彼女が看護の勉強をしようと決めたときは、また喝采の声があがった。ナターシャがロズレンを助けることができると確信を持ったとすれば、それは看護学生としてではなく、生存者としてだった。「彼女を励ます方法を私は知っていると思う」と彼女は言った。彼女は、ハイチは絶対に終わらないという生きた証であった。

ロズレンはクリストフ医師が診断したとおりであった。やせ衰えており、うつ状態だった。彼女の胸部レントゲン写真もひどかった。さらに悪かったのが、医者が言うところの「社会歴」であった。ロズレンは確かに孤児であった。さらにレスタヴェック〔貧困のため親が子どもを養育できない場合、もしくは養育者がいない場合、経済的に余裕のある家に無給労働者として送られる子どものこと。奴隷同様の扱いを受け、虐待も多い〕でもあった。小児奴隷として何年も虐待を受けており、学校に行ったことはなかった。彼女は自分の苦難を物語るとき、泣いていた。苦難は発病してからさらにひどくなった。地震前日、彼女が働いていた家の家族が彼女を追い出し、それからは街をふらついていた。助けを求め、咳をし、息切れがした。ひどい話ではあったが、私やかつての私の患者（ナターシャ）にとってはよく聞く話でもあった。ナターシャはロズレンを励ました。自分も一〇代の頃、同じ苦難から立ち直ってきたのだと。ロズレンの目は床に釘付けになっていた。そこには何の希望も感じられなかった。しかし、そこにいた二人の医師はナターシャの楽観に同意した。ロズレンの肺疾患を治し栄養不良を治せると、我々は確信していた。感情的な問題や他の深刻な悩みについて彼女がナターシャに相談しやすいように、我々は二人を残してその場を離れた。

ハイチは絶対に終わらない。クリストフ医師や、たとえ家を失っても屈したりはしない看護学生ナターシャのような人びとがそのハイチにいるかぎり。我々は、医療者同様に、人に勇気を与え自信に満ちた患者たちに会った。患者の一部は自身が医療者となった。

シュロヴとカルメンという二人の生存者の物語が好個の例だ。彼女らはカンジュの病院に、地震後大怪我をしてやってきた。シュロヴはブーカン・カレ生まれだった。そこもまた孤立した街で、中央台地の他の地域と結ぶ橋を建築するため、まっとうな国際協力を必要としていた。しかし地方のハイチの若者の多くがそうであるように——シュロヴは地震前日に二五歳になっていた——彼女の両親の働く縮小する一方の農産業では、彼女は将来を見出せなかった。そこで彼女はポルトープランスの学校に行くことにした。彼女は熱心に勉強し、成長していった。日中は学校に行き、夜はウェイトレスとして働いた。

一月一二日、シュロヴはおばのアパートにいた。六階建ての建物の三階である。妹と、六人いるおば、いとこが一緒だった。三階分のもろいコンクリート建築の床が頭上に雨のように降ってきたとき、シュロヴは他の人たちより幸運だったのだが、瓦礫に生き埋めになった。左足が潰れてしまった。「家はただただ揺れていました」と彼女は話した。「すぐに私は壁と一緒に落ちていきました。その後、大きなコンクリートの塊が脚に落ちてきました。そこに触ると、脚が潰れてしまったことが分かりました。もう歩けないと思いました[44]」。二人のいとこ——九歳と一八歳だった——は瓦礫の下で息絶えた。生存者もひどい傷を負った。

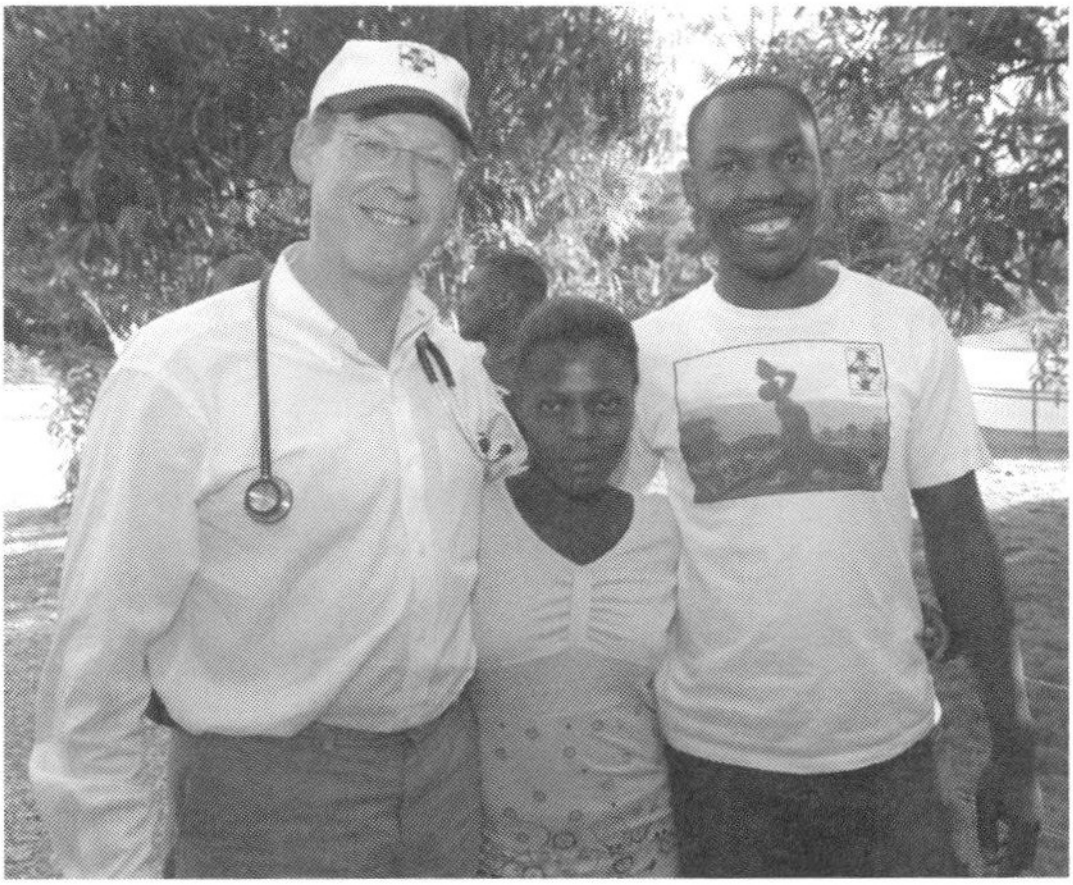

左から著者，ロズレン，クリストフ医師．ラスカオバスでのロズレンの治療後．2011年1月．(Nadia Todres)

シュロヴはなんとか這って通りに出た。残骸の細かい粒子が体中に付いた。粒子は、その午後のポルトープランスを象徴していた。彼女はまもなく気を失い、二日間そこで倒れていた。まわりにはやはり怪我をした人たちがいた。食料も、水もなく。国境なき医師団の一人が彼女を見つけ、脚に包帯を巻いた。その場での救急処置では不十分だった。シュロヴには手術が必要で、その処置——すなわち脚切断——に通じた医師が必要だった。運良くハイチ人の司祭が中央ハイチに向かう途中でシュロヴをトラックに乗せて、カンジュの病院の玄関まで送り届けてくれた。我々の外科チームが、潰れた脚が壊死する前に急いで切断することを勧めた。その議論について彼女はほとんど覚えていない。手術については何も覚えていない。

シュロヴが目を覚ましたとき、彼女の左脚は膝までしかなかった。彼女は覚えていた。自分が残りの人生を車椅子で過ごすだろうと考えていたことを。車椅子を手に入れるような幸運があれば、だが。他の負傷者の多くと同様、彼女の脚を残すことは選択肢にはなりえなかった。切断の後も、彼女は何度かの「再建術」を必要とした。オペ室にはもう二回行った。術後の痛みは瓦礫の下で過ごした二日間の経験に比べれば何でもなかった。それにカンジュでは、彼女は自分のように苦しんだ見知らぬ人たちがたくさんいることを知っていた。シュロヴは順調に回復した。その熱意は同室の患者たちや医者たち、術後病棟（オペ室の下の一階にある薄暗い倉庫だった）のリハビリ担当者たちを勇気づけた。カンジュに着いてほどなく私がその部屋に入ったとき、彼女の笑顔はその場を明るくしていた。それは我々が彼女に、また歩けるようになるよ、と安心させる前のことであった。

カルメンはやはり中央台地の出身だった。震災で両脚を失った。「私は大きな壁の近くに座っていたんです」。彼女はそっけない口調でそう言った。「それから壁が私の両脚に倒れてきました。私の両脚は潰れてしまいました。ジェネラル・ホスピタルに行ったら、ミバレの病院を紹介されました。私は両脚を切断されました」。

シュロヴとカルメンは外科医や看護師、コージ・ナカシマのような人たち、それからマイアミから来た理学療法士のカルメン・ロメロのお蔭で回復した。近くの病院で義足を作ってもらい、シュロヴは立ち方を学んだ。それから、地震後六カ月も経たないうちに歩くことも。ハイチの歴史のほとんどにおいて、手足を失うこと、とくに脚を失うことは、乞食への確約切符であった。農民にとって身体障害は貧困に直結する[45]。カルメンは切断者のなかで、前に向かって歩いた最初の人たちの一人であった。彼女の場合は両脚とも義足だった。シュロヴは、障害があっても生きる方法を学ぶカルメンの断固たる決意に鼓舞された一人であった。「カルメンが来たとき、彼女は義足を着けたばかりでした。彼女は立ち上がったのです！　私も義足を片方に着けていましたが、立ち上がることができませんでした。彼女は訊きました。『立てるまでがんばらないの？　いいわよ、じゃそのままでいなさい』。彼女はサッカーをしていました。見せつけられました。私はもっとがんばらねばと思いました。脚は痛みましたが、歩こうとがんばりました[46]」。

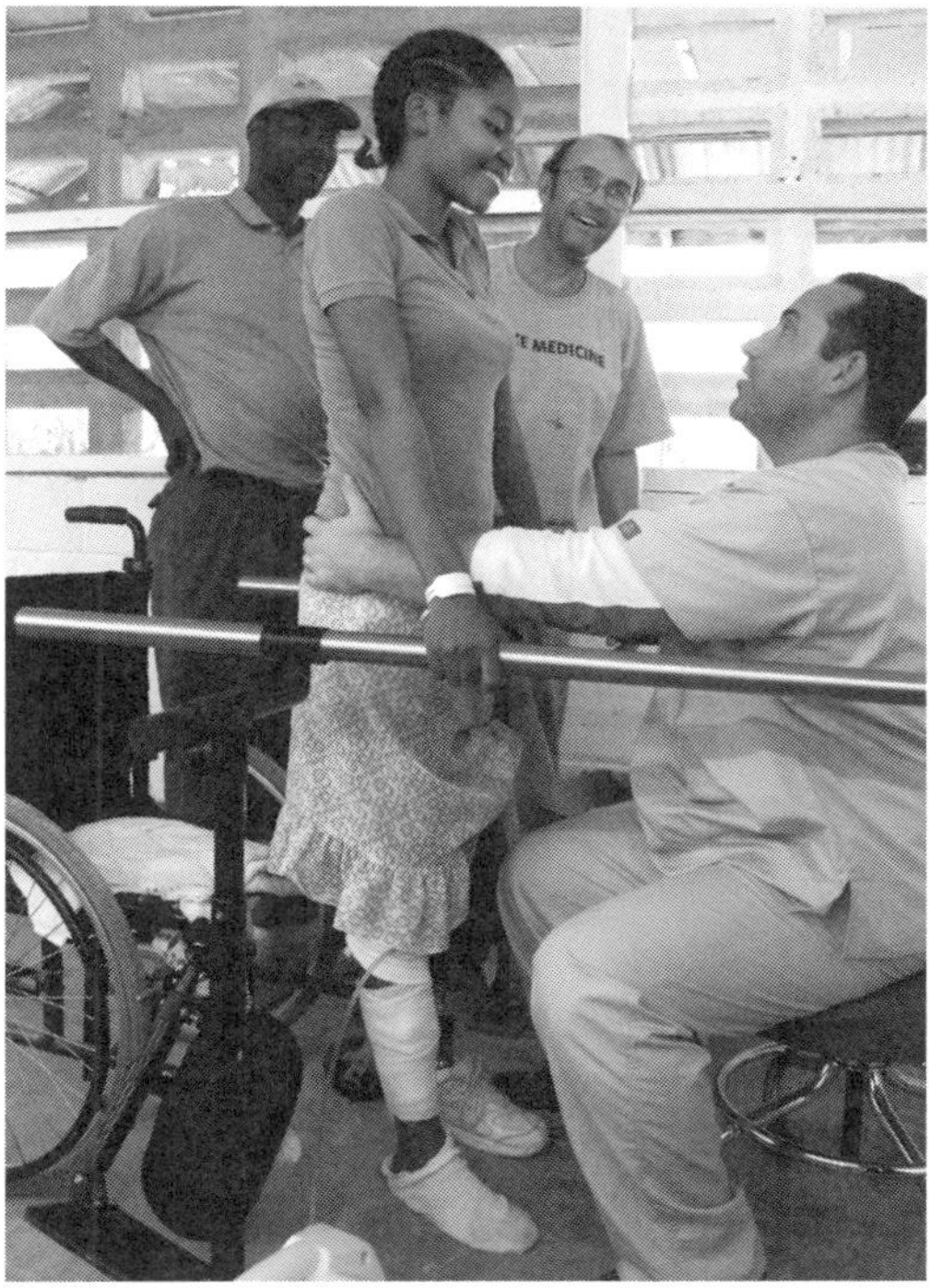

シュロヴのリハビリ．アルベルト・シュヴァイツァー病院にて．(Koji Nakashima)

　手術を受けた患者全てがそんなに上手く行ったわけではない。

普通の生活をするために必要な義足も、車椅子も、リハビリも受けられなかった患者もいた。職を見つけることができたのはごくわずかだった。そのような運命への不安のために、切断のようなある種の手術への抵抗感が広がっていた。地震後数カ月は、「外科医、ハイチ被災地での拙速な切断手術の防止に尽力」といった、性急な切断に関するオンライン記事が見られた(47)。おそらくは健全な忠告だ。しかし、切断していれば予後のもっと良かった、もしくはもっと長く生きられた患者も多数いた。地震後一週間で我々が診た患者の多くは、シュロヴとカルメンも含め、切断が必要だとすぐに分かった。でも、医療を受けるのは困難だった。シュロヴもカルメンも、数日遅れていれば壊死や敗血症で死んでいただろう。

とはいえ、切断は勧めるに難儀な手術である。とくに、患者が子どもや若者のときはそうであり、実際、患者の多くが子どもや若者である。こうした不安のために、手術にいくらか遅延が生じた。不安は医師にも共有された。患者を個人的に知っているときは、なおさらだった。そのような患者にサンリーがいた。カンジュの友人の娘だ。一九年前に生まれたときから私は彼女を知っていた。彼女もまた私の悲惨なリストにあった。しかし彼女の兄が、彼女がカンジュで治療を受けていると教えてくれた。「妹は右足を怪我しています。でも、そんなにひどくありません」。これで、彼女は私の消息不明リストから消えた。彼女は良質のケアを受けているだろう。しかし、兄の判断は見込み違いであった。医療チームは足首と踵に多発骨折を認め、ためらいがちに切断を勧めた。その治療プランに家族は失望した。そこで国境を越えてドミニカ共和国の病院に連れていったが、ドミニカ人やハイチ人の患者でごった返す病棟を見て、そこで彼女に低い優先順位が当てられることを恐れた。彼女はカンジュに戻った。切り裂くような痛みに苦しみ、痛み止めもなく。ブリガムから来た形成外科医が彼女を診た。私と長年一緒に働いていた医者だ。家族同様、私もまた彼女の脚を残すことを望んでいた。「足を残す手術は可能かもしれません」。クリス・サンプソンは慎重に言った。「しかし、それにはブリガムで手術することが必要で、何回かの手術をくり返すことが必要です。上手く行かないかもしれません。彼女の年齢を考えると、やってみる価値はあります」。

そこで、我々は彼女をボストンに連れて行くプランを立てた。サンリーは明るい女の子であった。悪夢のような一カ月の痛みと脚を失う恐怖を体験していたが、初めて笑顔を見せた。彼女はボストンに行く。そこでは医学の奇跡がルーチンだ。この決断が下されるときまでには、パートナーズ・イン・ヘルスは医療脱出のエキスパートになっていた。彼女もすぐにブリガム行きだ。カンジュからポルトープランスに向かうデコボコ道で、私は彼女と電話で話した。彼女は痛み止めを投与され、明るさを取り戻していた。もちろん、彼女はハーヴァードの医師たちに治してもらえるだろう。「本当にありがとう」。彼女は何度もくり返した。

しかし、そうはならなかった。多くの放射線科医と外科医がこのケースを再検討した。全ての角度から議論がなされた。切断で意見が一致した。その決断が下されるのに時間がかかったことに、我々は誰も気分を害さなかった。私はサンプソン医師にとても感謝していた。まるで自分の娘のように彼女を診てくれたのだから。サンリーの母親が私に、サンリーにこの話を伝えてほしいと頼んだ。それはとてもつらいことだった。サンリーは部屋ですすり泣いていた。外では母親も泣いていた。サンプソンは私に教えてくれた。外科研修医の一人である我々のかつての教え子は、ひざ上切断手術を小児期に受けたのだが、その後スキーの選手になったのだと。彼女と一緒に働いていた人のほとんどが——彼女はオペ室に長時間立っていた——彼女が切断手術を受けたことを知らなかった。私は彼女に、サンリーと話をしてほしいと頼んだ。対話はサンリーの役に立った。絶え間ない痛みから自由になる見込みも与えられた。

術後——それは地震からまるまる六週間後に行われた——最悪の痛みは引いていった。彼女の問題の全ては潰れた右足が原因だったのだ。一週間以内に、彼女は元のように振る舞い、未来を考えられるようになった。今まで見てきたなかでいちばん明るい未来だった。

二月も終わりかけていた。我々の多くが、六週間休みなしに働いていることに気づいていた。考える時間も祈る時間もなかった。あまりにも多く人の苦しみと、それを免れた人の幸運について、深く考えてみる余裕もなかった。エディー・ユースタシュ神父はザンミ・ラサンテのメンタルヘルス・チームの指導者である。彼は我々にカウンセリングを行い、仕事のペースを落とし、失ったものを振り返るよう求めていた。震災はあまりに多くの命を奪った。あまりに多くを不具にした。家庭や友情を破壊した。医療者たちは消耗していた。我々は自分の子どもにも会っていなかった（甥っ子たちは、ディディと私の子どもたちにルワンダで合流していた。大洋の向こう側である。彼らは無事だったが、両親からは何カ月も離れていた）。六週間の間、全てが地震であった。いついかなる時にも。そして、我々は幸運な方だった。一〇〇万人以上の人がテントや防水シートの下で暮らしていた。三月が近づき気候が荒れ始めていた。明るい気質に恵まれた者すら、イライラし、不安になっていた。懸命に働いていた者たちは、報われていないと感じていた。我々には休息と内省が必要だった。何かを祝う必要もあった。

でも、何を祝ったらよいのだろう。我々は以前から計画していた卒業式を行うことにした。最初から、我々が被災者に提供する医療は、決して十分な量に達することはないだろうと分かっていた。サービスの質を高め、かつ農村部などで多くの人びとに行き渡らせるためにはどうしたらよいだろう？　我々の作戦に組み込まれるべきはトレーニングだった。ハーヴァード大学の医師グループ、そこにはジム・キムやジョイア・ムカジーもいたが、彼らはハイチやアフリカの仲間と一緒に「グローバル・ヘルス提供」のトレーニング・プログラムを作っていた。そこでのスターはハイチ人医師であった。ハイチ中でプログラムを企画し、過去にはアフリカでもそれを実行していた。我々は、彼らの活動に報いたかった。グローバル・ヘルス提供の、一種の卒業証書を授与するのだ。我々は一月に式を予定していたが、もちろん延期せねばならなかった。そして二月二七日、ハーヴァード医学校の代表（二人の学部長）、ブリガム・アンド・ウィメンズ病院の代表（新しい病院長と前任者）、ハイチ保健省（大臣も含む）、パートナーズ・イン・ヘルス（オフェーリア・ダールたち）、クリントン財団の代表者たちがカンジュに集い、感動的な卒業式に参列した。英語とフランス語による患者の宣誓やスピーチもあった（クレール・ピエール、デヴィッド・ウォルトン、それに私が順番に通訳をやった。感情の高ぶりで続けるのが困難だったからだ）。それは震災後、最初の祝祭であった。それはマリオ・パジュネルを褒めたたえる行事でもあった。死後になってしまったが、卒業証書の一つは彼に贈られた(48)。

　他にも楽しい集まりがあった。たとえば、私のメンターであるハワード・ハイアットはハーヴァード公衆衛生学校の校長を一〇年間務めあげ、その後グローバル・ヘルスとパートナーズ・イン・ヘルスに一身を注ぐ人物だが、彼は、カンジュの患者や米国軍艦コンフォート号のスタッフとの集まりについて書いている。実をいうと、我々はそうした医師たちを拉致も同然に連れて来たのだった。ドクター・ジェフリー・スタンシル海軍少佐もそうした一人だった（我々は彼らを夜には船上に戻すと約束していたが、明らかにそれは無理だった）。彼らは計略に乗ってくれた。自分たちが診療した患者たちに会えて満足だった。ハイアット医師はこう書いた。

我々はコンフォート号の乗組員何人かを誘い、カンジュにあるパートナーズ・イン・ヘルスの病院を訪問した。近くの教会に最近作られた病棟の一つに立ち寄ったとき、海軍の制服を見た多くの患者の顔は明らかに明るくなった。ある患者は、あちこちに怪我をしていただけでなく、建物が倒壊したとき片目を失っていた。彼女はトッド・グリーソン海軍少佐に気がついた。コンフォート号で彼女を治療した医師だ。彼女のマットレスは床に敷いてあった。彼女は立ち上がるのに難渋していた。彼はひざまずき、彼女のそばに寄った。彼女は両腕でやさしく彼を包み込んだ。数分間、そうしていた。彼に会えて嬉しかったのは明らかだった。彼が彼女を見たときの感情も明らかだった。このような光景は訪問中に何度かくり返された。コンフォート号の乗組員によると、自分の患者たちが退院し、地上にある病院を彼らが訪問したとき、こういう光景は珍しくないという。確かに、コンフォート号とその乗組員はハイチの希望を象徴している。しかし、それは米国の希望でもあるのだ。

ハイチで祝祭はまれである。三月は不安の募る月でもあった。救命活動に勤しんでいた者が、復興について真剣に考え始めていたのだ。私は『ベスト・アンド・ブライテスト』を読み終えるのに、何週間も必要とした。長年読もうと思っていて、友人の本棚から失敬したのだった。それはベトナムについてだけでなく、戦闘における不確定要素や権力者の驕りが、いかにして惨事を起こしうるか、また実際に惨事につながったかを示す本である。私にとって本書は、アカデミックな組織に属する人びとと、彼らが数十年前に行った選択についての本でもあった。地震後二カ月が経ち、我々が被害を振り返り、救助救援活動を評価し、今後数カ月、数年の復興過程において何が起こるのか考えているとき、私はついにハルバースタムの本を読み終えたのだった。

読書と内省が、我々の経験を記録するよう促してくれた。もちろん大学教授として、これは私の仕事の一つだ。私が本書の執筆を決意したのはこの頃である。震災と、それへの我々の対応は、私がハーヴァードとハイチという不平等な世界間を往復している間に取っ組みあってきた問題を、改めて突き付けた。我々はどうしたら、広がりつつある世界の不平等をなくすことができるのか。不平等が、かくも多くの死を、身体障害を、社会的不安定をもたらし、あるいは（因果関係の主張に控えめな人にとっては）それに関与しているというのに。もっと具体的には、一月一二日にハイチを襲った災害はどのくらい「自然」災害だったのか？　なぜハイチはこんなに地震に脆弱だったのか。二〇〇四年と二〇〇八年の嵐に脆弱だったように。そのような脆弱性のどのくらいが社会的なもので、自然のものではないのか。それは国内外の悪い政治がもたらしたのではないか。都市再建における巨大な開発機関や請負業者の役目とは、どうあるべきか。ハイチに「NGO共和国」という不名誉なニックネームを与えた何千もある非政府組織の適切な役目とは何か。

どれも古い疑問だった。こうした疑問はしばしば、ハイチでもどこでも、虫のいい（そしてときに矛盾する）反応やとげとげしい議論を惹起してきた。議題が一見あたりさわりのないようなときでも——たとえばハイチの貧しい人に医療を提供するなど議論の余地はない——かなりの異論が出てきて、みな頭がカッとなった。異論の応酬。生きるか死ぬかの権力闘争。ハイチでここ数十年働いてきた者なら誰でも目撃してきたことだ。即時的な臨床問題に集中したい気分になってしまう。震災後、ほとんどの医師はまさにそうしてきた。しかし、自然災害であれ、そうでない災害であれ、災害に対応する医師の適切な役目とは何か。傷を閉じ、出血を止め、怪我人を治療する。確かにそうだ。しかし、医師にはそれだけでなく、病因、診断、治療について広く考える特別な義務があるのではないか。それから最後に、医師かつ教育者として、我々の時代の巨大な社会問題に取り組むうえで、米国の研究大学の役目とは何か。それは権力の広間にいちばん近いパイプを持っているのではないか（ハルバースタムが書いたように）。

人道支援グループ、NGO、国連平和維持部隊でいっぱいの社会フィールド。我々はアカデミックなメディカルセンターや大学一般を活用する方法を再考する必要があるのではないか。

こうした疑問は毎日我々を襲い、個人や家族の経験、隣近所や都市が経験したこと、負傷者たちや、骨折や潰れた四肢をケアしてきた医療者たちの経験を呼び覚ました。悲惨なリストはいつでも、どのような震災分析でも、ステップ・ワンなのだ。

ステップ・ツー。地震後数カ月経って行うべきは、吟味であった。医学の世界での言い方に倣えば、身体診察が必要なのだ。患者を触診し、打診し、聴診するのだ。徹底的な身体診察。名前は「災害後ニーズ評価」でも何でもいいが、とにかくそれは迅速に行われねばならなかった。それは完全でないにしても、量的吟味でなければならなかった（データ収拾は困難であった。ハード・データはなおさらだ。報告書の公式な数字やメディアの報道ですら、推測の産物にすぎないことは分かっていた）。二〇〇八年の秋にハイチを四つの嵐が襲ったとき、ハイチのGDPは一五パーセント低下したと言われた(49)。では、震災のコストは全部でいくらになるのか。震災の経済的コストを明らかにするには時期尚早であったが、嵐の場合より大きくなるであろう。死者数の見積もりもいろいろだった。出資者会議が近づいていた三月までに、二二万人が死亡したと言う者もいた。それ以上と言う者もおり、それ以下と言う者もいた。三月下旬には、ハイチ人口の三分の一が直接影響を受けたことを我々は知った。つまり、ほとんどのハイチ人は影響を受けるだろうということだ。避難した者は、生活に安全な場所を求めて移動するだろうから。二万五〇〇〇の非住居用ビルが、さらに悪いことには、二二万五〇〇〇かそれ以上の家屋が倒壊したと見積もられている。国家公務員の四〇パーセントが負傷したか死亡しており、二九ある政府の建物のうち二八が倒壊したという報告もあった。[50] このような数は地図のあちこちにあった。別の見積もりでは、ポルトープランスにある公共の医療機関の約半数は倒壊したか、安全でない状態だとされていた。保健省職員の一四パーセントが死亡し、三分の二が自宅を失ったという報告もあった。[51]

負傷は死亡とは違う。シュロヴ、カルメン、そしてサンリーの経験がそれを示している。都市の破壊の程度は激しかったが、現地の、そして国際的な機関が避難所の危機を迅速に解決できなかったことは、震災後一カ月で約一〇〇〇あった不衛生で混み合った非公式キャンプが、どんどん南に広がっていった原因であった。安全な避難所を求め、彼らは北にも向かった。ハイチは、すでに食物は安全ではなく、洪水にも脆弱であったが（森林破壊のためである）、推計二〇〇万の避難民の食物を、地元産と輸入食物を合わせて確保せねばならない可能性があった。四月か五月になれば雨季になる。ハリケーンの季節がその後に来る。

震災後、医療制度はどうなるだろう。ジェネラル・ホスピタルで我々が直面した問題は、国中で起きていた。被災地から離れた場所でも同じであった。震災前は、政府予算のたった五パーセントだけが医療関係にまわった。ルワンダの場合はその倍以上だった。そのため、主たる医薬品や医療器具の不足が起きるのが常だった。公共セクターのスタッフは薄給で、外来診療時間は短かった。健康指標は西半球で最悪だった。震災が悪い状況をさらに悪くしたのは間違いない。震災後の医療支援の流入は生命を救ったが、公共セクター復旧にはほとんど役に立っていなかった。[52]

臨床医学においては、このような疑問には、手に入る最良のデータを探して答えを出す。つまり検査室での検査や病歴などからだ。一月一二日とその後起こったことは、ハイチの驚くべき、困難に満ちた歴史を理解することからアプローチするのが最良だ。次章ではそのことを検討してみたい。

4　現病歴

地震から一カ月後、ハイチの荒廃はおおむね変わりなしだった。それはある意味、パラドックスであった。数え切れないくらいの人びとが仕事を探しており、何十億ドルもの支援がハイチに流れ込んでいた。膨大な作業が待っていた。それなのに、どうして失業者がこんなに多いのだろう。臨床医学においては、全ての患者の評価にあるロジックを用いる。ハイチで働く医師たちはそのロジックを毎日使っていた。個々の患者を診るときだけではない。この国が直面している巨大な問題について考えるときもである。

あるマクロ指標によると、ハイチは震災前年、ゆっくりとではあるが改善を示していた。農業生産量は増加していた。インフラ・プロジェクトが進行していた。海外融資がハイチに入り込もうとしていた。しかし、短期利益ではこの国の深く根付いた社会経済問題にはほとんど効果がなかった。貧弱な造りの家屋、むきだしの山肌、魚の乱獲、清潔な水や近代的な衛生へのアクセスの困難、好ましくないビジネス環境、資金繰りが苦しい医療・教育システム、高度に構造化された失業問題、あまりに多すぎる政治の混乱。長期にわたるこうした問題の上にさらに、ここ数百年で最悪の自然災害が打撃を加える。「慢性期における急性の」問題だ。

地震から一カ月後、山のように押し寄せたハイチへの善意の津波が、このような何重にも重なった問題に効果的に風穴を開けたという気配はみじんもなかった。雇用、医療、教育、飲料水、安全で購入可能な家屋。いずれも状況は以前と同じであった。第一に、公共セクターの脆弱さはあまりにひどく、基本的なサービスを提供することが困難であった。第二に、地震救援で約束された物資は、必要とされるところに十分には届かなかった。これも中央の脆弱性に原因があろうか。言い換えるならば、多くの善意と寛大な援助があったにもかかわらず、現存の開発・復興のメカニズムはハイチの問題を和らげるのにほとんど役に立たなかったのである。地震のために負傷し避難した住民の急場のニーズに応えることは、その下に横たわる、彼らをかくも脆弱にした慢性問題に取り組むチャンスとなるであろうか。この疑問に答えるには、現病歴（the history of the present illness）を知らねばならない。

ハイチは二世紀以上も前から独立国家であるが、西半球最悪の健康指標を有している。栄養不良、母体死亡率、平均余命、いずれもハイチでは突出して悪い。米国やカナダだけではなく、ジャマイカやキューバ、ドミニカ共和国といった経済的にはもっと小規模な国と比べても突出している。このような状態は、ハイチの未来の医療・経済開発を語るうえで差し迫って大きな問題だ（無理もないことだが、ハイチ人は母国が「西半球最貧国」と呼ばれることにうんざりしている）。しかし、ハイチの現状の原因については合意が得られていない。汚職や統治不可能な状態は確かに真実だが、そういう単純な話はこの問題の慢性的な性格をほとんど説明しないし、文化の違いを持ち出しても、ハイチの困難は説明できない。

ハイチが抱える困難の分析が、信頼でき、より良い再建のため実行可能な提言に結び付き、さらにクリントンの楽観的な言葉を活用できるものにするには、それは歴史的に深く、地理的に広くなければならない。そのようなアプローチは、ハイチ人の不幸について、ハイチ人とハイチ文化だけを責めるという古くてたちの悪い傾向に一撃を与えることもできよう。この予め設定された論理は、歴史の無視によって成立している[1]。震災後すぐにハイチにやってきた多くの人にとって、歴史は彼らが飛行機を降りた瞬間に始まった。しかし、全ての階級のハイチ人は、訪問者にこう言うだろう。ハイチの問題を理解するためには、ハイチの歴史を理解しなければならないと。マーク・ダナーはこう書いた。

彼らがそれを読めるかどうかは別にして、ハイチ人は歴史のなかを歩み、政治のなかを生きている。彼らは独立しており、誇り高く、自分たちの特異性にも強烈に自覚的だ。彼らを特徴づけるのは、ヒロイズムの伝統で、彼らが何か特別で独特な存在であり、これからもそうあり続けるという確信である。それは郊外で話されるクレオールに聞くことができるし、そこで実践されるブードゥーにも見出せる。最初の革命世代が中央航路を運んだ、アフリカの痕跡だ[2]。

ハイチの歴史はかつて、玉石混交の文献によって説明されてきた。そこにはハイチ人による一群の文献も含まれ、独立以来の低い識字率を考えるとこれは大変なことである。一九世紀には、ハイチはラテンアメリカのどの国よりも国民一人あたりの出版物が多い国だった。一八〇三年の革命の終わりから一九三四年の米国海兵隊の撤退まで、ハイチのエリートたちは次々と申し分ないフランス語でこの国の栄光と苦難について書き記した[3]。共通語（リンガ・フランカ）であるハイチ・クレオールで書かれた本はめったになかったが、全ての階級のハイチ人は、植民地の経験と奴隷制度との戦いが現代ハイチの基本をなしている、という点で共通の認識を分かち合っている。

物語は一五世紀終わりに始まる。コロンブスの三隻の船のうち、一隻が一四九二年にハイチ北岸沖で沈没した後、ハイチはヨーロッパの最初の新世界居留地となった。この島にはタイノ族が少なくとも数十万人いたのだが（人口統計学者のなかには数百万人という者もいる）[4]、コロンブス到着から一〇〇年以内にほとんど滅ぼされてしまった。奴隷制度や天然痘といった害悪に襲われたのである。一六九七年の協定により、イスパニオラ（滅びる運命にあった現地人にはAyitiと呼ばれていた島をコロンブスがこう名づけた）の西三分の一がフランスに譲渡されたときには、タイノ人は一人も生き残っていなかった。ハイチの歴史は血で書かれていると言う者にとっては、これがその第一章だ。

第二章も同様に残酷なものである。スペイン人は一六世紀初頭にアフリカから奴隷を輸入し始めたが、その奴隷貿易を促進したのはフランス人であった。一八世紀中頃までには、ハイチは奴隷商人にとって、アメリカ大陸で最大の陸揚港となっていた。一五四〇年までには、およそ三万人の鎖に繋がれた黒人がハイチの海岸にたどりついている[5]。サンドマング――一六五九年から一八四〇年のハイチ独立まで、イスパニオラのフランス植民地に付けられた呼称――は世界最大のコーヒー、砂糖、その他の熱帯生産物の輸出地となった。フランスにとっては、ここからの歳入は他の植民地全てを合わせたものよりも大きかった、とモロー・ド・サンメリーは書いた（その時代の主要なフランスの年代記作家）[6]。モロー・ド・サンメリーが著した二巻からなる論文は、その時代の恐怖や行きすぎを完全には浄化できなかった。しかし、ハイチ人奴隷が後に、悪行を赤裸々に暴く文章を記した。

奴らは人間を逆さにして宙吊りにしていなかったか。袋の中に水責めにしていなかったか。板で作った十字架に磔にしていなかったか。生き埋めにしていなかったか。漆喰にたたきつけていなかったか。奴らはまだクソを食べさせたりしていなかったか。鞭で打った後、奴らは生きたまま投げ捨てて、虫に喰わせたりしなかったか。蟻塚にさらしたりしなかったか。沼地で柱に縛り付け、蚊に食われたままにさせなかったか。煮えたぎる大釜のシロップに投げ入れたりしなかったか。[7]

奴隷制が実施されたところではどこでも、しばしば反乱が起きた。しかし、奴隷制を終わらせるに至る成功例は皆無であった。奴隷が市民に転じるような国家の設立からはさらに遠かった。ハイチでは、数の上ではハイチ人は圧倒的に有利で、フランス革命の頃には植民地人口の八五パーセントを占めるに至っていた。[8] 一七九一年の大蜂起はプランテーションや北部の田畑の多くを荒廃させ、やがて全面的な革命に発展した。トゥサン・ルヴェルチュールのような元奴隷がこれを指導した。当時巨大な力を持っていた全てのヨーロッパ列強――それと北に生まれたばかりの共和国〔米国〕――の軍隊は、ルヴェルチュールに組織された勢力にはまったく太刀打ちできなかった。しかし、奴隷のリーダーはまもなくフランスとの交渉時に拉致され、後にフランスの刑務所で亡くなった。おそらくは結核が原因だった。

このような背信はハイチ人の決意を固めるだけである。闘志に燃える指導者ジャン゠ジャック・デサリーヌのもとで独立国家を設立するまで戦い続けることを、ハイチ人は誓った。それは当時の偉大な戦いであったことだろう。一八〇一年、植民地を奪取するために、ナポレオンは義弟のルクレール総司令官を派遣した。ルクレールは新世界に派遣されるものとしては過去最大の艦隊を率いてハイチを目指した。四万人以上の彼の軍隊にはフランス兵だけでなく、ドイツ人、ポーランド人、スイス人、そしてオランダ人傭兵もいた。しかしハイチ人のゲリラ戦法に圧倒され、ルクレール将軍はその事実を受け入れることを余儀なくされた。彼は後に、その地で黄熱病で死亡する。晩年に母国に送った手紙に、ルクレールはこう書いた。残された戦術は、「高台でネグロたちを滅ぼす他はない。男も女も。一二歳以下の子どもは助けてやる。平原に住む者の半分は殺し、有色人種で軍服の者は一人残らず殺す。そうしなければ、この植民地に平和は訪れない[9]」。デサリーヌと彼の非正規兵たちは、フランス軍とその徴集兵たちを一八〇三年一一月には大敗させていた。一八〇四年一月一日、デサリーヌはハイチを主権国家と宣言した。奴隷反乱から生まれた初めての（そして唯一の）主権国家であった[10]。「私はフランスの人喰いどもに血を血で返した」と彼は言った。「私はアメリカのかたきをとったのだ」。

ハイチの奴隷制廃止はベネズエラから米国まで、アメリカ大陸中に波紋を投げかけた。そしてついには、プランテーション奴隷制度を生んだヨーロッパにまで。多くの見るところによると、現代人権運動の起源は、奴隷貿易と奴隷制そのものの廃止を求めた戦いにある。イギリス人は誇りを持って、その戦いは自国で始まったと主張する。トーマス・クラークソンとウィリアム・ウィルバーフォースらが、道徳的な勧告および法的政治的な手段を用いて、英国の奴隷貿易を止めさせたのだ[11]。しかし、奴隷制度に反対する最初の決定的な一撃は一七九一年にサンドマングでなされたのである。その結果、ナポレオンの巨大な軍隊が打ち負かされたのだった。勝利した奴隷たちの、奴隷制度なき独立共和国設立への大志を疑う者は、歴史記録を参照すればよい。二〇一〇年三月下旬に、一八〇四年のハイチ独立宣言が英国国立記録保管所で発見された。現存する唯一のものである。それによるとハイチ軍のリーダーたちが権利用語をふんだんに用いていたことが明らかだ。これがデサリーヌの言葉である。

そして諸君、長い間幸運のなかった人びとよ、我々が行う宣誓の目撃者よ、覚えていてくれたまえ。一四年もの間諸君が苦しんできた暴政、圧政と戦うため、私が自由という仕事に我が身を差し出したとき、私は君たちの忠誠と勇気を頼りにしていたと。覚えておいてくれたまえ。私は全てを、家族、子どもたち、財産を犠牲にし、諸君のために努めたのだと。今や私は自由という財産だけで裕福である。私の名前は、奴隷制度を欲する全ての者にとって恐怖となった。暴政と圧政は私が生まれた日を呪う。もし諸君がこれらの法を甘受しつつ、諸君らの運命を守っている精神が、諸君の利益のために私に命令しているということを拒んだり、不満に思ったのならば、諸君は満足できない人びとの運命に値するだろうか。しかし、そのような馬鹿げた考えを私は拒絶する。諸君は、大切な自由を保持し、諸君に命令するリーダーを支持する。だから私の前で誓うがよい。自由に生き、独立した存在であることを。諸君らをふたたび鎖につなごうとする何ものよりも死を望むと。最後に誓うがよい。諸君らの独立の裏切り者や敵を、永遠に追い詰めることを。[12]

得たものが素晴らしかったとしても、そのためにハイチ人が支払った代償は大きかった。デサリーヌは権力抗争のなかで殺された。彼がこの感動的な言葉を記してから数年後のことであった。彼のかつての主人である国が経済外交制限を行った。苦難の新生国家が被る多くの試練の最初であった。カリブ海の奴隷植民地に取り囲まれ、北方にはアメリカ大陸でもう一つだけあった独立国（そこでも奴隷制度が実施されていた）と隣接し、創生期の共和国は敵意に満ちた世界に生まれ落ちたのである。サウスカロライナ州のロバート・ヘイン上院議員は一八二四年に、ハイチに対する米国のスタンスをこう要約した。「ヘイチ（原文ママ）に対する我々の政策は明確だ。その独立を我々は絶対に認めることはできない……我々の連合の大多数の平和と安全が、それを議論することすら禁じている」[13]。多くの米国の政治家はハイチ人を「反逆の奴隷」と呼び続けた。政府はハイチの存在を否定し続けた。リンカーン大統領が一八六二年に承認するまで。

ハイチの独立を助けた人は皆無だったというのが妥当であろう。そして、多くの力が——近隣諸国の意図的な政策もその一つだが——国家としての彼らの成長を邪魔していたのである。フランスは予想通り、とくに負け惜しみが強かった。その地域における同盟国、とくに米国と同様に、影響力を行使し続けた。馬鹿げたことだが、フランス人は補償金を要求した。プランテーションにおける損失だけでなく、奴隷の損失についても要求したのである。貿易のパートナーと国際的な認知を渇望していたハイチのリーダーたちは、一八二五年、フランスに一億五〇〇〇万ジェルミナル・フランを支払うと約束した(14)［ジェルミナル（Germinal）はフランス革命暦の春の最初の月（芽月）。一八〇三年、フランス革命暦の月の名にちなんだ金貨が「フラン・ジェルミナル」。ファーマーは英語風に、形容詞を名詞の前に置いている］。貧しく、しかも勝利した国家が、金満国家にして敗戦国にこのように賠償金を支払ったのは後にも先にも例がない。それから一〇〇年以上、一九五〇年代に至るまで、ハイチ人はこの借金を支払っていた。

多くの望ましくないことが続いた。クーデター、侵略、軍による占領、専制政治、疫病。ダナーの最近のエッセイをもう一度引用したい。ハイチの政治の歴史において、国の萌芽期におけるこれらの影響がまとめられているからである。

新しい国家。その国土は燃やされ、そのプランテーション荘園は略奪され、その街は絶望的な戦争のために荒廃した。天文学的な賠償金の重荷のためにペシャンコになっている。支払いはいろいろなかたちで、国の経済を一〇〇年以上抑圧した。ハイチの奇妙な政治システムが形成されたのは、疎外と軽蔑の陰での、戦後の暗い時代においてであった。それは歪められた、まるで火に近づきすぎた蠟人形のような、植民地時代の奴隷社会を反映していた(15)」。

ハイチの貧困と格差の原因については、様々に説明されている。しかしハイチ国内で耳にする説明は、ハイチは自由、友愛、万人の平等という目標達成のために、あまりにも高い代償を払ったからだ、というものである。しかもこうした目標が実現した期間は短かった。「我々はいまだに奴隷制度の創造者を打ち負かした対価を払わされている」と、若いハイチ人は最近私に言った。たぶん、ほとんどが同意するところであろう。このフランスへの債務はハイチ国内ではよく話題になるが、国外ではほとんど忘れ去られている。[16] かつての奴隷植民地から世界有数の富裕国にどれだけの金が流れたのかには諸説ある。もちろん、現代ハイチの危険な状態に、この金の流れがどれだけ意味を持っているのかについてもだ。一九五三年、ハイチの人類学者ジャン・プリス＝マルスによって書かれた学術的歴史書では、一八五二年の同意を受け入れた現地のエリートたちが非難されている。「それまでは国の収支はバランスが取れていたが、権力者の無能と軽薄のために一国が借金まみれとなり、履行不可能な債務の蜘蛛の巣に捕らわれてしまったのである[17]」。

非難がどのようなかたちで向けられようと、誰かが言うように、一九世紀のハイチは世界から切り離されたわけではなかった。幼い共和国は積極的にアメリカ大陸の植民地反対計画を支持した。たとえばシモン・ボリバルに資金を提供し、支援していた。経済は、奴隷労働というその起源から切り離されてはいたが、国際貿易の厳しさと不平等に締め付けられていた。国家は小さな所有地ごとに再分割され、そこでは小作農民が家族や地元の経済のための食物に加え、コーヒー、綿、砂糖を輸出用に育てた。

独立から数十年、少数のエリートたちが首都にある賑やかな港の支配を固めようとしていた。くり返される大統領府での政変はしばしば外国から資金を得ており、ポルトープランスへの権力集中に油を注ぐことになったが、正式な国交はなかったが、イギリス人、米国人、ドイツ人は活発にハイチと貿易をした。一八二五年の自滅的な協定を招いた従属的な状態は、「ブラン」（白人）に有利な貿易を実現した。ハイチ人は今や国外のものは全て「ブラン」と呼んだ。一九世紀後半から、米国はハイチ海岸近くに砲艦を配置し続けた。一九一五年、またもや内乱が起き、我々米国人は海兵隊を送ったのである。

一九年間の米国によるハイチ占領は、ハイチ国内ではフランスへの債務のように記憶され、国外では忘れられている。それは通常のやり方で正当化され、多くの矛盾する主張がなされた。「我々の海岸の平和と安全」が一九世紀初頭にハイチ国家認知を拒否する理由だったのと同じく、二〇世紀初頭にはハイチの混乱が米国に波及すると言われた。ウィルソン大統領はもっと率直だった。彼はこう言った。「税関の支配が全ての基本である」(18)。米国の銀行はハイチの国庫を支配した。海兵隊は軍隊を解体した。ボロボロになった革命軍の最後の残滓だった。それは長い間、ハイチ人以外の敵を失っていた。

海兵隊によって寄せ集められた新しい支配者たちもやはり、国外に標的を欠いていた。外国による支配のために国内は混乱し、激しい抵抗も生んだ。一九一九年までには、米国はヨーロッパでの戦争の最終局面のために気を削がれていたが、爆発寸前の怒りが湧き上がり、反乱が国のあちこちで起きた。暴力は、とくに地方でひどかった。強制労働が道路や公共事業に用いられていたのだ。海兵隊と、新しく結成されたハイチの保安隊が反乱を鎮圧する過程で、何千もの人が殺された。ハイチの歴史家は（たとえばロジェ・ガイヤール）、一万五〇〇〇人が殺されるか、重傷を負ったと見積もっている。米国内では、その数は数千人と報じられた(19)。そうしたニュースは米国の平和主義団体を不安にした。彼らは米国とハイチの関係悪化に注目するよう働きかけていた。エミリー・グリーン・ボルチは作家にして平和活動家だが、くり返しハイチ占領を止めるよう要求していた（彼女はこの功績やその他によって、後にノーベル平和賞を受賞した）[20]。この事件は海兵隊の評判に傷をつけた。海兵隊内部の基準に照らしてもそうだった[21]。一九二〇年一〇月一四日、『ニューヨーク・タイムズ』紙は海兵隊元総司令官のジョージ・バーネット准将が行った内部調査に言及した。彼は三二五〇人の「現地人」が殺されたと結論した。

一九一九年九月二日、［バーネット准将は］ハイチで海兵隊を指揮していたジョン・H・ラッセル大佐に一通の親展書を送り、「事実上の無差別殺人を現地人に一定期間続けていた」証拠に対し、大佐の注意を喚起した。そしてこれについての徹底的な調査を要求した。「思うに」バーネット准将はラッセル大佐に書いた。「これは、海兵隊で起こったこととしては、最も驚くべきことだ。私としては二度とこのようなことが起きることを望まない」[22]。

反乱はあったにしても、ハイチは他のカリブ海の島々と同じく、一九三〇年代までには米国の強力な影響下にあった。東のドミニカ共和国、西のキューバなど、ハイチを取り囲む小さな島から成る共和国の多くにとって、強大な軍隊は身近なものだった。ほとんどの米国人はそんなことは知らなかった。そのような外国の問題は、大不況のさなかには興味を引かなかったのだ。ルーズヴェルト大統領は孤立主義者ではなかったが、彼もまた、占領を終わらせたかった（選挙運動をしていたとき、ルーズヴェルトはハイチ憲法を起草したことで政府についていくつか学んだと喧伝していた）[23]。一九三四年、ルーズヴェルトはハイチへの二度目の旅に出た。米国軍隊の撤退を宣言するためであった（彼は北部ハイチを訪問した最初にして唯一の米国大統領であった。ビル・クリントンが震災直前にそうするまでは）。

米国政府には、ハイチに権力の空白を残す意図はほとんどなかった。ハイチ各地の勢力が国を牛耳ろ

う と争い、欧州とアジアでまたしても世界戦争の戦雲が近づくと、米国はハイチの軍事・経済エリートに加担した。このパターンはカリブ海とラテンアメリカではくり返し行われ、制服組、背広組のエリートがどんどん巨大な権力を有し、わずかなリソースのシェアを拡大した。この地域では、直接参加民主主義はことごとく破綻していた。選挙は権力を見せつけ、わずかな合法性を喧伝するためのまやかしでしかない。傀儡政権と軍の専制政治がお決まりのパターンとなった。

こうして、米国に訓練された軍隊といくつかの一族が一九五七年まで権力を握ることとなった。その年に、フランソワ・デュヴァリエが（ハイチ人の言うように）「選ばれた」大統領となったのである。しかし選挙は不正に満ちていた。デュヴァリエ（「パパ・ドク」）〔パパ・ドクはフランソワ・デュヴァリエのニックネーム。デュヴァリエは医者だったが、彼の患者が愛称としてそう呼んだという〕は彼自身の民兵隊を作り、恐怖を自在に操って支配力を増していった。難民が大挙してハイチを去り安全な場所を求めた。職業人やエリートもそのなかにいた。グレアム・グリーンはパパ・ドクを『喜劇役者』でやり玉にあげている。デュヴァリエは、むなしくこの本を禁書にしたが、彼は最後の最後まで権力にしがみついていた。[24] 彼は一九七一年に亡くなる前に、一九歳の自分の息子ジャン＝クロード（「ベビー・ドク」）を後継者にした。ベビー・ドクは一九八六年まで権力の座にいた。その後デュヴァリエ一家は、フランスで贅沢三昧の亡命生活を送るためハイチを去った。

一九八六年には、デュヴァリエ一族を正義のもとに裁こうという議論が沸き起こった。少なくとも、彼らが国庫から横領した巨額のいくらかでも取り戻そうとした。高揚に満ちた時期だった。当時のことは、ラジオ・ハイチ・アンテールのジャン・ドミニクとミシェル・モンタスが記録している。他の者も、この国に最初の自由な報道を導入しようとした。こうした放送や新聞は、多くのハイチ人に届いた。

「民主主義」という言葉が国中で聞かれるようになった。新しい憲法が起草された。クレオールが国語であることを宣言し、デュヴァリエリストが公職につくことを禁じた。間断のない希望の時代だった。

　それは暴力に満ちた政治的空白期間でもあり、軍と経済界のエリートがふたたび権力を争った。[25] 民主主義を信じるデモ隊と、軍隊のしばしばの衝突。多くの人が亡くなった。ほとんどのデモは都市の若者たちが先導していた。しかし地方の農民たちも、不正に満ちた社会に反対し土地改革を求めて立ち上がった。都市でも地方でも、最も発言力の強いコミュニティーの組織者たちは、解放の神学に影響されたカトリックの聖職者であった。その一人がジャン＝マリー・ヴァンサン神父であった。彼は北西部で小作農たちと一緒に働いていた。社会経済的に基本的な、土地、仕事、最低限の公共サービスへの権利を貧者に保障するという考え方は、そうしたものを長きにわたって否定されてきた人たちにこだました。しかしそれは地主、軍の一部、そして多くの金持ちにとっては呪いであった。八〇年代後半にはポルトープランスだけでなく、土地改革、識字キャンペーン、自決権がオープンに議論されているところでは、どこでも暴力が勃発した。

　このような軋轢——本質的には階級間衝突——が国を襲った。軍と準軍事組織——その多くは過去の体制の遺物だったが——は、変化を要求するデモ隊に向かってしばしば発砲した。最悪だったのは、進歩派の教会リーダーたちを狙った襲撃であった。そこにはジャン＝ベルトラン・アリスティド神父もいた。彼はサレジオ会の司祭であり、その力強い説教と若者や貧しい人たちとの活動で名を上げた。また、彼とその信奉者は軍やカトリックの権威集団の一部から迫害も受けていた。北西部で何百もの小作農民が殺された陰惨な事件が起きたとき、ヴァンサン神父はかろうじて生き残った。

　弾圧は人びとの活動を少しも鎮めなかった。その活動は、まだ一つの旗のもとに組織されてはいなかったが、参政権と公民権、そして（さらに大胆にも）社会的・経済的権利といった、多くの人に長らく否定されてきた権利のまわりに、人びとは集結しつつあった。順番としては、適切な民主的選挙を組織することが先決であった。一九八七年、選挙実施の試みは、ある投票所での殺戮に終わってしまう。軍がその殺戮に関与したと思われたが、これに介入し、戒厳令を発令した。ジャン・ドミニクの豊かなバリトンがハイチを「この麗しき、軍隊の囚われ人」と呼んだのは、こうした時代のことだった。そしてやはりその頃、アリスティドは何度にもわたる暗殺計画を生き延びた。暗殺計画は、彼の支持者の数と献身を増すだけであった。

軍の庇護下では、本当の意味での民主的な選挙は不可能に思えた。しかしそれこそが、流産してしまった一九八七年選挙の数カ月後に軍が約束したことであった。デュヴァリエ一族没落後の数年については、様々な立場の記者によるフランス語や英語の記事が数多く書かれた。なかでもいちばん良かったのは、エイミー・ウィレンツのものだった。彼女はこの暴力の時代にずっとハイチにいて、民衆運動の蜂起を記録し続けた。彼女は戒厳令下に行われた一九八八年の選挙を以下のように分析した。

一月の選挙は馬鹿げたジョークだった。マニガの支持者はラム酒と現金をもらっていた。「選挙運動」の活動家はドルを有権者に配った。シテ・ソレイユのはずれの、大きな黒塗りの車の後ろで。ある外国人のジャーナリストは白人男性だったが、五ドル渡されてマニガに投票するよう言われた。有権者は多くの場所で寄せ集めのグループを作り、街中をタプタプで回っては投票し、そしてまた投票した。(26)

ウィレンツは古い秩序の断末魔の一声を聞いたのかもしれない。それは彼女が、一九八八年九月一一日に起きたサン・ジャン・ボスコ教会の略奪を生き延びたときであった。雇われの殺し屋グループが教会に火をつけた。そのときアリスティド神父はミサを執り行っていた。アリスティドは（そして後に私の友人となるルーヌ・ヴィオーは）生き延びた。しかし少なくとも一二人はそうではなかった。(27)

サン・ジャン・ボスコの襲撃は、その時代の最も暗い一章に数えられるし、ハイチにおける民主化運動（そして教会）に対する最悪の犯罪の一つであったのは間違いない。ところが、それはすぐに別の犯罪やさらなる政治暴力によって霞んでしまった。もっと多くのハイチ人が自由と公正な選挙を求めて要求を続けたからである。軍部のリーダーたちは意志を固めていた。国際社会からの圧力が高まっても意に介さなかった。会議に次ぐ会議、委員会に次ぐ委員会、そしてあれこれの調査を経て、ハイチにあったいくつかの暫定政府は、新しい憲法に基づく選挙と民主的統治だけが、この苦境から脱する方法であると合意した。

このような興奮した環境のなかでいかにして選挙を行うかは、はっきりしなかった。しかしアリスティド神父の出馬は、締め切り直前の有権者登録の嵐を呼んだ。投票日は一九九〇年一二月一六日に定められた。一九八七年の選挙日殺人を経験していたので、私はその日ポルトープランスを離れるべきだと知っていた。しかし、たくさんの国際監視人がいたし、友人たちの熱狂にも感化された。私は自分の目でそれを見たかった。(28)

一ダースもの候補者がいたが、アリスティドは六七パーセントの票を勝ち取った。彼は多数派である貧しい人びとに支持を求め、彼らもアリスティドに希望を託したのだ。しかし、軍とハイチの富裕層はおおむね、若い司祭とその危険な考えに頑迷に反対した。そして、またしても軍の蜂起が、過去最悪の蜂起がアリスティド政権を就任わずか七カ月後に崩壊させた。それまでの四年間が困難の時期だとすれば、一九九一年九月以降の数カ月を表現する言葉を見つけるのは難しかった。何万人もの人たちが陸路で、そして海路で避難した。アリスティドはカラカスに逃れた。避難先を見つけられぬ人たちも何千人もいた。

デュヴァリエリズム陥落から五年以上経って、ハイチはまたしても軍政下にあった。しかしほとんどのハイチ人は、選挙で選ばれていない軍事政権の役人と、その文民支援者に統治されることを拒んだ。アリスティドを支援していたスラムと貧民街は反撃した。経済は悪化し続けた。武力を惜しみなく使っていたにもかかわらず、軍は効果的な統治ができなかった。そのような圧政は移民の波にさらなる拍車をかけた。「難民危機」は一九九二年の米国大統領選挙で大きな争点になった(ハイチ民主主義の回復は、クリントン＝ゴア候補の政策綱領に含まれることになった)。しかし、議論の進展を遅らせるような態度が散見された。ハイチの高官はとくにそうであった。アリスティドは自らこうした議論に参加するため、カラカスからワシントンDCのジョージタウンに避難所を移していた。一九九四年、立憲民主主義を回復させるようクリントン大統領が介入して、ようやくアリスティドは母国に戻ったのである。

当時の記事を引用するならば、この「清らかな侵略」において発砲は一度もなかった(29)。しかし、銃や銃弾は人びとの心から離れなかった。いつだって、投票箱ではなくこうしたものが、ハイチの政権を変じた道具だったからである。このような残念な悪循環をどのように終わらせるかについて、さんざん議論がなされた。アリスティドはハイチ軍の解散を提案した。米国海兵隊によって設立されて以来、ハイチ人以外の敵を知らない軍であった。コスタリカのオスカル・アリアス大統領はその提案に賛同した(彼の国は中央アメリカでは稀有な、常設軍を持たない国であった。それに、くり返されるクーデターとも無縁であった)。アリアスは一九九五年にハイチにいた。アリスティドが、選挙で選ばれた文民にその地位を委譲した最初のハイチ大統領になった年である。後継者のプレヴァルはもとは農学者で、一九九一年発足のアリスティド政権では総理大臣を務めていた。委譲は確かに記録すべき偉業であった。アリアスはそのときにはノーベル平和賞を受賞していたが、論説記事にこう書いた。「アリスティドは喜んで言ったものだ。政府でまだ給料をもらっている軍のメンバーは、二〇人のマーチングバンドの音楽家だけだと」(30)。

その光景の背後で、権力闘争は続いていた。ハイチの政治階級、離散民《ディアスポラ》、ビジネスエリート、外国大使、国際機関といったいつもの面々がからんでいた。誰もがハイチへの処方箋を持っているように見えた。ハイチは片足をひきずっていた。森林破壊はどんどん広がっていた。浸食は農産物を脅かしていた。プレヴァルは「任期を全うし、さらに、選挙で選ばれた後任に地位を委譲」した最初のハイチ大統領となった。そして彼の跡を継いだのは、他ならぬアリスティドであった。このときは九〇パーセント以上の票を勝ち取っていた。このかつての司教は、任期を全うし、さらに、法にもとづく大統領の権限委譲が例外ではなく当然であるような立憲民主政体に向かってハイチを主導する、二人目の大統領になれるだろうか。

当時の評論はどれもこれも、次に何が起こるかについて激烈に論じていた(31)。しかし、はっきりしていることもあった。アリスティドは簡単に人民の票を得ることができたが、彼は富んだ人には慕われていなかった。ジョージ・W・ブッシュ政権の一部も彼を嫌っていた（新しく選ばれた米国大統領の父は、アリスティドに対して行われたかつての軍事クーデターのときの米国大統領だったが、これもハイチで大いに話題になっていた）。それに、民衆運動の基本方針であった、公平な富の分配と基本的な社会サービスへのアクセスの改善は、根の深い反対に遭っていた。反対者には、旧秩序から利益を受けていた地元民もいたが、冷戦メンタリティーにいまだに影響されている者もいた。何人かは強硬な保守派で、融資や開発支援が人民主義者や左派の政権に流出するのをブロックしろと米国の新政権に助言していた。そういうことは、キューバやベネズエラでは大した問題にならなかったが、ワシントンの政策は常に、ハイチに大きく影響する。すでに述べたように、米国はハイチ政府への直接支援を遅らせようとしていた。近年の一連の選挙に不満だったからだ。こうした政策がどのくらい他国に影響するかは明白ではないが、いくつかの国を誘導したようではあった（たとえばフランスやカナダ）。開発機関も同様であった。米国の支援は明らかに、公共セクターではなくNGOに向かったのである。

どのくらいのキャッシュがハイチ政府に流れたのだろうか。二〇〇二年、人口約一〇〇〇万人の国を統治するための国家予算は、マサチューセッツ州ケンブリッジ市（人口一〇万人）の予算とさして変わらなかった。リソースなくして、公共サービスが何かを行うことは不可能だ。多くの専門家はNGOのために働くことを選択した。そこには全ての市民に尽くす義務はなかった。貧しい人たちには大切な他のサービスも同様だった。たとえば、安全な飲料水へのアクセスがそうである。開発と基本サービス提供支援の締め付けは、政府への酸素投与のバルブを閉める結果となった。しかし、それは最初から故意だった。アリスティド政権を罰し、排除するためだったのだ。

米国の支援は公共セクターには流れなかったが、そのいくらかは、アリスティド政権に反対する市民社会団体に流れた。こうした団体を、いくつかの裕福な家族も支援した。他方に目を移すと、都市のスラムはさらに派閥化しギャングとなっていった。そのいくつかは重武装していた。若いギャングのメンバーはシメ（Chimè）と呼ばれた。都市の問題は、ほとんどが彼らのせいだと非難されていた。マジソン・スマート・ベルという小説家が、この困難な時期について感動的なエッセイを『ハーパーズ』誌に書いている。以下が、彼がシメについて記した文章である。

ハイチでは、一つの単語が多くの意味を持っているのが普通だ。「シメ」という単語も、私をさらに深い意味に導いてくれる。この単語が作られる以前は、ハイチの不良少年少女たちはマレルベ（malélevé　育て方を間違えた）と呼ばれていた。あるいはさらに直截にサンママン（sansmaman　母なし）とも呼ばれている。彼らはどうかして、成人に至るまで伝統的なラコウ（lakou）による涵養を得なかった人びとである。ラコウとは、貧困とグローバル化の組み合わせのために、ここ数十年間で破壊されてしまったコミュニティーである。それで、彼らはこんなに危険な存在になってしまったのだ。シメとはまさにキメラ（chimera）のことである。不運が彼らを、認知されない影のような存在にしてしまった。もっと幸運があれば彼らも人間になれたのに、彼らはそうではないのである。こうした人びとが、アリスティドがもともと救おうとしてきた人びとなのである。Tout moun sé moun（全ての男は男である）は彼の初期のモットーであった。(32)

Tout moun sé moun は実際には、「全ての人は人である」を意味する。そして、それは貧者の好んで用いるモットーであった。彼らはアリスティドを支持した。たとえ多くの市民社会団体などが寝返っても。援助金の凍結によって生じた被害は甚大だった。このことはハイチ国内ではよく議論されたが、援助を遅らせた当人たちはこれを否定していた。怪しげな〝反乱軍〟（その多くがハイチ軍を除隊になった者だった）がドミニカ共和国の国境付近に集結する一方、アリスティドはフランスへの負債という不愉快な問題を持ち出したといって、官僚から非難されていた。ハイチ大統領はフランス政府に、フランスがハイチから一九世紀に巻き上げた金を返すよう求めていたのである。そして彼は、当時の一億五〇〇〇万ジェルミナル・フランが二〇〇三年にいくらになるかを喜んで教えた。それは利子と合わせて二一〇億ドルである。

それはまたしても暴力的な政治の空白期間であった。中央ハイチでは、我々の医療チームはベストを尽くして国境での襲撃の被害者に対応していた。数カ月の間に、一人の裁判官、副市長、何人かの警察官、水力発電ダムの警備員たちがそうした被害に遭った。ほとんどが撃ち殺されていた。反逆者らはまた、私の弟子で同僚でもあるウェスラー・ランバート医師と、ザンミ・ラサンテでの仕事を求めて面接を受けに来た四人の看護師たちを拉致していた。ランバート医師は救急車を運転していた。はっきりと救急車と分かる車両だった。そして解放されたとき、彼はひたすら、彼が運んでいた医薬品を含む物資の返却を要求した。我々はそれをついに取り戻せなかった。

たくさんの本が（多くの矛盾する主張をこめて）この暴力的な時期について書かれているし、今後もまだまだ書かれるだろう。(33) しかし、事実のいくつかは異論の余地がない。一つは、二〇〇〇年のような、選挙で選ばれた大統領から次の大統領への権力委譲は、今後はないということである。二〇〇四年二月、アリスティドと彼のハイチ系米国人の妻は中央アフリカ共和国に疎開させられた。妻は弁護士で、国立エイズ委員会の委員長をしていた。かの国自身、一人の軍人の最近の反乱によって統治される国であった。米国とフランスの外交官たちは、アリスティド夫妻は自分たちが選んだ国に連れられたのだと主張した。しかしその目的地は、無法の、彼も妻も一度も訪れたことのない場所であった。大統領が言うように、彼らは拉致されたと言うべきだろう。(34) ドナルド・ラムズフェルドやコリン・パウエルを含む米国の閣僚たちは、このような主張を馬鹿げたことだとはねつけ、自国の関与を一切否定した。エイミー・ウィレンツが『ネーション』誌にこう書いている。

ハイチで起きたことはクーデターだった。ドナルド・ラムズフェルドやコリン・パウエル、スコット・マクレランがそのような主張を「馬鹿げている」とか「ナンセンス」と呼ぶのはおかしな話である。クーデターは一回きりの出来事ではなかった。だから、しばらくその実態がカモフラージュされたのだ。我々は「クー」は「クー」、つまり何か突然のものである、という考えに慣れてしまっている。「クー」とはフランス語で一撃とか一刺しの意味である。しかし、アリスティドに対するそれは、拡大されてハイチの人びとに対するものにもなった、長期にわたる慢性的なクーデターであった。それはアリスティドが最初に選ばれた一九九〇年の終わりから始まり、慌てて飛行機で運ばれていくまで続いたのである。その行き先は、彼が選んだものだと告げられはしたが、実際には伝説の殺し屋にしてダイヤモンド蒐集家のジャン゠ベデル・ボカッサのかつての母国であることが分かったのだ。その国は、ウェブ上で読めるCIAの「カントリー・レポート」によれば、選挙で選ばれ一〇年続いてきた文民政府が、最近、軍のクーデターによって奪取されたのである。(35)

アリスティドの出国に関する論争はさておき、彼に取って代わった政権は機能しなかった。米国が選んだこの暫定政府は人気がなく、混乱は拡大した。ポルトープランスは、巨大な国連平和維持軍がいるにもかかわらず、世界最大の拉致のメッカとなった。地元の警察は脆弱か、あるいは堕落していた。本来あるべき姿とは残念ながら逆であった。同様のことは、公衆衛生、公教育、司法についても言えた。ハイチはまたしても、選挙なしで統治するのが困難であると証明したのである。

その後の二年間も事態は良くならなかった。国連平和維持軍のリーダーであるブラジル人の将軍がモンタナ・ホテルで命を落とした。さらに国連外交官のジャン゠マリー・ゲーノは、ハイチの状況をスーダンのダルフール地方のそれと比較した。「カパイシャンのハイチ人たちは、私がダルフールで見た（国内避難民の）状況よりも悪い状況にいる」と彼は書いた。[36] 欠乏と暴力からの解放、という広義の安全面で言えば、ハイチはまったくひどい状況だった。暫定政権にいるのは選挙で選ばれなかった人ばかり。選ばれた大統領は亡命中の身である（最初は中央アフリカ共和国、次いでジャマイカ、最後に南アフリカ）。武装した「反乱軍」は自由自在に国中を闊歩する。首相たち政府の人間は正式な手続きもないままに牢獄に入れられる。食料や燃料、日用品は慢性的に枯渇している。もちろん、基本的な医療提供は困難になった。

数カ月が過ぎた。人びとは、国連平和維持軍の存在に慣れた。アリスティドが国外に去ったことに関する作り話や神秘化には事欠かなかった。それ以前の一〇年間と同様、憲法による統治と、「事実上の」統治終焉への欲求は強かった。二〇〇六年、ハイチの有権者はふたたびルネ・プレヴァルを選んだ。彼の二期目は、彼が十全には管理しえないくらいの問題に満ち満ちていた。二〇〇八年、国際的に食料や燃料の値段が跳ね上がり、暴動が起き、首相不信任の一票が投じられた。次に首相に選ばれたミシェル・ピエール゠ルイは、議会に何カ月も承認されなかった。それはつまり、大がかりな開発政策は本質的に実行不可能であることを意味した。森林破壊は加速しており、ハイチの生態系の悲惨をひっくり返す望みは、大がかりな政策を必要としていた。雨季になると常に地滑りが、洪水が、そして死が起きた。二〇〇八年のハリケーンの季節は、前述のように史上最悪のものであった。

これが、医者たちが現病歴と呼ぶもののショート・バージョンである。二〇世紀の間、ハイチは海外の支配を生き延びた（その後、短期的な政権がいろいろできたが、どれも適切に選挙されたものではなかった）。二九年にも及ぶ一族による専制政治は長期開発には関心がなく、軍民連合のクーデター後の暫定政府、短い民主的統治、さらにクーデターが起き、かつて団結していた人民活動はゆっくりと分断された。二〇一〇年一月一二日までの一〇年ばかりに、ハイチでは森林破壊が続き国土が脆弱になっていたが、その国民は、デュヴァリエ時代に表面的な沈黙を守りつつ苦しんだ（地元の言葉を使うならば）ゾンビのような人たちばかりではない。現在の国民の大多数は、専制政治が終焉した一九八六年以降の生まれである。そういう人びとは強く、誇り高い。しかし、政府や組織は弱く、人びとが求めている基本的サービスをおおむね提供できない。

地震は、ハイチの公共組織の脆弱性を、いかなる種類の社会的セーフティネットも持たない人びとの脆弱性を、改めて思い出させた。人道グループ、ＮＧＯ、開発エキスパート、伝道者などは押し寄せる。しかし、そのような善意が決定的な復興計画に転じるかどうか。その計画が、ハイチの経済を成長させ、そのインフラを修復し、健康、教育、衛生システムを強化し、政府やその組織に統治能力とリソースを持たせることができるかどうか。それは、今後分かることである。

5　キャンプへ

ハイチの慢性問題についてその歴史的ルーツを理解しても、問題解決が容易になるわけではない。それは震災前から分かっていたことだった。そして、ハイチの震災後の問題を重要度でランク付けするのは難しいだろう。しかし、徐々にはっきりしてきたのは、自然発生的に街中に、あるいは別の場所に広がった避難所の生活環境がリストの上の方にあるということだった。

パートナーズ・イン・ヘルスとザンミ・ラサンテの仲間たちは四つのキャンプ（避難所）に医療サービスを提供していたが、そういう場所で私はあまり時間を費やしていなかった。こういう事態についてもっと専門性の高い人がハイチの当局を助けて、家を失った人たちという新しい問題に取り組んでいると考えたくなる誘惑があった。このような事態の経験豊富な巨大組織――たとえば国際移住機関（IOM）、国連人道問題調整事務所（OCHA）、そして赤十字関係――が避難民の支援を担っていた。そして国連は、複雑な避難所《シェルター》問題を受けて、「シェルター・クラスター」を立ち上げた〔人道支援活動に際して、国連機関等が個別に活動するのではなく「クラスター cluster」（分野別集合体）毎に「リード・エージェンシー lead agency」（分野別調整役）を指定し、それを中心とする連携により支援活動の効果を高めるためのアプローチを「クラスター・アプローチ cluster approach」という〕。後になってみれば、私はこのテントの街がいつまで続くか、もっと安全な一時避難所や修繕された家屋にいつ移動できるのかについて甘い見通しを持っていた。どのくらい一時的だと一時的と呼べるのか。あるキャンプを訪れたとき、チェルシー・クリントンは私を驚かせた。アフリカの難民は平均一〇年以上も、そのような「一時的な」避難所で暮らすのだという。[1]

避難したハイチ人が、ポルトープランスの空き地や公共スペースを占拠してしまうことは明らかであった。サッカー場から公園、教会の池に至るまで。災害時における人道支援と避難所の専門家は、何十もの計画を練り上げた。しかし計画はいつでも、少なくともだいたいにおいて、実行に至らない。何十万人もの人びとが適切な家屋を失っていた。多くはシーツを屋根にした安普請の下で寝ていた。食料も水も、医療も足りなかった。ハイチ政府は、少数の大きなキャンプではなく、たくさんの小さなキャンプを作ることを提案していた。数の増加とともに治安と衛生が悪化していたからだ。しかし、このようなアンバタン（anbatant　テントの下の人たち）の多くは、巨大なキャンプで密集して暮らしていた。二月中旬には、一〇〇万人以上の人びとが、およそ一〇〇〇はあろうかというこうしたキャンプに住んでいた。

我々が避難所の問題を最初から考えていなかったわけではない。ポルトープランスでは数分歩けば、必ず自然発生的な避難所を見つけることができたのだから。地震から数日後、我々がシェルター・クラスターという言葉を初めて聞く以前に、私はパートナーズ・イン・ヘルスとザンミ・ラサンテの仲間に会い、都市戦略について即興のミーティングをもった。我々は何時間も、国連の物流基地で議論した。次々にできているキャンプで我々は医療サービスを提供すべきか。あるいはこの場合は、専門家に任せるべきか。都市にスタッフを増派して、現作業のメンバーを補填すべきか。

それは深刻な意思決定であった。我々には分かっていた。この決定が我々の仕事に数年にわたって影響するだろうことを。そうしたテント張りの臨時クリニックを設立するには、新しいスタッフの追加が必要であろう。キャンプの住民からリクルートすることも確かに可能だが、スタッフが十分でも、医薬品、医療器具、食料、水、衛生がなければろくなことはできない。ハイチの都市にはそういうものは皆無だった。熱を帯びたそのミーティングで、ある仲間が端的に尋ねた。「キャンプにおける我々の義務って何だ。ジェネラル・ホスピタルへの我々の義務って何だ」。ルーヌ・ヴィオーは言葉少なだったが、肩をすくめてこう言いたげだった。「何か選択肢はあるの?」と。彼女は我々がまともなクリニックを立ち上げ、すぐにスタッフをリクルートできると確信していた。そこにいた別のハイチ人たちも、やはり我々の能力に自信を持っていた。気乗りのしないスタッフは良い仕事ができないのではないかと恐れていた。みなが知っていた。キャンプの状況は残酷なくらいひどかった。最も経験値の高い医師の一人がこう言った。「私もあるキャンプに行ったんだ。こんな風には言いたくないが、ほとんど絶望的だよ」。国連特使代理としては、「管轄外」であると言ってキャンプを無視するわけにはいかなかった。そういう言い方は公衆衛生のプロの常套句であった。私は避難所の専門家に敬意は払っていたが、どのグループもハイチにおける計画遂行の経験は乏しかった。ルーヌやザンミ・ラサンテのチームのほうがはるかに経験豊富である。だから、キャンプで支援活動を行うということでみなの意見がまとまったとき、私はほっとした。

避難所はひどい居住環境で、気持ちが萎えた。キャンプ内でサービスを提供する者の多くも、そうだった。二月中旬までには、人道支援者のなかには失敗を口にする者がすでに出ていた。大規模な人道支援機構が、雨季が始まる前に国内避難民を高台に移動させることもできないなら、これは失敗と呼ぶべきではないか。せめて、キャンプの住民の飲食くらい満足に保証できないものだろうか。

二月中旬に、私はジャン＝マリー・ヴァンサン公園を訪問した。ポルトープランス最大のキャンプの一つだ（俳優のショーン・ペンたちの支援活動拠点が、唯一ここより大きなキャンプだった。その避難所は元はペシオンヴィル・ゴルフ場だった）。公園はジャン＝マリー・ヴァンサン神父にちなんで名づけられていた。ハイチ人の司祭で、一九九四年に乾燥したハイチ北西部の貧しい人びとを支援し、殉教した。ヴァンサン神父は識字率プロジェクトを立ち上げ、貧しい人びとのために銀行を設立した（マイクロクレジットの先駆的活動）。そして、自分の司祭館の階段で撃たれたのだった。私は彼を個人的に知っていた。自分の名前を持つ公園が避難キャンプになっていることを、彼だったらどう思うだろうか。彼はそれを恥じないだろう。ここにいるのは、彼と同じ場所に属する人びとなのだから。

我々が会った（そして雇用した）多くの素晴らしい人びとのなかに、デュビック・コベル医師がいた。若いハイチ人医師で、キューバで研修していたが、最近ポルトープランスの貧民街に戻って働いていた。彼はそこで育ったのだ。彼の妻ナデジュもまた医師で、震災が近隣をペシャンコにするほんの数カ月前に女の子を産んでいた。コベル医師夫妻は無事だった赤ん坊を連れ、慌ててジャン＝マリー・ヴァンサン公園に作られたテント村に避難した。そこでは建築資材の代わりにあれこれの代用品が使われていた。テントはほとんど空きがなかったが、コベル夫妻はようやく一つのテントを見つけ、セメントの地面の上にそれを張った（公園の一部はもともと、廃墟となった滑走路跡に作られた）。コベル一家の新しい住処は震災前に彼らが住んでいた場所から数百ヤードしか離れていなかった。ザンミ・ラサンテとパートナーズ・イン・ヘルスの新しい仲間たちと一緒に、彼らはすぐに医療活動を開始した。そこには中規模都市並みの数の人が住んでいた。

デュビック医師は私をキャンプに案内してくれた。驚くべき光景だった。その日彼は、およそ四万八〇〇〇人の人びとが小さな空間にすし詰めになっていると見積もっていた。しかし、デュビック医師は元気だった。医薬品や基本的な検査機、それに中央ハイチから経験ある仲間たちを提供されて喜んでいた。その一人は私のお気に入りの弟子アナニー・プロスパー医師である（その日は、このような環境下にもかかわらず、嬉しい再会がいくつかあった）。アナニーはプティット・リヴィエール・ド・ラルティボニットという小さな町にクリニックを立ち上げていた。そして最近、同様の施設を、ジャン＝マリー・ヴァンサン公園と他の三つの自然発生的なキャンプで設置していた。

いくらかの前進が見られた。定期的な診療サービス（暑くてたまらないテントで提供された）が行われるようになった。避難所はゆっくりと、くすんだ茶色から青色へと変わっていった。ダンボールやシーツが、防水ビニールシートに取り替えられたからだ。いくつかの新しいテントの学校。照明のちょっとした改善（毎晩、キャンプはあっという間に真っ暗になり、性暴力など犯罪のリスクを増していた）。しかし、簡易トイレは数個しかなく、どこに行っても暑くてムシムシしていた。こういう状況下で医者や看護師の士気はどのくらい保てるものだろうか。避難所の専門家は、こうした問題にちゃんと取り組んでいるだろうか。

避難所の専門家もまた、避難民に提供されたサービスのスピードと質には不満であった。ジャン＝マリー・ヴァンサン公園はほとんどのキャンプよりも大きかったが、それは他の意味においても当然そうであった。デュビック医師は食料、水、避難所の提供量を大幅に拡大するよう強調した。彼はまた、治安にもっと資金を使うべきだと要求した。キャンプを女性や子どもにとって安全な場所にするためだ。しかしキャンプを案内されて分かったように、リソースも専門性も、このようなニーズ全てを満たすに

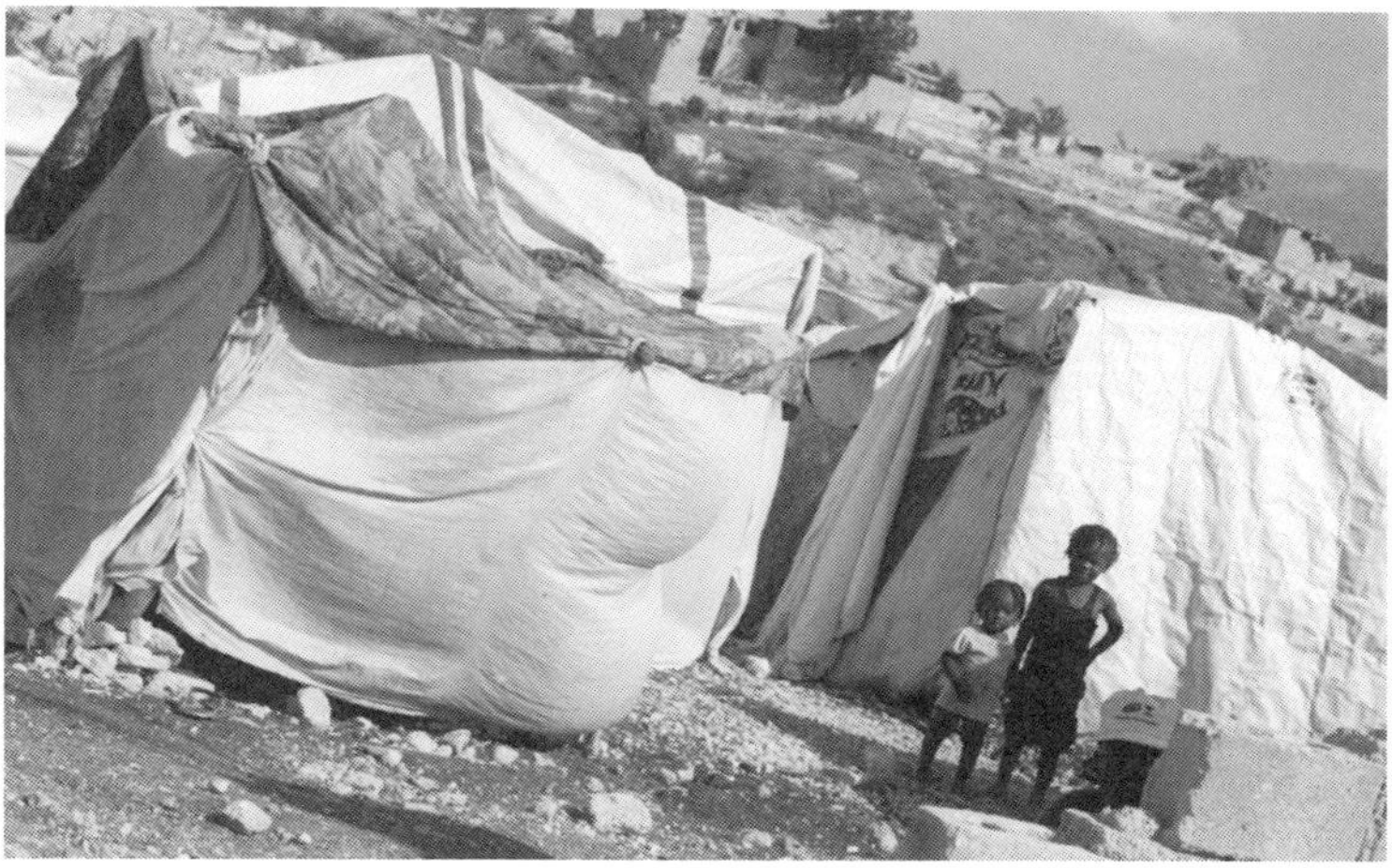

ジャン＝マリー・ヴァンサン公園の子どもたち．2010年３月．被災地全域で130万人もの人たちが似たような状況で暮らした．(Nadia Todres)

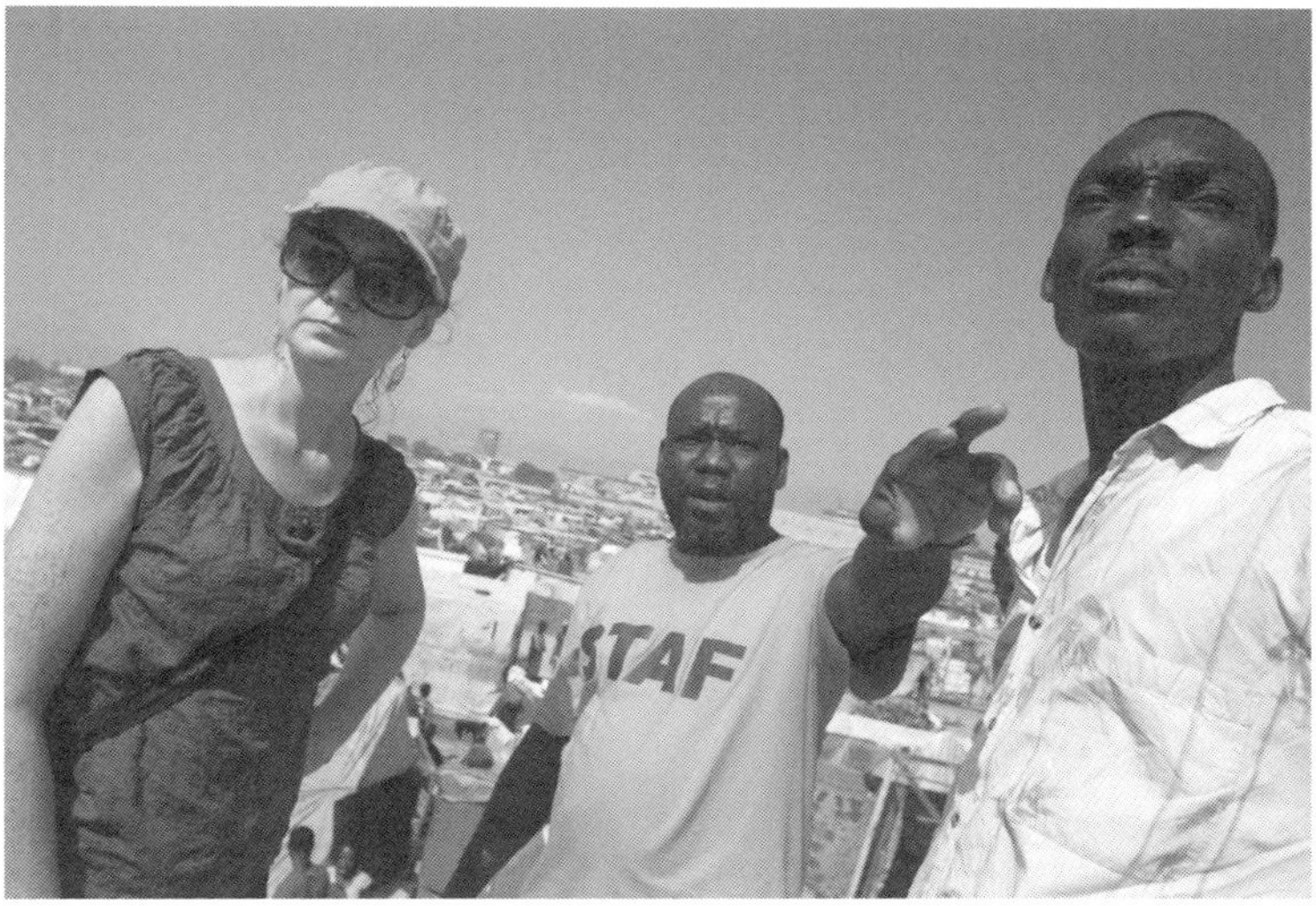

ルイーズ・アイヴァーズ医師．ジャン＝マリー・ヴァンサン公園にて．(Justin Ide)

は足りなかった。

地震の翌日、クリントン元大統領が国連総本部でスピーチをしてから何時間も経ってから、私はジョン・ホームズに会った。国連人道問題調整事務所のトップである。彼は思慮分別があり、経験も豊かなプロのように思えた。たぶん私は、治安、水、衛生について、そして防水シートやダンボールやブリキ板の代わりとなるものについて、彼の助言を求めるべきであろう。ホームズは私に、シェルター・クラスターの国内避難民専門家を紹介してくれた。パートナーズ・イン・ヘルスの私の同僚たち(ルイーズ・アイヴァーズもいた)はすでに彼らに相談していた。しかし分かったのは、この公園で働くことに関して言えば、米軍とミッション・グループであるオペレーション・ブレッシングのほうが、パートナーとしては頼りになるということだった。

では、クラスター・システムは一体どのように行われていたのだろうか。国連のクラスター戦略は、労務を担当機関ごとに分割した。世界保健機関は医療支援の調整責務を負い、世界食料プログラムは食糧支援を、ユニセフは児童問題を担当した。数週間経っても膨張する避難所と混み合う病院を見れば、現存する人道支援能力と、震災に苦しむハイチ人の満たされぬ需要には巨大なギャップが存在することが明らかだった。クラスター・システムには改善が必要だった。支援提供への不満は大きく、それはキャンプの中だけにとどまらなかった。ジョン・ホームズ自身が書いた内部メモがリークされ、二月一七日に報道された。ここにそれを転載する許可を与えてくれた彼の好意に感謝する。

震災のちょうど一カ月後に私はハイチを訪問し、人道支援作業の進捗状況を視察した。現在も続いている緊急対応について、ハイチ国家の当局を支援せんと我々は尽力しているが、そこで直面している困難をよりよく把握しようとも思った。明らかになったのは、多くの人びとと団体の協力のお蔭で、我々は多くを成し遂げたということだ。しかし、やはり明らかになったのは、人道支援を必要としている人びとはまだたくさんいるということである。とくに避難所、食料以外の物資、そして衛生という重要な側面においては足りていない。

雨季が近づいている。このような満たされない需要はさらなる緊急事態を惹起しつつある。健康や安全の問題だけではない。いくつかの重要な地域における巨大規模のデモが、政治・治安面に大きなインパクトを及ぼしかねないのだ。

私の誤解でなければ、ホームズは前線部隊（Aチーム）がすでに作業に取りかかっているかどうかを知らなかった。それに、彼は火急を要するプロジェクトにリソースが十分に行き渡っているとは思っていなかった。ホームズは続ける。

問題の一部は、我々の運用能力全体と関係している。場所によっては、我々はまだ必要とされるリソースを十分に提供していないのではないか。実践的なプログラムを施行し、物資を現地に提供する能力が不十分なのではないか。災害の複雑さは巨大なもので、全ての主だった機関は、その職員のうち最も経験豊かな災害対応担当者を派遣せねばならない。彼らが必要な物をできるだけ早く調達し、配達し、分配するのを確かめねばならない。これは我々全てに課せられた試練である。失敗は許されない。したがって、私はみなに頼みたい。重要な領域で何ができるか、しっかりと腰を据えて見つけてほしい。需要を満たすために、もっともっとアグレッシブに取り組んでほしい。

調整面で言うならば、私はがっかりしている。グローバル・クラスターのリード・エージェンシーにクラスター調整力を現地で強化するよう要求していたのだが、重要な領域ではほとんど進展が見られなかったからだ。一二のクラスターが設立されたが、ほとんどの場合そのコーディネーターは、事業に参加している多くのパートナー間の調整能力を欠いており、苦闘している。対応開始からひと月、専従のクラスター・コーディネーターや情報管理拠点、技術サポート能力を持つのは、ほんのわずかなクラスターのみ。しかしこうした能力は、巨大規模の緊急事態への対応を効率よく遂行するのに必要である。それを欠いているということは、いくつかのクラスターは需要の全体像を把握しておらず、需要への対応プランも戦略も、ギャップ分析〔現状と目標の差《ギャップ》を分析すること〕もできていないということなのだ。我々の遂行能力は外部から疑いの目を持たれ始めている。

本災害で数多く見つかった教訓の一つに、堅固なクラスター調整チームの必要がある。対応初期からクラスター調整を統括できる、経験豊かなチームである。クラスター・コーディネーターを一人配置するだけでは不十分であり、グローバル・クラスターのリード・エージェンシーが目指すレベルにはとうてい達しない。とはいえ我々は、このような教訓を生かすのに次の災害を待っているわけにはいかない。現地での遂行能力を緊急に、大幅に上げる必要がある。そして調整、戦略的プランニング、支援の提供を改善するのだ。クラスター間の、そしてクラスター内の調整が上手く行くことが大事である。そうすれば国連各機関、赤十字・赤新月社団法人活動〔赤新月（Red Crescent 赤い三日月）はイスラム教国の活動。キリスト教のシンボルである十字架=赤十字（Red Cross）を用いない呼称〕、国際移住機関やNGOの貢献が上手くつながるだけでなく、（1）国立の各機関との協調を密にできる、（2）民間団体との協調が図れる、（3）軍から提供された物的その他の支援を最大限に活用できる。国連人道問題調整事務所は支援の準備ができており、必要とあらば、さらなる支援とアドバイスが可能である。

したがって、私はグローバル・クラスターのリード・エージェンシーにくり返し要請したい。クラスター調整チームを即座に拡大させることと、現地での持続可能な調整能力の提供を。さらに私はNGOに要請したい。自身の能力を強化する方法を模索することと、クラスター調整業務に人材の提供を検討することを。

ハイチの悲惨はあまりにもひどく、我々はみな圧倒されている。たくさんの人びとの不断の努力にもかかわらず、我々はいまだに、十分な基本的支援を主要な被災地に提供できていない。多くの人びとはいまだに生存の危機にある。我々はさらに努力し、火急的に行動しなければならないのだ。(2)

ホームズは、支援提供における調整不備から不均衡に至るまで、人道支援団体が直面する長期的な問題をいくつも指摘した。国連幹部がこのような失望を顕わにすることは、それがリークされたがゆえにニュースとなった。しかしキャンプを訪問した以上、彼はどうすればそのような結論を避けることができただろう。ハイチで働く人のなかには、上級幹部に自分たちの働きが十分でないと指摘されたと受けとめ、腹を立てた者もあった。しかし、ハイチ人はもっと率直に不平を口にした。作業が上手く行っていないことは、ちょっと想像力を働かせれば自明のことであった。クラスター・システム内で働く人たちはそのことに十分自覚的で、自嘲的なTシャツすら作った。地震から数週間後、レオガンのある人道支援団体の若者が「俺はシェルター・クラスターを生き延びた」と前面に書かれたTシャツを見せびらかしていた。リークが、ポルトープランス内外の多くの支援提供者らの自己批判的な対話を促したかというと、確かにそれは促したのだった。

メモがリークされた頃、人道問題調整事務所は、ハイチで難民となった者の四〇パーセントがいまだに一時的避難所にすら入れていないと推定した。つまり、これだけの規模の人道支援があるにもかかわらず、少なくとも四〇万人の人びと、もしかしたらそれ以上の人びとが、震災からひと月経っても安全で雨露をしのげる場所で眠ることができていないのである。支援に対する批判が強まったこの時期の報道は、空港がボトルネックであると指摘した。一〇〇〇以上の飛行機が着陸できずにいた。あるいは物資を満載したコンテナが、港や税関で引き留められているという記事もあった。法外な手数料や単なる無能のせいだという。長く波乱に富んだ人道支援の歴史において、最も輝かしい瞬間でないのは確かだった。

支援メカニズムの不備や震災前後のハイチにおける人道支援の遺憾な歴史について、語るべきことはもっとあったし、それは実際に語られた。しかし、ホームズのメモはキャンプの問題を解決しなかった。どんなメモも宣言も論説記事にも、それは不可能だった。キャンプの状況は牛歩の歩みでしか改善しなかった。性暴力の報告が増していた。

夜になるとキャンプは悪臭が漂ったが、その理由は容易に理解できた。大人も子どもも、女性はトイレまで歩くのを怖がっていた。そこでレイプされた人がいるという噂を聞いていたからだ。そのような話は蛍光塗料のついたTシャツを着、笛を携帯し、女の子たちがトイレに行くときに付き添う女性のパトロールを組織したキャンプでも聞かれた。どうしてそういう仕組みが奏功しないのか。我々が尋ねても、返ってくるのは肩をすくめるしぐさだけだった。人道支援者のなかには、一種の多動症候群に苦しむ者もいた。あるNGOは避難所にライトを設置したが、自分たちの活動期間が終わるとそれを撤去していた。ルイーズ・アイヴァーズとベテランの助手であるキム・カレン（やはり震災生存者）が行った研究によると、震災三カ月後、ジャン゠マリー・ヴァンサン公園では住民の四〇パーセント以上が、ここの状況は子どもや女性が夜間に水を汲みに行くには危険すぎると考えていた。また、七・四パーセントがすでに襲われたと報告した。[3] それでもこのキャンプは、他に比べると管理が良いほうだった。

夏になっても避難所は拡大し続けた。社会病理も大きくなっていった。ディディは夏になって震災後初のハイチ訪問をし、キャンプで乱暴された様々な年齢の女性や、そこで働くザンミ・ラサンテのソーシャル・ワーカーと話をした。彼女は以下の文章を投稿し、基本的な衛生の欠如が、全てのキャンプで認められた性暴力につながっていると主張した。

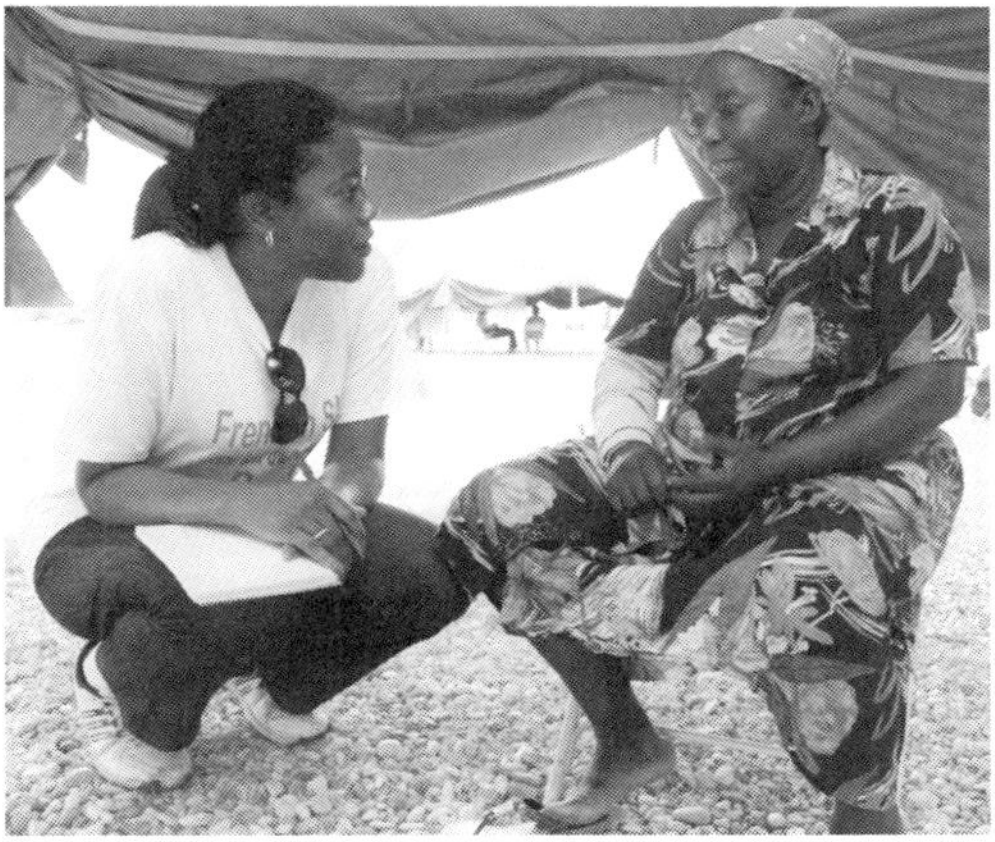
キャンプ・カラドゥの女性と話すディディ・ベルトラン・ファーマー．ここには3500人が住んでおり，世帯数は680，水源は一箇所でトイレは７つだった．2010年７月．（Nadia Todres）

レイプは震災前のハイチでも多かった——我々がハイチの農村部で「強いられたセックス」の民俗学的研究を行った所以である——が、家族や近所のネットワークという社会構造がハイチの女性たちをある程度守っていた。このような社会インフラの崩壊が一月一二日に起き、暴力に対峙する物理的、社会的な安全柵がなくなってしまった。女性たちは完全に性暴力に無防備となった。ヴィルジニ（ジャン＝マリー・ヴァンサン公園に住む女の子）は家族と「避難所」におり、そこもすでに危険だったが、トイレに行くことで危険はさらに増した。トイレは粗末な暗い衣装棚に毛が生えたような作りで、地面に穴が掘ってあった。彼女たちは暗闇の中でしゃがんでいた。トイレは遠くにあった。多くの女の子が、トイレに行く途中で跡をつけられ、襲われたと語った。武装した警官がキャンプの一部を日中はパトロールできるだろう。市民自警団が設立されるところもあり、暗くなると女性たちをトイレや調理場にエスコートした。それでも武装した男たちが彼女たちを餌食にしたのである。(4)

雨季が始まる頃には、キャンプの問題は、治安やまともな家屋の問題も含め短期的には解決しないことが明らかになった。ハイチでの活動歴の長い団体は、キャンプに残された者のために忙殺されるだろう。短期支援の団体が去っていくにしたがって、彼らの責務は増していくだろう(その間、キャンプは規模も数も増していくのだ)。私は二〇〇八年の体験を思い出していた。マラウィ郊外にある埃っぽい難民キャンプを訪れたときのことで、我々が病院を建設していた場所からそう遠くなかった。キャンプの規模は縮小していたが、そこの診療所を再開するよう我々は求められた。私は数人の若者に会った。その土地の言葉、キンヤルワンダ語で私が挨拶するとびっくりしていた。彼らはルワンダの虐殺以来ここにいた。それは一四年も前のことだった。

地震から二カ月経ち、ハイチはやはり災害救援から再建への移行ができずに苦しんでいた。緊急の問題はまだ山積みだった。怪我人と病人は医療を必要とし、子どもたちには食料や水がなく、どんどん大きくなるテント街に住む家族はより安全な避難所を必要としていた。二月同様、我々の多くは直接の救援と震災前の業務再開の間を行き来していた。

平常時の感覚を取り戻そうと我々が苦闘する一方、くり返し悲劇は起き、我々を悲惨なリストに引き戻し続けていた。そのような悲劇の多くはハイチで起きたが、ハイチの外にいても悲劇を免れる保証はない。特使事務所で最もハードワークをこなすアーロン・チャロップ＝パワーズは、三月一七日にニューヨークで起きたバイク事故で母親を亡くしていた。母親はパートナーズ・イン・ヘルスの支援者で、私も面識があった。国連事務所の職員はみな仕事の手を止め、アーロンと悲嘆に暮れる家族が孤独ではないことを伝えようとした。しかし、ハイチでも同様だが、そういう努力は小さすぎて、遅すぎた。

クリントン元大統領と彼のスタッフは三月三一日の出資者会議の準備に追われていた。私は会議でしゃべる必要はなかったので安心だった。壇上は緊張するし、認識論的不安もあった（発表するデータの確かさが分からないから）。彼の側近として、私には医学・医療面の質疑に責任が生じよう。しかし、復興に関する他の質問は特使自身に任せられよう。クリントンはハイチのジレンマのいずれを論ずる場合も臆することはなかった。歴史的に根深い構造的な問題を論じることもできる。悪化の一途をたどるハイチの状況に対して、我々の母国が果たすべき役割についても、歯に衣着せぬであろう。私が上院でスピーチをした数週間後、元大統領がその場におり、彼のスピーチを行った。彼は勇敢にも自分に罪があることを認め、米国からの食料輸入がハイチの農業事情を悪化させたことに言及した。彼は一九六一年の対外援助法や環境の悪化、ハイチ農民の生産性の低さや、その他の古い話のせいにもできたはずだ。それが政治家の常套である。ところが彼は、三月一〇日の上院外交委員会でこう語ったのである。

一九八一年以来、昨年になって再考するまで、米国は自分たちのような豊かな国々がたくさんの食料を生産し、貧しい国に輸出し、彼ら自身が食料を作る労から解放する、という政策を取っていました。そのため、彼らはいきなり工業化を果たしたのです。これは上手く行きませんでした。私の地元アーカンソー州の農家にとってはよかったのかもしれませんが、上手く行かなかったのです。それは間違いでした。それは間違いであり、私もそれに加担していました。私は誰かが悪いと言いたいのではありません。私が悪かったのです。私は毎日、人びとの糧である米を作る能力がハイチで失われたことの結果を生きていかねばなりません。他ならぬ私の行いのせいで、それは失われたのです。(1)

このような率直さは私たちに大きな印象を残した。それは、海外支援とグローバルな貿易において必要な改革について、対話を始めるのに役立ったのである。

その後私は、クレール・ピエールとガリー・コニールとともにハイチを発った。ドミニカ共和国で開かれる三月一五日の会議に参加するためだ。これもまた、会議のための会議だった。しかし今後行われる、支援の誓約を行う会議の概要が示される会議であった。ハイチから、より進んだドミニカ共和国への飛行はいつも驚きだった。しかし両国の違い——経済の、環境の、インフラの違い——は、両国が同じ大地を共有し、かつて同じ人びとが居住していたことを考えると、震災後の今はかつてないほどショッキングであった。国境に来ると、両国の運命が大きく分断してしまったことは一目瞭然であった。ハイチ側は何十年にわたる野放しの森林破壊と炭の生産のため裸山となっており、ドミニカ側は健全な森林を保持していた（最近知ったのだが、パン焼き、コインランドリー、家庭で調理に使う火が、ハイチにおける炭の三大消費理由であった）。インフラと建築物は国境を越えると明らかに質が上がった。もし地震が数百マイル東側に起きていれば、その被害はどれだけ小さく、死者数も少なくなっていただろうかと想像せずにはいられない（もちろん誰も、そのような運命をいかなる国のいかなる人にも望まないが）。

サントドミンゴでの三日間の会議は、ハイチ政府による復興計画作成を助け、ニューヨークで三月三一日に開催される会議までの間に、支援者活動を調整するためのものであった。この会議はハイチ再建への国際社会の善意をとりまとめる上で、モントリオールの会議以来、第二の公的ステップとなった。同時に、ニューヨークでより詰めた議論を行う前の最後のステップでもあった。私にはあまり役に立てることもなく、各国外相、国際機関の代表、災害支援のエキスパートらが政治劇場で即興演説をぶつのを聞き、眺めているうちに、しばしば不安になった。様々なプレイヤーが、権力を持つ者もそうでない者も、議論に口をはさもうと懸命になっていた。立ったり座ったりのダンスを踊り、言外に権力と威信のヒエラルキーを主張しているように見える。もっと興味深い会話は舞台裏で交わされた。そこでは率直に振る舞うことができ、ハイチに心を砕いているのが誰なのかが分かった。

参加者のなかには、天災あるいは人災後の都市や地域の再建の経験を持つ者もいた。いちばん関連性が高かったのは、二〇〇四年の津波の後でインドネシアで活動したチームの数々だっただろう。彼らは災害に強い建築、避難民の再定住、財産問題の解決といった経験を共有していた。どれもハイチが現在直面している問題で、復興の長い道のりで重要度を増していくものばかりであった。

ハイチ人の多くは、礼節を保ちながらも、そのような事例や上から目線のアドバイスが、自分たちに当てはまるのか疑っていた。ジャン＝マックス・ベルリーヴ首相はオフレコでこう言った。「私は自分の国がドミニカ共和国やインドネシアみたいになってほしくない。我々は本物のハイチのやり方での再建を模索しているのだ」。「市民社会」のハイチ人もすでに不満を述べていた。復興プロセスについて発言の機会がないというのだ。しかし、彼らはサントドミンゴに招待はされていた。中央ハイチの我々の患者のほとんどよりも発言の機会を持っていた。もちろん我々は、三月三一日の出資者会議で、（「声なき者の声プロジェクト」による）ミシェル・モンタスの証言がこのギャップを埋めてくれるものと期待していた。それはサントドミンゴの会議の終わりまでに、「ハイチの新しい未来に向かって」というタイトルが付けられていた。

モントリオールとサントドミンゴにおける事前ミーティングの参加者数から窺われるのは、多くの貢献がなされるであろう、ということだった。しかし、それは全ての約束が果たされるという意味ではない。リソースがフェアに賢明に分配されるという意味でもない。ニューヨークの会議はこれまでのものよりも、もっと大きくなる予定だった。およそ一五〇の参加国と国際機関の代表が来ることになっていた。参加者がそこまで多くなることが、ポルトープランスで細々と命をつないでいる人びとに何を意味するかは不明であるが、いずれにしてもこれを試さないということは、シニカルよりさらに悪い態度だろう。

過去の経験からはナイーブな楽観の誘惑が浮かび上がる。自然災害の後では、このような会議は当たり前だ。我々は、二〇〇九年四月のワシントンDCでの国際出資者会議以来、支援の約束が薄っぺらなものであることを目にしてきた。その会議は、二〇〇八年にハイチを襲った嵐を受けて、支援を得るために開かれた。嵐はゴナイヴを水没させ、何十億ドル分の破壊をもたらしたのだった。[2]「新たなパラダイム」と銘打たれたこの会議の間、潘基文《バン・ギムン》たちは「新たな転機」について語り、ハイチ長期支援を誓約した[3]（新たな案のなかには、古いものの焼き直しもあった。ハイチを「カリブ海の台湾」にしようというアイディアもその一つだ）。ワシントンでなされた財政上の誓約からは、結局、十分な援助はなされなかった。ハイチ政府の「経済復興プログラム」に約束された四億二〇〇〇万米ドルのうち、支払われたのはたった六一〇〇万ドル、約束の一五パーセントである。[4]くり返しを恐れずに言えば、ハイチに届いた金のうち公共セクターに渡ったのはごくわずかであった[5]（国を再建し、将来の嵐に対応するときに、政府は重要なプレイヤーではないのか）。出資者会議もまた、「より良く作り直す」必要があるようだ。

ジャン＝マックス・ベルリーヴはハイチの復興・開発の行動計画を紹介する予定になっていた。それは、モントリオールでスタートした「震災後ニーズ・アセスメント」に依拠していた。行動計画とニーズ・アセスメントは、コンサルタントの一群、善意の活動家たち、そして各機関の職員など外国からの技術協力を得て、ハイチ政府が起草していた。彼らは再建のヴィジョンを提示し、財政支援における不均衡を明確にしようとしていた。こうした文書は、過去の混乱（二〇〇四年のクーデターのような）や災害（二〇〇八年のハリケーンのような）[6]の後にハイチ政府が提唱した開発と復興構想を水源としていた。新しい行動計画は、政治の再構築から大規模な住宅供給計画や教育政策の拡大まで、より良く再建するための数々の計画を導入していた。計画はたくさんあった。しかし、実行可能性は乏しかった。

この巨大な三月の会議は大なり小なり同じようなものになるのだろうか。ときに、地震は全てを変えてしまったように見える。しかし、慢性問題の歴史が明らかにしたように、多くのことが変化していなかった。不平等な開発、貧富の格差、貧しい者の疎外、脆い国家組織への不適切な支配欲、生態系の危機、海外支援への五月雨《さみだれ》式の依存、基本的サービスの民営化（サービスがあれば、の話だが）。全ては長期的な問題で、地震がそれを悪化させた。それをみな改善するのは難しすぎる、まして解決などどだい無理だと、超俗的に肩をすくめたくなる誘惑はあった。出資者会議はより大きくなるだろう。しかし確かに、より良くできるはずだった。ガリー、クレール、そして私は、できるかぎり誠実な努力を注ぐためにそこにいた。その結果は、我々やハイチ人たちの望みの実現にははるかに及ばないと知っていたが、それでも我々はやらねばならない。

会議は国連総本部ビルの二階で行われた。国連もニューヨークの街中もセキュリティーは厳しかった。会議には高官がたくさん参加していた。朝はウェルカムスピーチとイントロ。どのスピーカーもハイチ復興のために、長期経済支援の必要性を強調していた（モントリオールと同じだ）。潘基文《バン・ギムン》がスピーチした。次はヒラリー・クリントン。そしてルネ・プレヴァル。ハイチ大統領は参加者にハイチへの支援を感謝した。しかし彼はまた、ハイチ政府がこれまでにほとんど支援金を受け取っていないことにも言及した。緊急地震救援のために支払われた一三億五〇〇〇万ドルのうち、政府に渡ったのは二三〇〇万ドルだけだった。(7)

私の役回りは、ローラ・グレアムと並んで、クリントンの後ろに座っていることだった。クリントンが座長を務める「市民社会」セッションで彼を補佐せねばならなかった。彼は私の意見を知っていた。

セッションは、いくつかのNGOやハイチの離散民《ディアスポラ》や、いくつかの民間セクターの見解を紹介したが、貧しい人たちはそこにはいなかったのである。会議では、ミシェル・モンタスが「声なき者の声」チームが録音した見解を要約するであろう。ハイチの社会経済的脆弱性に苦しめられた人たちの肉声は、会場では耳にすることができない。ミシェルの発表は私にとっていちばん重要なものの一つだった。

ミシェルは知っていた。田舎と都会の貧民はハイチ社会と政治、そして開発業者の最大の批判者であると。彼女の発表は一〇分程度であったが、ハイチ再建に関する彼らの提案を紹介していた。彼女の言葉は、ニューヨークに集まった人たちの間に根強く残る思い込みにくり返し異を唱えた。ハイチ人が従順に避難所の施しを受け入れているという報告書とは対照的に、こうしたインタビューが明らかにしたのは、調査に参加した人ほとんど全てにとって、避難所からの脱出こそが最大のプライオリティーだという事実なのだった。避難所の住民は、たとえ瓦礫の山であったとしても自分の家に帰ることと、地方の家族と再会すること以上の何ものも望んでいなかった。震源地から離れた場所でのインタビューもまた参考になる。インタビューに答えた地方の農民は頑にこう言った。ハイチは農業基盤を立て直さねばならない。そうすることで初めて、地域交易や国際貿易からも利益が上がるのだと。親たちは、自分の子どもたち、そして近所の子どもたちへの食料が十分でないと訴えていた。多くは、再建後の支援からの独立と自治の重要性を強調していた。ミシェルがスピーチした数分の間、ここから海外支援や経済開発の新しいパラダイムの萌芽が見られるのだろうかと私は考えていた。

クリントンの楽観とミシェルのスピーチが、午後に期待されるプラグマティックな論調を醸し出した。そこで誓約のセッションが行われるのだった。モントリオールとサントドミンゴ同様、それは会議の方向性を謳い重要な約束を行う場だった。しかし大半の場合、外務大臣や国際機関の代表、そしてその他の使節団の支援への関心と意欲は本物のように見えた(政治劇場ではたいていそう見えるものだが)。ベネズエラと米国が最大の誓約を競り合ったが、これは礼儀正しく称賛するのがいちばんのように思えた。いろいろな下心を持つ国々も、やはり礼儀正しく見守った。誓約された額は競り上がり続けた。

驚くなかれ、三月三一日には九九億ドルが確約された。[8] この資金は再建のためだけではなく、より良く再建するために使われる。五三億ドルが短期的に(二〇一〇～一一年)、四六億ドルは長期的に。ベネズエラとその協賛国が最大の寄付者で二〇億ドルを約束してくれた。EUは合計一六億ドル、米国が一一・五億ドルである。[9] それは、強烈な印象を与えたショーだった。「本日、証明されました」とプレヴァルは結論づけた。「国際社会がハイチを長期的に支援し続けてくれるであろうことが」[10]。閉会の辞を述べるにあたってヒラリー・クリントンはこう指摘した。アジアの津波の後、約八〇カ国が人道支援のためにやってきた。二〇カ国ほどが再建支援を誓約した。ハイチでは、その数はそれぞれ一四〇、そして五〇を超えた。[11] 潘基文も同様に楽観的だった。「緊急支援から長期復興に移行するにあたり、我々が予見しているのは全面的な国の刷新――かつてない規模と範囲での包括的な国家建設の営みである。今日、我々は、ハイチとハイチの人びとがいちばん必要としているものを与えるために集まった。それは、新しい未来への希望だ。良いスタートを切った。今や、これを届ける時だ」。

現金がハイチにやってきたとき、それを届けることは実際に最大の難関となろう。表面的なコンセンサスの下では、誰が復興ドルの責任者になるかをめぐって異論が裂け目を作っていた。国際的な経済組織がその支配を争っていた。資金提供国のいくつかも、国連も同じであった。しかし登場人物を見ていて、私はモントリオールのときと同じ疑問を持った。ハイチ人はどうなったのだ。そして、どのハイチ人のことなのか。それは選挙の年であった。関係者はみな、政治の混乱が復興を遅らせるのではと心配していた。

このような緊張は、隠されていたが強いものであった。それがもう一つの提案へとつながった。新しい認可機関の設置である。押し寄せてくる復興資金を調整しなくてはならないのだから。それは暫定ハイチ復興委員会（IHRC＝Interim Haiti Recovery Commission）というかたちで実現した。ビル・クリントンとジャン＝マックス・ベルリーヴが委員長となり、ハイチの官僚と、再建支援や債権放棄に一億ドル以上の提供を宣言した出資者の代表（米国、カナダ、フランス、ベネズエラ、EU、日本、世界銀行、米州開発銀行など）の委員から構成さた。一八カ月の任期中、委員会はハイチ復興の資金・物資集配所となる。配分にあたっては効率と有効性がその目標となる。委員会はまた、透明性に関するインフラも整え、資金が汚職や官僚主義の弊害によって浪費されていないこと、また、出資者がきちんと資金を提供したことを明らかにする。さらに委員会は、プロジェクトの施行をチェックする新たな手段を早々に見つけなければならない。

委員会の進化——モントリオールで顕在化したハイチの「吸収能力」への疑念（汚職への懸念がほのめかされていた）から始まり、ニューヨークに集まった者たちでメンバーを決めようというプロセス——は見ていて驚いた。その場の雰囲気は、ほとんどの出資者が、資金の提供先としてハイチ政府を信頼していないというものだった。しかし、政府はハイチ再建努力における主役である必要があった。地震後三カ月経ってもまだ、政府は公務員を維持するだけでもかなりの支援金を必要としていた。[12]

救援資金を迅速に動かすため、出資者たちはNGOと請負業者にかなり依存していた。復興が行動計画通りに進むためには、ハイチ政府が積極的な役割を担う必要があった。プロジェクトの採択、進行の視察、労働者がきちんと報酬を得ているかの確認、土地や証券の紛争解決。公共セクターはまだこうした制御機能を果たせることを証明できていなかった。震災前ですら、できていなかった。多くの出資者たちが、その能力はさらに衰えているだろうと考えていた。長年、開発計画をＮＧＯや請負業者にアウトソーシングしてきたために、公共セクターを助けることが困難になっており、それはまるで小さな針から全血輸血するようなものと考えられていた。よくある譬え話をするなら、消火ホースから水を飲むようなものとも。しかし、復興を民間請負業者や他の開発業者に任せておくだけでは、同じような失調の悪循環が続くだけであった。[13] 暫定ハイチ復興委員会はこの袋小路を突破するためにある。協力と調整を行い、信頼を勝ち取り、出資者の確信と呼ばれるものを鼓舞するための基盤を提供するのである。しかし想像に難くはないが、暫定ハイチ復興委員会はあっという間にその短命を費やしてしまうであろう。一八カ月は、このような逆境下においては、私に言わせれば短すぎる。

統括、現場管理、透明性などについて多くの議論がなされた後、委員会はついに、大統領命令とその後の国会承認によって設立された。この努力のために何週間も費やされ、気がつけば五月になっていた。まるで幼子のように、この委員会も面倒を見てやり、食べさせる必要があった。委員会には資金も必要だった。ニューヨークではっきりしたことは、出資者のなかには、支援金の管理にもっと自分たちが権限を持つべきと考える人がいることだった。二国間機関らは、どうしてこれまでのようにではなく、委員会を通さねばならないのか理解に苦しんだ。一方、多くのハイチ人は確信していた。ブラン——外国企業や請負業者——が全ての金を取ってしまうと。

クリントンがこうした様々な懸念を解決するのに一役買ってくれた。国の計画に沿ったプロジェクトを承認し、誰が何をどのくらいの額で行っているのかをオープンにした。スタッフとスペースと資金は、六月までやってこなかった。それはノルウェーとブラジルが四五〇〇万ドルを、メキシコとカナダの慈善家がさらに二〇〇〇万ドルを融資して初めて実現したのだった。クリントン財団は一〇〇万ドルを寄付した。ハリケーンや豪雨にとくに脆弱な地域に、緊急に必要な暴風避難所を建設するためだった。[14]

資金の追跡と支援の調整システムが公共セクターのキャパを作り出す。良いアイディアに思えた。ハイチ政府は過去に支援とNGOの調整を試みていたが、リソースも人員も欠いていた。国連のクラスター・システムは地震以来、機能しているグループの状況を把握するだけで手一杯であった。我々が最もよく知っている省庁、すなわち保健省においては、支援を採択しようにもスペースもスタッフもなかった。

施行を早めるもっとましな方法を見つけねばならなかった。金は確かにそこにあるのだから。公式の誓約に加え、ハイチには寛大さが大挙して押し寄せていた。米国の家庭の五〇パーセントが義援金を寄付していた。[15] イギリスや寛容なアイルランドを含むヨーロッパ中の家庭が、やはりたくさんの額を送ってきた。自然災害が、このようなひどい被害をもたらし、このような密集地で破壊のかぎりを尽くしたことは過去になかったが、その災害にここまで多くの人が迅速に対応したことも、かつてなかった。一方に巨大な需要があり、他方に安定した支援の流れがある。どこに断裂があるというのだろうか。[16] 緊急の団結や慈悲や哀れみの情の表明が、望ましく長期的な結果、つまり安全な家屋、きれいな水、良い学校、医療、食糧安全保障、そしてある者にとっては低開発、別の者には構造的依存と呼ばれた悪循環から解放されて初めて得られる尊厳に転じるためにはどうしたらよいのだろうか。[17]

一つ答えを得ていない問題は、ポルトープランス再建にいくらかかるかである。ニューヨークでは九九億ドルがハイチに誓約され、これはハイチ人一人あたり一〇〇〇ドルに相当する。事業や家を建て直すことを考えると多額とは言えず、より安全な首都の再建となると全然足りなかった。もし、二〇〇九年の出資者会議と同様、誓約された額の一五パーセントしか届かなかったとしたら。会議の後で、我々はほとんど幸福感を得られなかったし、得られたとしてもすぐに不安や不和へと移行した。

復興は大胆かつ可視的に行われなければならない。ハイチの都市のあちこちに自然発生的に居住する一〇〇万人以上もの避難民はどうしたらよいだろう。四月も中旬になれば強風と豪雨がやってくるだろう。防水シートもテントもシーツも吹き飛ばされ、ハイチ人たちがむき出しで、泥や汚物の上に立ち尽くすような事態になりかねない。避難所に住む人びとのなかには切り立った丘にとどまっている者もいる。雨季と、それに伴う洪水や土砂崩れは恐怖の対象だった。その夏起きた豪雨は不安を呼びさまし、避難所で医療を提供しようと試みる団体ではひっきりなしに電話が鳴った。ジョン・ホームズは二月に、調整の取れた支援を要求したのだが、言うは易し、行うは難しであった。

危惧される雨季は、植え付け期のはじまりでもあった。地震後ポルトープランスから脱出した人びとは、地方の受け入れ家族には大きな重荷となっていた。そもそも以前から食料不安に苦しんでいたのである。彼らは農業に従事しなければならない。ハイチが基本的な栄養を輸入に頼らないために。

新学期も悲しいものとなった。ポルトープランスの多くの子どもは、とくに避難所に住む子どもは、どこにも行けなかった。彼らの学校は倒壊していたし、多くの教師は地震で死亡していた。学校の再建が必要であったし、子どもたちがストリートに出てギャング化しないような一時的な措置が必要だった。[18] 地震の前には、人口統計学者や支援担当者たちはハイチの人の流れを「若者の津波」と呼んでいた。まるでハイチの若者は資産というより脅威であるかのように。しかし人的資源は、ハイチにおける主要な資産である。子どもや若者を近代的な教育を提供する安全な学校に送り込むのは最優先課題だ。

我々はしばしば、より良く再建することを語る。しかしそれは、実際どういう意味なのだろう。文字通りにとれば、もちろんそれは災害に強い家屋やその他の建築物を建てることだった。ポルトープランスのインフラを、そこに住む何百万人もの人びとを支えることが可能なものに変えるということである。つまり、道路や橋を建て、上下水道システムを改善し、古い病院を直し、新しい病院を建てるということだ。さらに、学校が突然倒壊したり、土砂崩れが家屋を埋没させないようにする。このような望ましい結果全ては、短期的には雇用を創出することも意味していた。我々の一部は、いちばん緊急性が高いのは雇用の創出であると感じていた。それは、尊厳が必要な人びとに尊厳を保証するものだからだ。給与が十分な仕事があれば、ハイチ人は自分たちで自らの頭上に安全な屋根を築くだろう。

しかし一月一二日以降、避難を強いられた人びとのごくわずかだけが頭上にビニールや布以上の物を置いていた。初夏までには、一〇〇万人以上の人が避難所ですし詰めになって住んでいた。人びとをもっと安全な家屋に移動させることがふたたび、最優先課題となった。多くのハイチ人はすでに自分たちで家を修繕していた。ハイチ政府と避難所専門家たちは一ダースもの再定住戦略を表明していたが、いつものように、設計図と計画ばかりで施行はなかなかされなかった。

注目を引いた一つの計画があった。ポルトープランス北部の風の強い平原、コレイユ・セスレスの巨大再定住複合体の提案である。おかしな選択に思えた。この場所はひょろ長い木が少しあるだけの土地であったからだ。しかし、我々は人びとに泥だらけの都市避難所を脱出してほしい。ハイチで最も信用できるジャーナリストの一人は熱意を込めてこの計画についてこう報じた。「コレイユ・セスレスの組織だった定住複合体には、何千もの広い、ハリケーンに耐えうるテントが、平らにならされた山肌に建てられている。避難所コレイユはざっと見たところ、救援活動が機能している。丈夫なテントと十分な食料があり、衛生的で安全である」[19]。コレイユは、我々が推察するに、モデル避難所から計画的なコミユニティーに変わってゆくだろう。三〇万戸の広びろとした家屋、レストラン、店、そして衣類工場。これを「ゼン・シティー」、あるいは「カリブ海の主要工業都市」と呼び始める者もいた[20]。そのような希望が、熱意ある計画と設計に結実していった。

建設工事が約束され、何千人もの人が森林が伐採されたコレイユの平原に集まってきた。そして、この前途ある新しい居住区での権利を主張した。しかし七月までには、建設プロセスは行きづまった。どこから建設を始めるかで論争が起き、業者の選択をめぐって争いが起きた。多くのプランナーや建築家、建設業者、そしてエンジニアが計画に関与していたが、お互い話し合っている者はほとんどいないようだった。私は彼らの一人に、なぜ計画が止まってしまったのか尋ねた。彼は明確な地位が得られていないこと、機能不全の官僚制度、やっかいな請負業者たち、そしてときどき起きるサボタージュを非難した[21]。夏の雨が、この土地が洪水が起きやすいことを証明した。計画された建物も泥に沈んでしまうであろう。コレイユ計画は立ち消えになった。多くの他の再定住構想も立ち消えになってしまった。雨は降り続いていた。

もう少し控えめな試みのほうが成功しやすかった。機敏なNGOたちがハイチで栄えた理由の一つがそれだろう。地震で避難を強いられた人たちで、本物の屋根の下にとどまる幸運を得た人はまれであったが、そのなかには我々がジェネラル・ホスピタルで会った五〇人以上の保護者のいない子どもがいた。ルーヌ・ヴィオーが彼らの面倒を見ていた。私がペシオンヴィルで世話になっているマリーズとともに、ルーヌはポルトープランス北部にある物件を契約した。彼女は医療補助者とリハビリ療法士を雇った。ほとんどが母親としての自身の経験によってエキスパートに転じた者たちで、マイアミ、イスラエル、そしてザンミ・ラサンテのチームの理学療法士に訓練されていた（ほとんどの子どもが重度の障害を持っ

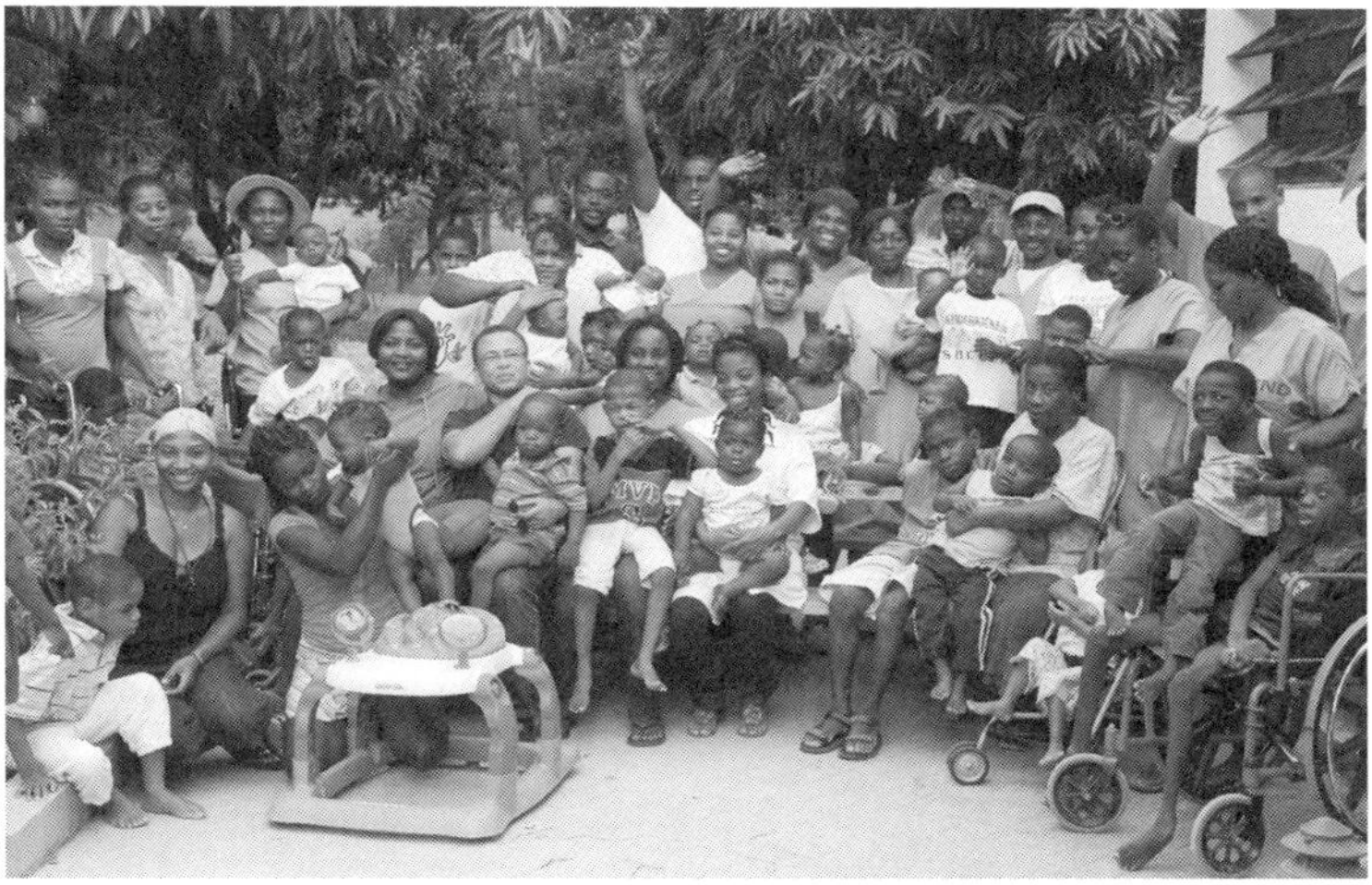

ザンミ・ベニの職員と子どもたち．2010年11月．（Behna Gardner）

ていた）。

その場所はすぐに真のオアシスとなった。子どもたちと看護師でいっぱいの一軒家。数エーカーのよく手入れされた土地。マンゴーなど果物がたわわである。仮設の図書室、プール、そして簡単な噴水もあった。彼らがこの土地を見つけたとき噴水は干からびていたが、今は静かに水をたたえていた。鶏やテンジクネズミが近くに飼われた。ティラピアの孵化場と水耕庭園が裏庭に作られた。大勢の建設業者によって大きなスタッフ寮が建てられた。その場所はザンミ・ベニと名づけられた。「祝福された友人たち」という意味だ。そこは子どもたちと、避難してきた医療者やボランティアたちのオアシスとなった。[22]

地震で家と学校を失った三人の医学生が、そこにテントを張って住んでいた。その一〇〇年近くの歴史で初めて、国立の医学校や看護学校は卒業生なしになりそうだった。一つのクラスはキューバで研修を受けていたが、若い医療職員が次年度に業務につくことはほとんどないだろう。ハーヴァード大学、パートナーズ・イン・ヘルス、そしてザンミ・ラサンテの仲間たちはこのギャップを埋めようと尽力していた。たとえば保健省の依頼で、我々はミバレ病院の規模を三倍にした。ミバレの拡張はすでに順調に行われていた。これはシカゴ、ボストン、そして中央ハイチのあちこちからのボランティアのめざましい働きのお蔭である。

ザンミ・ベニの医学生たちは、明かりを失ったジェネラル・ホスピタルでの最初の夜に会った医学生を思い出させた。地震の後、彼らはあまり食べていなかった。家を失い、病院を助けようと尽力していた。にもかかわらず、彼らが尋ねたのは「私たちはどうやって医学の勉強を続けたらよいのでしょう」ということだった。ここに米国の大学が果たせるもう一つの役割があった。現在研修中の学生たちが、研修を完遂できるようにするのだ。ハリケーン・カトリーナの後、ハーヴァードなどいろいろな大学がチューレーン、ディラード、ザビエル、そしてニューオーリンズ大学の学生を受け入れていた。そして今、我々はハイチからの学生を助ける必要がある。ダートマスの総長であるジム・キムも賛同してくれた。ハーヴァード医学校ドバイ・センターは地球の裏側にある。そこの医療者たちは我々がボストンで用いているのと同じ方法論で研修を受けている。目指すは、二施設において、同じ教育と医療のレベルを実現することだ。米国にあるほとんどの研究大学は似たような「提携」の努力を中国、シンガポール、そして東ヨーロッパやアジア、ラテンアメリカで行ってきた。しかし、このようなコラボレーションは貧困国ではまれであり、あるいは脆弱であった。我々がミバレで計画してきた教育病院には、次の世代のハイチ医療者の母体として卓越した拠点となってほしい。

中央ハイチにちゃんとした教育病院を建てることができ、暫定ハイチ復興委員会の恩寵を受け、新たなパートナーを受け入れ、民間資本を用いることができれば、我々は公衆衛生と医療、そして医学教育を全て同時に強化できるだろう。復興への多大な貢献も想定できるはずだ。地理的不利に文句を言い、失敗を嘆くよりもずっと魅力的である。

私には、ミバレで働きたい個人的な理由もあった。そこは私のハイチの最初の家があり、マミートとフリッツ・ラフォンタンに最初に会った場所だった。イライラの募った二〇一〇年の夏は、近しい人の逝去で始まった。マミートが六月に脳卒中で亡くなった。マミートは過去二七年間、たくさんのことを私に教えてくれた。彼女は指示を出すのが好きだった。しかし、彼女が言う「足を拭きなさい」とか「部屋をきれいにしなさい」は的を射た注意だったが、同時にもっと広い視野を持った言葉でもあった。「この家族のために、この家に防水機能を持たせなさい。ブリキを屋根に敷いて、床にセメントを塗るのよ」。彼女はまた、もっと母親らしい命令もした。カンジュを訪れた者はみな、いくぶんかのマミートの母性を享受したのである。

地震後数カ月、マミートとその結束の固いチームは、あらゆる場所から来た医療ボランティアと何千人もの患者を受け入れた。彼女は病院と教会を往復して日々を過ごした。教会は何カ月間も、間に合わせの外傷病棟となっていた。元気なときもそうでないときも彼女は毎日、飛行機でカンジュに到着した大勢の医者や看護師、そして理学療法士に指示を与えた。マミートの仕事は、彼らの母親代わりになることでもあった。ちゃんと食べているか、清潔なスクラブを着ているか、ときどき休養を取っているかと、いつも気遣っていた。

彼女の死は私に大きな空虚感をもたらした。多くの者が同様の思いを抱いた。ディディは葬儀のために飛行機でハイチに飛んできた。その後我々は、ルワンダに残った娘キャサリンの所に帰った（我々のルワンダでの仕事は上手く行っていた。北部のブレラ郡のフラッグシップ病院の完成を急いでいた）。私はハイチとボストンを必死に行き来する日常を離れ、休暇を必要としていた。同僚たちも同様だった。国境を越える医師たちはタフだが、疲れ切っていた。疲れを知らぬクレール・ピエールですら疲れているように見えた。私はまた、ハーヴァードでの業務が遅れており、同僚たちに埋め合わせをしてもらっていた。しかし何よりも、私は子どもたちに会いたかった。

夏の間中避難所が大きくなり続けたのは、第一には避難民には他に行くところがなかったからだが、避難所にはある程度の物資が届きつつあったから、というのも数多ある理由の一つである。避難所の外の状況は最悪だった。ある報告によると、ハイチ中に蔓延していた水の不衛生は改善しつつあった。支援団体が避難所に清潔な飲料水を提供しているからだという。ポルトープランスで行われた調査によると、下痢症は地震前のレベルから一二パーセントも少なくなっていた[23]。しかし大量のペットボトル水の持ち込みは持続可能なものではない。それに、地元の瓶詰め業者や商人たちは、支援団体が無料の水を提供するのをやめるよう要求していた。しかし、多くの場所ではまだ衛生状態が悪いことを考えると、地元の水提供が「持続可能」であるためには、それが水系疾患の原因とならないようにしなければならなかった。

七月中旬までには、震災救援にあたっていた人びとはみな、支援供給には新しいアプローチが必要なことを嫌というほど理解していた。かつてハイチの公的機関を敬遠していた米国国際開発庁（USAID）職員も同意見だった。ハイチにおける水の安全が改善されたとの報告を受けて、米国国際開発庁のハイチ・タスクチームの調整役だったポール・ワイゼンフェルドはこう述べた。「持続可能性をもたらそうとするのであれば、ハイチの諸官庁を通じて活動せねばならないだろう。そのためには彼らの強化が必要だ。言うまでもなく、地震のために彼らの機能は弱められている。復興プログラムを施行するのと同時に、我々は政府組織を強化し、彼らを通じて活動できるようにしなければならない[24]」。「持続可能」という言葉は開発業界ではずっと悪用されてきた。あまりにたくさんの意味をそこに放り込んでいた。避難所にいる人びとの命を持続することは、彼らが家や仕事を失っているのだから、供給を持続することを意味するだろう。さもなくば、雨季の終わりまでに水系疾患のアウトブレイクが起きるのは間違いない。

ハイチにおける経済発展の最大の難関は、常に大量の雇用創出であった。夏までには、さらに多くの組織が「キャッシュ・フォー・ワーク」〔労働の報酬としての現金支給〕プログラムを始めていた。このような構想は確かに、出資者国家から、元気で職を切望している生存者にリソースを移行する良い方法だった。しかし国連の報告によると、このようなプログラムはおよそ三万五〇〇〇人分の雇用を創出しただけだった。必要だったのは五〇万規模の雇用であり、しかもすぐに必要だった。貧者に尊厳を確約するために、ハイチは雇用を必要としている。世界大恐慌の勃発期にＦＤＲ〔ルーズヴェルト大統領〕はこう言った。「この国は行動を必要としている。今、必要としている。我々の最重要課題は、人びとが働けるようにすることだ[25]」。マーティン・ルーサー・キングや他の多くの人も、賃金労働は尊厳をもたらすという点で同意した[26]。貧者の権利を擁護する者のほとんどが、この結論に至っているようだ。この程度の雇用キャンペーン——若年層、とりわけ若い女性に焦点を絞った——はハイチにとって万能薬にはなるまい。しかし、復興への長い道のりの一歩とはなろう。

私はルワンダにいる間に、この国で起きた大虐殺や近年の諸々の回復について、時間をかけてじっくり考えた。大胆な再建プランにはいつでも大規模な公共事業計画を伴う。ハイチもまたそれを必要としていた。数え切れないくらいの公共事業関連雇用が想定できた。森林再生、瓦礫の除去、安全で物資の充実した学校の建設。ハイチ人たちは真の医療制度を必要としていた。そのためには多額の投資を行い、新しい診療所や病院、それらを運営するスタッフ、医療保険、つまり「公的オプション」が必要だった（ハイチのほんの三〇万世帯だけが民間保険に入っていた）。こうした事業は分割できない。大恐慌のときにFDRが言ったとおりだ。「国民の健康は国にその責任がある。一般的福祉を促進するのは国の義務だからだ。国はその子どもたちを教育する。彼らの健康を維持するのも当然だろう[27]」。

雇用創出と医療、教育サービスの改善は復興計画の大きな位置を占めるべきで、そのためには公共セクターへの出資増加を伴う必要があった。暫定ハイチ復興委員会には迅速性が必要だった。開発支援における交通ルールは書き直されねばならなかった。請負業者や仲立人、ハゲワシどもではなく、被災者の有利になるように。夏までに、何万もの（あるいはもっと）雇用を創出することが可能なプロジェクトが、いつでも始動可能な状態にあった。しかし、ほとんどの人は貧しいままで、継続できる仕事がなかった。ハイチのティ・マシャン（市場の女たち）はたとえば、資本や金融サービスへのアクセスがほとんどなく、不公正な商取引のルールの下で働くことを強いられていた。彼女たちにも起業家精神は人並み以上にあるというのに。

どんな種類のものでも、プロジェクトには復興委員会のゴーサインが出る可能性があった。しかし、資金がノロノロとしか動かず支払いに厳しい制限がかかれば、プロジェクトも滞る。委員会は自前のプロジェクト予算すら持っていなかった。ニーズが緊急だというのに、我々が直面するのは手続き崇拝である。おかげで貧しい家庭に資金がなかなか届かない。

記憶力のよい米国人なら、危機感が物事を動かしていくことがあると知っているはずだ。大恐慌のとき、医療、教育、地方の電化などのサービスの改善や雇用創出は最重要課題であり、熱心に取り組まれたものだった。当時ニューヨーク州知事だったルーズヴェルトは、緊急救済局を通して「勤労福祉制度」〔勤労福祉＝workfare. welfare（福祉）とwork（勤労）の造語）〕を希求した。この要求は一九三一年八月二八日になされ、その実行プログラムは冬までには運用されていた(28)。

後に、この教訓は他のプログラムにも援用されるようになった。たとえば民間復業庁は、何百万もの雇用を創出し、何十億ドルもの資金を公共セクターや失業者の手に回した。ダム、上下水道、公的発電所、道路、森林回復、通信インフラ、そしてアパラチア山道の開発に至るまでの多くの土木事業は、民間復業庁やその他の民間事業プログラムによって行われた。

ハイチの問題は、大恐慌における米国が直面した問題に劣らず大きなものである(29)。もっと機能する税制くらいはすぐにできそうだ。しかし基本的には、税収以外の資金も使えるのである。世界は寛大に振る舞った。こうした資金をハイチの人びとの手に届けるのが我々の責務であった。公共と民間セクターの選択の問題ではない。基本的なサービスの提供と大規模な雇用創出によって、貧者や避難民に資産を分配することが重要なのである。伝染していく想像力の欠如だけが、そのような計画を遅らせたり、頓挫させたりするのだろう。

私はルワンダで、自分が参加した震災後のたくさんの会議について考えていた。退屈なものも、そうでないものもあった。クリントンが参加した会議は魅力的なことが多かった。彼はいつも良いアイディアを持っていたし、士気を高めようと試みていたから。他の会議もまた期待できそうであった。六月七日に、私はハイチ、キューバ、そしてブラジルの三国医療サミットに招かれた唯一の米国人であった。クレール・ピエールは会議がホテル・モンタナで開催されると教えてくれた。ウォルト・ラターマンとマリオ・パジュネル他、大勢が亡くなった場所だ。それを聞いて私は、何かの間違いだと思った。モンタナは倒壊していた。しかし、クレールは知っていた。彼女の母親はその近くにあるアパートに住んでおり、それも倒壊していたが、彼女はこう言った。「ええ、でも会議はそこで開かれるの。ホテルの階下にある会議室のいくつかが無事だったから」。

街と港、そして中央台地を見渡す丘のホテルは、ぞっとするような様相を呈していた。建物は石膏とコンクリートと鉄筋の山と化していた。ホテルのオーナーの一人が足を引きずりながら我々の方にやってきた（彼女はひどい怪我をしていた。孫息子たちを亡くしてもいた。それに宿泊客のほとんども）。彼女は階下のテラスに我々を連れていった。その下には無傷の会議室があった。「三国の派遣団はここで会うのです。それから、あなたに差し上げたいものがあります」と彼女はクレールに言った。「瓦礫の中で見つけたものよ」。

コーヒー・ブレイクのために我々が上階に出たとき（それはフランス語、クレオール、ポルトガル語、そしてスペイン語を話す医者たちの通訳からの休憩でもあった）、モンタナのオーナーはクレールに、彼女の姉の結婚式のアルバムを渡した。「これをあなたのお母さんのアパートがあった場所で見つけたのです」。アルバムには染みがあり、たわんでいた。しかし写真はおおむね被害なしだった。異常なまでに元気なクレールが泣き出すのを見たのは、後にも先にもそのときだけだった。彼女はアルバムを胸に抱きしめた。「それとあなたにも、ドクター」。オーナーは続けた。「これを見つけました」。彼女は私に、ハイチ人の健康状態をまとめた水浸しの報告書を渡した。おそらく、モンタナに逗留していた、どこかのコンサルタントが作ったものだろう。私は喜んでこれを受け取った。そして我々は階下に降りて、ラテンアメリカ各国の医師たちのバベルの塔に加わった。彼らは、どうしたらこの瓦礫からちゃんとした医療システムが立ち現れるかを話し合っていた。

避難所の人びとと多くの同僚たちにとって、その夏に期待できることは少なかった。救援が向かっているとしてもその到着は遅く、しかもバラバラなプロジェクトに則っていたので、みなが全てを把握することはできなかった。少なくとも、ミバレの教育病院の建設は前進していると我々は知っていた。我々がこれまでに着手したなかで最も野心的なプロジェクトだ。他の多くの者も、状況をどうにか改善しようと懸命に活動していた。しかし国が関わっていないプロジェクトは、そのプロジェクトの恩恵を受けない者には歓迎されなかった。雨が降ると雑草が伸び、撤去できていない瓦礫を包み込んだ。その夏は大いに不満の残る夏であった。

ぼんやりとした数カ月が過ぎた。会議に次ぐ会議。それに、資金集め活動の狂乱。その夏、我々の仲間の一グループが本書をまとめようと決めた。本書が復興の議論を明確にし、部分的ではあっても、この最初の六カ月間の総括として役に立つかもしれないと期待していた。しかし、一冊の本を書くには時間が必要だ。そのような時間を私は七月にウィーンで開かれる巨大なエイズ会議の会期中に作ろうと思った。このような会議は二年に一回開かれているが、二万人もの人びとが集まる壮観なものである。会議ばかりでうんざりだったが、私はクリントンやドクター・ペイプやエディー・ユースタシュ神父らハイチ人の仲間たちに、私もそこに行くと約束した。ウィーンは私の知らない街だ。しかし、緑の多い街での静かな一週間になると私は想像した。時間の半分は執筆に使うのだ。

我々は熱波のさなかに到着した。ハイチやアフリカで経験したどの暑さよりも暑かった。期待した静けさも、執筆の時間もあまりなかった。クリントンが会議の開会演説を行った。ハイチの状況について、全体として物事は前進していると彼は言った。我々の何人かが震災後のハイチの医療についてプレゼンした。私はドクター・ペイプの意見と見通しを聞きたかった。「カポジ肉腫と日和見感染研究ハイチ人グループ」(GHESKIO)の診療所と検査室を彼は二〇年前に設立していたが、被災地の真ん中でペシャンコになっていた。彼は、ハイチのエイズ流行は「よくコントロールされている」が、避難所の状況からして、水系感染流行のみならず結核の増加がいつ起こってもおかしくないと予想した。ペイプだけでなく我々のなかにも、コレラなどハイチ人にとって未知の病原体が持ち込まれるのではないかという懸念があった。エイズだってほんの数十年前には未知だったのだ。

その夏、私の唯一の休暇らしい休暇は、七月三一日のチェルシー・クリントンとマーク・メズヴィンスキーの結婚式であった。チェルシーとマークは地震後まもなく一緒にハイチにやってきた。それ以来、チェルシーは何度も避難所にやってきた。ジャン゠マリー・ヴァンサン公園も訪れた。公衆衛生を専攻する学生として、彼女もコレラなど水系感染について我々に警鐘を鳴らしていた。しかしその日、我々のうち誰もそのような話題に触れなかった。我々は「ハイチ」とか「地震」といった言葉を使うのを極力避けた(他の話題もあるということを思い出すためにも)。ニューヨーク北部のその素敵な街で、ようやく私は本書に取りかかった。結婚式の翌日、立ち止まって考え、そして書くことに自分自身を向かわせるため、私はフランクリン・デラノ・ルーズヴェルトとエレノア・ルーズヴェルトの墓参りをした。

一週間も経たないうちに、鼻高々の花嫁の父親と私はハイチに戻っていた。オーストリアの首都と同じくらい暑かった。クリントンは八月五日にポルトープランスに到着した。新設された暫定ハイチ復興委員会の活動開始を手伝うためだ。委員会の役割についてはすでに、水面下で異論が噴出していた。開発業者の代表の一部は憤慨していた。なんでそんな委員会を作るのか。そういう団体なら、すでにあるだろう、と。しかし、ほとんどの者は疲れ切っており、何か新しいことが必要だと分かっていた。外交関係者らはおおむね、業界の縛りにがんじがらめになっていたので、委員会を支持しているふりをするだけだった。ハイチの政治家は相変わらず二分されていた。最初の会合の前からもう委員会を失敗だと非難する陣営と、プレヴァル政権のメンバーのように支持を強いられる陣営とに。多くの舞台裏の会合は委員会を、機敏で透明性があり強力でありながら政府の機関（医療、教育、農業などを担当する）を弱体化しないものにするため懸命になっていた。その頃までには、ほとんどのNGOや支援団体が、政府の諸機関を無視しようという試みがハイチの統治を悪化させ、全体的な調整の欠如を促していることを認めていた。しかし、このような間違いはどう直せばよいのか。同時に復興のスピードを上げねばならないのである。

次の朝、クリントンはレオガンにあるダルボンヌ製糖所に向かった。そこは震源に最も近い街だ。ハイチ全土で唯一稼働している製糖所であるダルボンヌは、いつも閉鎖の危機にあった。その生産量はわずかで、利益も同様だったからだ。クリントンは製糖所への投資が雇用を創出し、バイオ燃料生産を刺激するのに役に立つかを調査していた。我々はまた、レオガンの様子を知るためにここに来た。学校や医療機関は地震後どうなったか。避難所の状況はどうか。医学生のとき、私はレオガンの病院で働いたことがあった。しかし、この数年は訪れていなかった。

レオガンはポルトープランス近くに位置する。しかし街の南部で交通渋滞が発生するため、車で行くには数時間かかる。震災で道路も損傷を受けていた。クリントンと私は代わりにロシアのヘリコプターという空路を取った（ウクライナ人のパイロットが、彼と一緒の写真を撮りたがった）。空からの眺めはいまだ耐え難いものであった。地震から七カ月後、ポルトープランスとその周辺から撤去された瓦礫はたったの二パーセント以下であった。[30] 瓦礫を細かく砕き、撤去する重機が不足していた。二〇分の飛行の間ほとんど緑を見ることはなかった。ポルトープランス南部の広がりは農地へと続いていた。震源地に近づいていた。

農地ですら、多くのコンクリートの建物が倒壊していた。ヘリからは、パンケーキのように潰れたビルと、平たい屋根が濡れたボール紙のように下向きに垂れ下がっているのが見えた。何十年も、粗悪で間に合わせの建築をくり返したことが、災害の社会的な断層を可視化していた。ポルトープランスの建築基準法は二ページにも満たない。そして、レオガンにはその規制すらなかっただろう。[31] 聞くところによると、街の九〇パーセントが破壊されたか損傷を受けていた。しかし、多くの人が生き延びただろう。ブリキ屋根の小屋は、倒壊するには小さすぎる。これもまたハイチのアイロニーである。さらに貧しい人たちの掘っ立て小屋はおおむね被害がなかった。しかしコンクリート製の建物は廃墟となり、瓦礫が道路を、歩道を、溝を閉鎖してしまった。人びとは荷車を押し、バケツの水を運んでいた。

国連職員として、救援者として、そしてクリントン元大統領を案内する地元民として、私は後方に控え、仮設住居やTシェルター（temporary shelters 一時的避難所）と呼ばれる避難所を静かに見つめていた。それはレオガンに何十万も建設されることになっていた。それが目標だった。しかし実際に建てられたのは、それまでに三〇以下だった。Tシェルターという名前はそれが永続しないことを示唆していたが、そこにはある種の失望があった。堅牢なツーバイフォー工法〔二×四インチの木材を多く使用した枠組み壁工法」が支柱には用いられていたが、壁は白いビニール、屋根は粗末なブリキだった。自然発生したテントの街のように、Tシェルターは一時的なものと長期的なものの間にある、居心地の悪いものだった。私がレオガンで働いていた二〇年前、雨季は例外なく巨大な洪水となり、地元の河川が土手を越え、病棟を含めた街全体を襲ったものだった。Tシェルターが、いつまでも乾燥したまま聳えているとは思えなかった。

まもなく、こうしたシェルターへの個人的な感想は、公に表明された不満と共鳴するようになった。クリントンが訪問したモデルTシェルターに住むある女性は、新居について何一つ良いことが言えなかった。災害救援者たちがTシェルターの頑丈さを——英語で——説明している間、彼女はクレオールで非難の言葉をまくし立てた。「強風にも耐えられるように建築されていますし、もっと恒久的なシェルターができるまでの辛抱です。テントよりはずっと安全なんです」。住人はしかめ面をして文句を言った。「こんな家に誰が住みたいというの？　壁はキッチン・ナイフでだってまっぷたつにできるわよ。私は三階建ての家に住んでいたのよ！」。両者の話を理解できる者にとって、このような対立は奇妙で落胆するものであった。私は自分が通訳でないことにほっとしていた。ここはポチョムキン村ではない。安普請はごまかしようがなかった〔「ポチョムキン村」は偽りのみせかけの譬え。ポチョムキン将軍がエカテリーナ二世の目を欺くために急造したといわれる書き割りの村に由来〕。

私はダルボンヌの製糖所へ行くことにアンビバレントな気持ちを持っていた。サトウキビの生産は、最も過酷な労働である。歴史的には、一六世紀以来の奴隷制と密接な関わりがあった。ハイチの歴史を知る者は誰でも、この業界には猜疑心を持っていた。フロリダではこの作物は不快なものであり、ドミニカ共和国では懲罰的であった。そしてハイチでは経済的に成長が見込めないものであったが、その理由はまたしても、今クリントンに挨拶しているサトウキビ刈りたちにはどうしようもないものであった。そして三国のいずれにおいても、このつらい仕事はハイチ人によってなされることが多かったのである。

しかし製糖所を横切りながら、私は元気になってきた。壁にかかった三〇フィートものジャン・ドミニクの肖像画が我々を出迎えてくれた。長年、彼は奮闘し、犠牲を払うことになった。地震後のノロノロとした復興の速度に、彼は失望しただろう。そして若いジャーナリストをたくさん送り出して、遅れの理由（と言い訳）を記事に書かせただろう。彼はまた、ハイチ人の農場を益しない契約を非難しただろう。だから、ジャン・ドミニクが、より良い賃金を地域のサトウキビ農家やサトウキビ刈りたちのために確約した企業の上から微笑んでいるのを見るのは、正しいことだったように思える。

緑のサトウキビ畑の海に浮かぶこの製糖所で働いたのは、ハイチ人だけではない。ダルボンヌ製糖所は一九八三年の創業以来、世界銀行の融資を受けていた。つまり、エサ代の高くつく厄介者（白い象）だった。最良の年でも利益はギリギリだった。とくに、米国の補助金が可能にした安価な輸入砂糖がハイチの市場を襲ったせいである。さらに問題があった。収穫が減り続けていたのだ。小さな土地しか持たない農民たちは米国の補助金とだけ戦っているのではなかった。アグリビジネスのテクノロジーの進歩とも戦わねばならなかった。ここでの収穫はまだほとんど手作業で行われており、レオガンのサトウキビ刈りたちは、母国でも外国でも、同じような仕事しかできないだろう。暮らしをたてることが可能であれば、彼らは当然母国に残ることを望む。数年間あれこれやりとりをした後に、ダルボンヌ製糖所は閉鎖された。そして二〇〇一年、キューバからの二五〇万ドルの融資と技術協力を受けて再開された。しかし、製糖能力は依然低いままだった。供給量はハイチで消費される砂糖の二パーセントにすぎない。ハイチはかつて世界最大の砂糖生産国だったが、ディクシー・クリスタルズとすら競合できなかったのだ〔ディクシー・クリスタルズはインペリアル・シュガー・カンパニーの砂糖やスイーツのブランド名。テキサスに本社を持つ〕。

それから、バイオ燃料の需要が起きた。その多くはサトウキビから作られる。グレッグ・ミルンは我々のチームの若い弁護士だが、状況について簡単に教えてくれた。三年前、ある電力会社が製糖所に融資し経営破綻を回避させた。まもなく、それは三メガワットの電力と砂糖生産量の増加をもたらした（アルコール発酵のためのシロップを含む）。ひょっとしたらこの白い象は、キューバ人の援助といくらかの融資があれば、二度目の人生をスタートできるかもしれない。ほとんど電気の通っていない地域に電力を創出できるかもしれない。

我々が訪問したとき、工場はおよそ二五〇名を雇用していた。グレッグ・ミルンたちの見積もりによると、ある程度の融資と機器の最新化があれば、とくに地元のサトウキビ農家にその融資がまわり、道具や資金へのアクセスが増して生産物に良い価格がついた場合、砂糖と電力の生産を一〇倍にできるとのことだった。仕事をしているキューバ人やハイチ人たちを見ていると、そのような計画、つまり死に体の製糖所の心肺蘇生によって、我々の努力が海外支援組織の機能回復に結実することも夢物語ではないように思えた。いずれにしても、キューバ人の専門性を活用する良い方法に思われた。バイオ燃料の議論全体は非常に複雑であったが、こうした農工業の試みが、電力を緊急に必要としている農村部にそれを供給するのだ。このようなポジティブな結果の可能性とジャン・ドミニクの象徴的な賛同の組み合わせは、長きにわたって残虐と強制労働の象徴だった産業の前哨地を訪問する私の気分を楽にしてくれた。(32)

私の関心は医療に注がれているが、このような訪問でたくさんのことを学んだ。砂糖生産やバイオ燃料振興の旗振り役になるのは私には難しかったが、ハイチの農民の収入が増え、電力が増え、加工能力が向上することが称賛すべきことであるのは容易に理解できた。一般的に小規模農業は、工業や農工業計画よりも、貧しい人により良い収入を約束してくれるようだ。養魚場や生産者協同組合があれば、自作の産品を売り歩く農民やティ・マシャン（市場の女たち）のほうが、工場労働者よりも自主性を確保でき、収入も良いと一般的には言えるかもしれない。しかし、農産物の生産高が減り環境破壊が続くなかで、技能の向上も信用貸しもなしに農業や漁業で生計を立てることは、誰にとっても困難になっていた。マイクロファイナンスのブームによって救われた家庭もあったかもしれないが、それによって食料安全の悪化や子どもの奴隷化が防止されることはなかった。

前述のように、ハイチはグローバル経済の只中で何世紀も苦しんできた。その最初の取引はコロンブスとの取引だったが、それは土着のタイノ族を滅ぼしてしまった（グローバル経済が産声を上げた一四九二年当時、レオガンにはタイノ族が住んでいた。その守護聖人はタイノ女王のアナカオナであった）。すでに述べたように、奴隷労働システムはスペイン人によって導入され、フランス人が砂糖やコーヒーといった換金作物から巨額の利益を得た。そのような歴史が、製糖所やコーヒー豆洗浄所、さらにはマンゴー加工工場からも、ロマンティックな響きを奪う。しかし八月のその日、小作人協同組合やハイチ人投資家、一ダースものキューバ人技師、そして元米国大統領とともに、トラブルだらけの一時的シェルターを訪れて、雇用と電力を増やし、人びとの技能向上のために働くことは気分が良かった。私は医療の仕事に早く戻りたかったが、貧困削減の努力、賃金上昇、現代テクノロジーへのアクセスの改善は、医療をも容易に、そして効果的にするだろう。

それが社会医学の洞察というものであろう。私は社会医学という学問を、ハイチ人たちから、そしてハーヴァードの先生たちから学んだ。我々がハイチや世界のあちこちで実践したいのは社会医学であった。ボストンの貧民街、ルワンダ、マラウィ、レソトの田舎でも。しかし、この領域の達人といえば何といってもキューバ人であろう。アリスティドとともに、ハイチに新しい医学校を設立したのだから。その医学校は他の多くの価値ある努力とともに、二〇〇四年のクーデターで閉鎖されてしまった。だが、ほとんどの学生はキューバのサンチアゴで勉強を続けることができた。ハイチの国立医学校から医学生が誰も卒業しないであろう夏の終わり、六七人の医師の卵が卒業証書を受け取る予定であった。一人はカンジュに生まれ育った。他の多くも似たように貧しい地域の出身だ。私は彼らの一年目の研修を受け持ち、そのクラスのparrain、文字通りに訳すと「ゴッドファーザー」になるよう依頼される栄誉を得た（ゴッドマザーに選ばれたのはマリー゠ロランス・ラセーグだった）。

私はこうした若者たちに、何をしてあげたらよいか分からなかった。思いつくのは、自分の病院に何人かをインターンとして迎えることくらいだ。クレールとルーヌは、聴診器と私の本の一冊を贈ってはどうかと提案した。卒業式はカリブ・ホテルで行われた。地震の被害はあったが、通常業務は可能であった。私はスピーチをする必要はなかった。ラセーグ大臣ら要人（キューバとベネズエラの大使、ハイチ保健省のトップ）と並んで座り、キューバで教育を受けた医師を大量にハイチに収穫できたことを祝った。そのうち三〇人が式の後で私の方にやってきて、勉強会を作って連絡を取り合い、学び続けたいと言った（彼らは何年もキューバで一緒に勉強した後、ハイチのあちこちで働くことになる）。彼らのほとんどが、今後は支援なしの状態だった。臨床指導も講義もない。そこで、米国で研修を受けた若い医師のナターシャ・アーチャーやミシェル・モースたちが、彼らの面倒を見ると約束した。我々がハーヴァードで開発した、ウェブ上のプラットフォームでつながることもできる。学生たちの胸は不安と情熱でいっぱいだった。

卒業式は、不満な夏の最も嬉しい瞬間の一つだった。おかげで、ミバレ病院が完成して始動するのを早く見たくなった。そのときはただ、彼ら若き医師たちが彼らの才能と研修に値するような病院で働く日々を想像するだけだった。

卒業式はまた、ハーヴァードのグローバル・ヘルス社会医学科の私の教え子たちを思い出させた。その学科長としての使命の中心にはハイチでの活動があったが、新年度がやってこようとしていた。講義がまもなく始まる。私は準備をしていなかった。過去八カ月間、とにかく地震のことばかりだった。震災後の医療問題と無関係な教育について考えるのは気が進まなかったし、感情的にも難しかった。過去八カ月間で我々は何を学んだのか。短期的救援と長期の復興の間にはどのような関係があるか。外部のウォッチャーも内部の関与者も等しく、地震後に起きたことの意味を知ろうともがいていた。成し遂げられたことの小ささを指摘する報告や物語は山ほどあった。しかし、ほとんどの結論は時期尚早のように思える。復興のスピードについては、それが遅いということ以外にあれこれ言うのは早すぎる。もう少しましな状況であっても、やはり時間はかかるかもしれないのだ。それは二〇〇八年の嵐の後で我々が学んだことだった。

続けなければならないプロジェクトが、他の国にもあった。公立のフラッグシップ病院をルワンダのブレラ地区に作る予定は遅れていた。[33] それはミバレで始めるのより小さな病院だが、それでもこれまでに建てたものでは最大で、我々はこの病院に心血を注いでいた。実際、病院は「剣から鍬へプロジェクト」の象徴であった。ウガンダ国境近くのかつての軍用地にあったからだ。我々はルワンダ政府とこのプロジェクトを立ち上げ、二〇〇八年夏に起工した。二〇一〇年末までの完成を我々は約束していたが、それは一、二カ月遅れていた。こうした約束や、その他のハイチの外でなされたことが、八月が近づくにつれて私の胸に去来した。

通常は医学校で行うのだが、私はその年の最初の講義をハーヴァード・カレッジで行った。そのコースは「グローバル・ヘルスにおけるケース・スタディー」と名づけられていた。九月二日、私は地震に関するプレゼンから始めた。災害の社会的起源と、災害後の医療提供における困難について語った。正統かつ楽観的なトーンで講義を終えるために、私はシュロヴとカルメンの短いビデオを見せた。二人ともカンジュに残り、理学療法士補佐として訓練を受けていた。本書執筆時点では、どちらも、切断手術を受けた人たちにとって素晴らしいサポート役として、めきめき頭角を現し、長く苦しい回復の道のりに付き添っていた。

私の希望で、シュロヴはある患者をケアすることになった。若い男性で（嘘みたいだが）ヴィクトリーという名前である。結核とホジキンリンパ腫に苦しめられていた。病院にやってきたとき、彼は体重が七〇ポンドにも満たず、立つこともできないくらい弱っていた。病気を両方治療した後、彼はまた歩き始めた。その回復はおおむね治療のお蔭だが、自分の力で立てるよう支援したシュロヴに負うところも大きかった。多くの人は諦めてしまいたくなるものだ。しかし、ヴィクトリーはボストンでもらえるのとほぼ同じ医薬品を投与されたうえ、同じ困難を克服した人が傍にいてくれた。

ビデオは、彼女たち二人が地震で足を失った体験とその後の新しい人生について語る姿や、自身の切断手術とリハビリから数カ月後にはもう患者を受け持ち、回診する姿を映し出していた。カルメンが不満も漏らさず苦労して歩き、あらゆる種類の病気のために障害者となった人びとの家を訪問する姿を見ると、私は希望を持てた。地震は、長い間ハイチで棚上げになっていた、本当の意味での障害者の権利活動を励起するかもしれない。震災後のハイチには魂を揺さぶられるような物語があったことを、学生たちにも知ってほしかった。ハイチでも米国でも、そうした物語は主要なマスコミではめったに報道されない。ニュースになるのは、いつでも失敗のほうである。「患者に会いに行って、どうやって歩くかを見せてあげるの」とカルメンは言った。「彼らが車椅子の使い方を習っているとき、私はそばにいる。彼らは私に聞くの。どうやって歩くのか。義足は痛むのか。走れるのか。彼らに私が望んでいることは、私も全部できるのか。私はイエスと言うの。私も二度と歩くことはできないと思ったけど、今は何でもできる。私の人生は変わったのよ」。

サンリーの脚切断は、脚を保全するというむなしい希望のために何週間も遅れたが、それはビデオには映っていなかった。でも、彼女のほうも上手く行っていた。彼女は母親とボストンにとどまり、二人とも英語を勉強していた。サンリーはティーンエイジャーらしい自分を取り戻していた。ハーヴァード医学校のカフェテリアで彼女と最後に会ったとき、彼女は新しいコンピューターでフェイスブックを使ってハイチの友達を見つけるのに夢中だった。リハビリを何カ月もやった後、サンリーはボストンでいちばん有名なシェフと一緒にテレビに出た。パートナーズ・イン・ヘルスの支援者、ジョディ・アダムズだ。「米国のトップ・シェフ」に出演し、我々の活動のための資金を得ようとしていた。その番組は、シェフたちが料理の難問を与えられるコンテストで、ジョディが与えられた課題は山羊だった。彼女は勝てなかった。数カ月後、サンリーとその母親、そしてジョディは、ジョディの山羊料理のスキルを向上させるべく別の番組にゲスト出演した。サンリーの物語を私は学生には伝えなかったが、講義の間、私は彼女のことを考えていた。

講義の構成に従って、出席していた別の教員が私の講義にコメントした。最初の発言者はアン・ベッカーだった。精神科医で、医学部と人類学部では私と同期だった。医学校で一年を過ごした後、アンはポルトープランスのシテ・ソレイユと呼ばれるスラムで活動していた。結局彼女はフィジーで博士課程の研究をすることにしたが、そこにはシテ・ソレイユと同じように深刻な、しかしあまり顕在化していない社会病理があることが分かった。我々の友情はもう二五年以上続いていた。二人目はアンと私のメンターであるアーサー・クラインマンだった。彼もまた精神科医にして人類学者であった。彼は長きにわたる中国での研究を通して医療人類学という領域の意味を明らかにしたのであった。我々がそのコースを一緒に教えるようになって三年目だったが、一月以来、同じ教室で顔を合わせるのは初めてであった。私は両者を社会医学領域の巨人だと考えており、震災について彼らが何を言うだろうかと、興味を抱いていた。

アン・ベッカーのコメントはハイチへの深い知識に裏付けられていた。地震後、彼女はハイチに行き、精神病院の一つを訪問した。彼女は正しくも予想したのだが、損傷を受けた病院にはほとんど医薬品がなかった。しかし、わずかにいた医療者が訴えた問題はそこではなかった。「我々には食料と水が必要なんです」と彼らは言った。「それにマットレスとシーツ、患者の衣服です」。もちろん、彼らには医薬品が必要だったが、その優先順位は下げざるをえなかった。

アーサー・クラインマンは私のレクチャーについて、中国についての彼の驚異的な知識を用いてコメントした。彼はそこで起きた二つの巨大地震に対する様々な対応について述べた。一つは唐山を震源とするもので、およそ七五万人が亡くなった。しかし、この恐るべき被害が生じたのは一九七六年で、当時支配的だった毛沢東主義のイデオロギーによって、被害者とともに多くの事実が葬られてしまった。

その悲劇的な歴史は、クラインマンが言うには、ようやく今書かれているところである。二〇〇八年の四川の地震は六万八〇〇〇人の命を奪い、一五〇〇万もの建物を倒壊させた。[34] メディアは大いに注目したが、それはこのときには、中国政府が地元や外国のプレスがやってくることをかなり認めたからだった。政府はまた、党政府とは関係ないボランティアが救援活動に参加することも認めた。それは巨大なものだった。一三万人の軍人と数千人の建設業者に加え、一五万人の支援ボランティア団体が国内外から被災地にやってきて救援活動を行った。[35]「政府がその能力と権威を主張する社会的な空間で市民ボランティアが活動することを政府が許容したのは、一九四九年以来それが初めてのことだった」とクラインマンは言う。

アジアの津波との比較からも多くの考察がなされたが、クラインマンが述べたような、広大で変化し続ける一つの国で起きた二つの地震の対照性には、訴えるものがあった。困難は同じである。しかし、どの教訓が固有なもので、どれが一般化可能なのか。一月一二日以来、日本、キューバ、メキシコ、ブラジルといった異なる国々がハイチで実践的な支援を行ってきた。自然災害における自国の体験を参照していた。こうした援助の一部は、すでにその有用性が立証されていた。しかし、日本と中国とブラジルの状況は、いや、隣国のキューバですら、ハイチのそれとはあまりにも異なっているようだった。地震であれハリケーンであれ、急性の襲撃という点では同じだったとしても、慢性的な病はまったく違っていた。ハイチの諸問題はより大きいが、それを説明するのは困難だった。私は、自分がルワンダについて考えているのに気づいた。ルワンダは、その日挙げられた他の国よりももっとハイチのようであった。

私は別の理由でもルワンダについて考えていた。その晩キガリに向かう途中、私は前日の『ニューヨーク・タイムズ』紙をフライト・ラウンジで手に取った。社説の見出しは「カトリーナ、その五年後」である。論調はポジティブであったが、警句もあった。「この地は膨大な困難を抱えている。手頃な住居の不足が都市の未来に不安の影を投げかけている。現時点で、この街で賃貸住宅に住む人の六〇パーセント近くは、収入の三五パーセント以上を住宅に費やしている。普通は、それくらい支払っているのは四〇パーセント程度だ。こうした人びとは食料や医療への支出をしぶる。子どもたちの健全な生活が脅かされる。慢性的にホームレスになるリスクを抱えている」。社説はこう伝える。「五万五〇〇〇の人たちが転出してしまった。ニューオーリンズは、おそらくこの国で最も荒廃した都市である」[36]。

私は即座に、その朝教えた学生たちのことを考えた。この記事を彼らにも読んでもらえばよかったと思った。その社説は（間接的にであっても）、急性問題に取り組むとき、慢性的な脆弱性が重荷になるということを示していたからだ。この文章をハイチで読んだ者はみな、避難所のことを考えたであろう。五年後はどうなっているだろうか。ハイチの長期予後はどうなのだろうか。

確かに、ハイチで起こっていること全てや開発計画の失敗に関する、お決まりの陳腐な解釈は存在する。ここ数年だけでも、この件に関する本は数冊書かれていたし、何十年も前にも、そうした本はあった[37]。一つ、よくある陳腐な話は、ハイチの人びとの立ち直る力に関するものだ。しかし、「立ち直るハイチ人」を紋切り型として却下することにも問題がある。なぜならシュロヴやカルメンやサンリーの例が示すように、彼らは本当に打たれ強いからだ。しかしこの三人には、多くのハイチ人にはない、医療、研修、そして仕事へのアクセスがあった。地震に遭った人びともまたそうしたサービスを、そして水と食料と避難所を必要としていた。

クリントンが地震当日に予測したように、避難所のジレンマはハイチにおける最重要課題のままであった。避難所で暮らす人びとの数はおよそ一五〇万人で、夏が過ぎても変わっていなかった。再定住が遅れる理由にはいろいろあり複雑であった。しかし主な理由は三つである。第一に、避難所に入る人の大多数は一月一二日に家屋が倒壊していたが、それは賃貸だったり不法占拠したりしたもので、持家ではなかった。彼らはなけなしの収入の大部分を、住居、食事、そして教育に費やしていた。その割合はニューオーリンズの被災者より大きい。第二に、これらのサービスや医療には震災前もアクセスが困難であり、むしろ震災後、テントや安全シートの下でより容易に手に入った。第三に、瓦礫撤去が遅れていた。遍在する瓦礫――クリントンはこれを、八月の会議で「都市の悪性腫瘍」と呼んだ――が、無事な家屋に戻ることをも困難にしていた。したがって、雨季の夏が来て臭いがひどくなり、危険になっても、避難所は満員であった。

避難所の中で、人びとはだんだん気が短くなっていった。しかし、復興を早めるためにはどうしたらよいだろう。ハイチ政府は怠けているわけではなかった。三月三一日のニューヨークでの出資者会議までに、復興行動計画は準備できていた。四月、暫定ハイチ復興委員会が大統領の命令で設置され議会も通過した。テントに本部を据え実際に委員会を始動するのに、さらにひと月を要した（エアコンはあったが、所詮テントだ）。最初の会合を開くのにさらにひと月程度を要した。どういう基準でこうした対応のスピードを判断したのかはよく分からないが、『ニューヨーク・タイムズ』紙の八月二九日の社説はまれに見る楽観的なものだった。

暫定ハイチ復興委員会は一月一二日の地震の後、ハイチと諸外国合同の活動として、何十億ドルもの復興支援金を効果的に配布するために作られた。その他全ての復興努力同様、ジャン＝マックス・ベルリーヴ大統領とビル・クリントン元大統領が指揮する委員会は、立ち上げにあまりにも時間がかかった。それでも我々は、今月ポルトープランスで行われた第二回会議に勇気づけられた。委員会はそこで、明確な判断基準を具えた何十もの新しいプロジェクトと、それを実行するための一〇億ドル以上の予算を公表したのである。[38]

プロジェクトのリストの上位にあったのは、一〇〇万立方メートル単位での瓦礫撤去の再実行だった（すでに述べたように、九月中旬になっても二パーセントしか撤去できていなかった[39]）。それから五万人の人命を救うための、一時的暴風雨避難所の建設。どちらも一一月までに行う予定だった。タイトなスケジュール通り達成するためには、資金と人的リソースの円滑で迅速な流れを必要とするだろう。ところで次の一点については、『ニューヨーク・タイムズ』に文句を言うべきだろう。何十億ドルものお金は「誓約された」のであり、実際に支払われたのではない。資金のうち大部分が、政治やプロセスへの懸念に拘束されていた。そうした懸念がある種の警戒心を呼んだり、現場のニーズにふさわしい緊迫感からの乖離をもたらした。実際、復興資金はすぐには使えなかった。プロセスへの執着や、偉大なる社会学者マックス・ヴェーバーが「鉄の檻」と呼んだ官僚制度の締め付けが、先月我々が訪れたレオガンの、がっかりするような一時シェルターに結実したのである。

長期的に見れば、念願の社会的目標の達成には、復興にしても初等教育や医療へのアクセスにしても、援助だけではなく経済成長が必要である。しかし短期的には、十分な誓約がなされており、多くの基本的なニーズは、資金さえ届きプロジェクトが実行されれば満たされるのであった。医療や教育においては、実行は公共セクターを通じてされねばならなかった。公共セクターなしで、公共医療と公教育の実現はありえない。

機能不全の公共セクターが、公共サービスの提供における非効率や無能力を生むという悪循環を破るにはどうしたらよいのか。この問題については、大規模で、しばしばイデオロギー的な議論が世界中で行われてきた。その際、我々はあまり自信満々に解答を述べる人を信用すべきでない。解答は、いくら機能していないとはいえ、公共セクターをさらに弱らせることでは断じてない。しかしそれが今起きているこことなのである。九月までに、三月に誓約された資金の一五パーセントほどが支払われたが、一八億ドルの支援金のうち、公共セクターに行ったのはほんの〇・三パーセントだった（『ニューヨーク・タイムズ』の社説は、米国上院公聴会のおり、私が支援の三パーセントしか公共セクターに行っていないと不満を述べた、と書いた。私は一桁過大に評価していたのである）。震災以前にすらすでに明らかだったのは、このアプローチではハイチにおけるＮＧＯと多国籍支援機構は維持できるかもしれないが、ハイチの公共セクター自体の適切な能力を育むには十分ではないということだ。また、政府に出入りするワシントン周辺の民間企業（あるいは業績の良い復興建設業者）に事業契約が流れてゆく既存のシステムも、ハイチの大小企業を取り込むことはないだろう。[40] この調子が続けば、公共か民間かにかかわらずハイチの組織の復興過程への参加度が増すことはない。ヴェーバーの官僚制の鉄の檻に囚われた人びとの多くが、最善を尽くそうとしているにもかかわらず。

最後に『ニューヨーク・タイムズ』の編集者は、ミバレの教育病院について述べている。この病院は、委員会の最初の会合で認められた五つの医療プログラムの一つであった。我々は中央ハイチのこの都市と三〇年近く関わっており、そこに適切な病院を建設するよう二年も働きかけてきた。中央ハイチにまともな病院を作るというこの目標は、地震によって変化し、実際、改良されることになった。そのことについてもう少し詳しく述べてみたい。いくつかの教訓はハイチで得られたものであったが、我々はルワンダからも多くを学んだ。

一九九五年のルワンダはいまだ大虐殺から立ち直っていなかった。いろいろな意味で地上最貧の国であった。震災後のハイチと比べても、これ以上過酷な状況を想像するのは難しかった。ルワンダは住居の三分の一を失ったり、政府のビルを全部失ったりはしていなかったが、それでも公共サービスの四分の一以上が失われていた。生き残った官僚の多くは、虐殺に深く関与して名誉を失っていた。ルワンダで戦闘行為がやんだ後、たくさんの人道支援団体と大小のＮＧＯがやってきて、地位を争った。ほとんどのＮＧＯには他のＮＧＯとの協働という考えがなく、秩序と基本的サービスを回復しようとしていた暫定政府との協調は論外であった。国の西側にはザイールの難民避難所があり、本当の避難民にまじって、虐殺の首謀者らが潜んでいた。彼らに対して、国際的な武器商人たちが武器を供給し続けていた。国境での急襲や衝突は絶え間なく続いており、ルワンダの肥沃な農地では何も作られないまま、飢餓がはびこっていた。一九九五年には、多くの国際監視団体がルワンダに見込みはないと諦めようとしていた。

二〇一〇年までにこの国は、悲観主義者の目にはほとんど見違えるようになっていた。首都キガリは賑やかで清潔だった。新しいビルが林立していた。国のＧＤＰは一〇年前の三倍以上になった。この何年かで、教育と医療は平均的な市民にずっと手に入りやすくなった。腐敗追放キャンペーンも実を結んでいた。海外や、大量の離散民から、そして国内からもかなりの投資があった。二〇一〇年には、何百ものNGOがまだ国内にいた。しかし、地方や国の各機関との協調はいかなる意味でも常識的になっていた。国の国内開発計画の予測では、二〇二〇年までに、ルワンダは海外からの支援を必要としなくなるだろうとのことだった。

ハイチとルワンダで数年働いてからは、私はハイチ、ハーヴァード、そしてルワンダが成すトライアングルを頻繁にたどることにすっかり慣れていた。九月、アフリカに向かう、もしくはハイチに戻る長時間のフライトで飛行機に缶詰めになりながら、私はたいてい復興のことを考えていた。復興の一つのヴィジョンは私が壊れたレコードみたいに聞こえるリスクを冒しながらくり返してきたもので、主権と基本的社会経済権を強化するために公共インフラを立て直すことであった。より良く再建する、という言い方もすでに使い古されていたが、ルワンダは実際、より良い構造を作り上げた。海外支援のあり方も見直した。そして、医療、教育、男女平等に投資して人の可能性を広げたのである。ハイチ復興に誓約された何十億もの金は同じような計画に結実するだろうか。大規模プロジェクトは雇用を創出し、海外離散民の一部もハイチに帰ってくるだろうか。

このような疑問は、我々をミバレの教育病院計画に立ち戻らせる。目下、いちばん力を入れている仕事だ。我々は委員会に、資金の承認を望んでいたのではなかった。ほとんどの資金はすでに集めていた。そうではなく、国の計画に合致するような法的正当性や他の復興活動との協調を求めていた。トライアングルの最後の一角はしたがって中央ハイチにある。ここで我々は病院の礎を築くのだ。

ミバレはある意味、パートナーズ・イン・ヘルス誕生の地でもあった。多くの設立者（オフェーリア、フリッツ神父、マミート）と支持者たち（ディディとその家族も含め）は、ここで一九八三年に初めて会った。ほとんど三〇年前のその年、我々はハイチ農村部の医療の質がひどいということを認識し始めてい

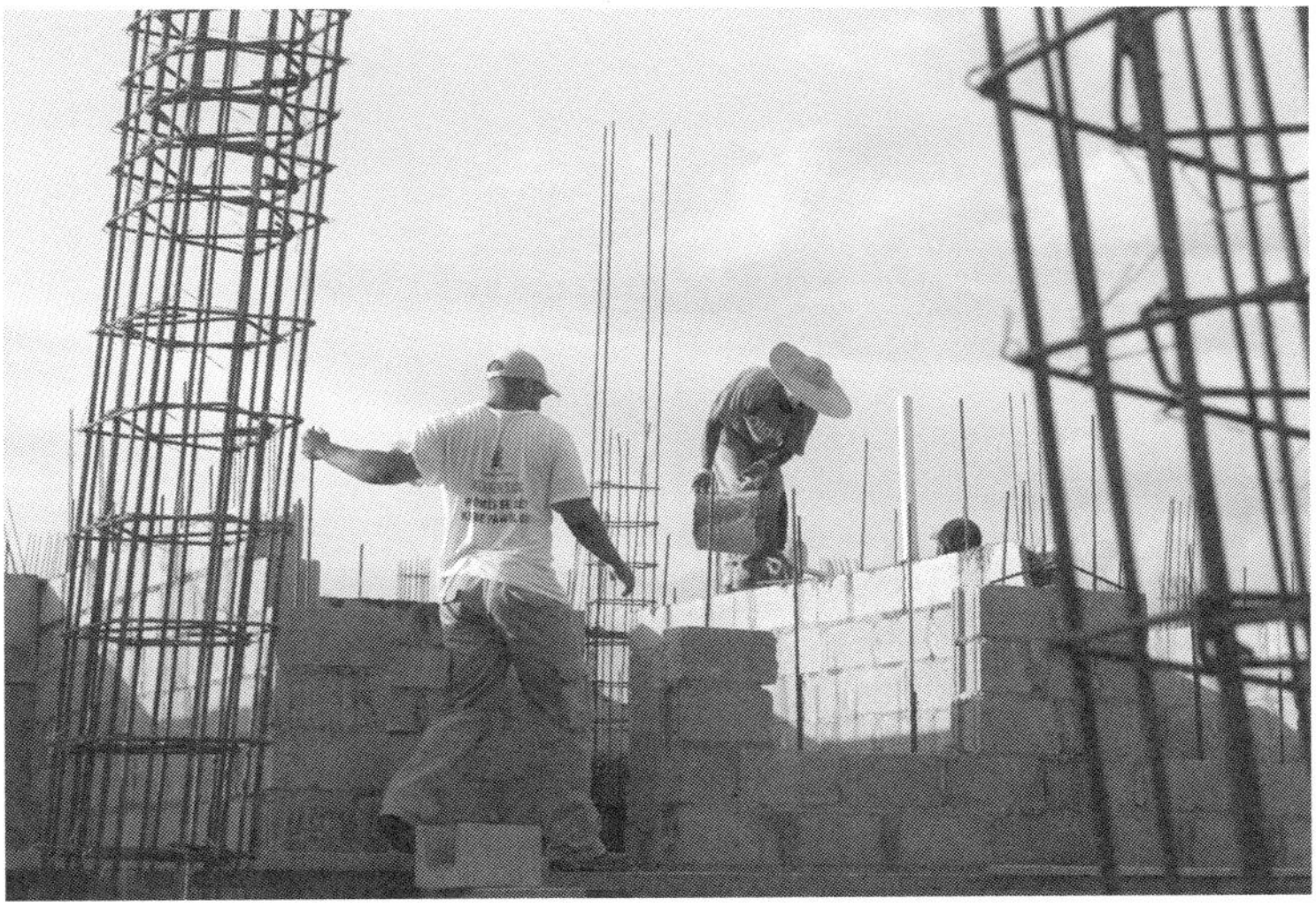

ミバレ病院建設地のデヴィッド・ウォルトン．2011年１月．（Jim Ansara）

た。私はまだ医学部の課程を始めていなかったが、検査室もその他の診断手段も持たない多忙な医師との五分の会話が医療提供のレベルにないことは、医師の資格がなくとも理解できた。そして、トウモロコシの穂軸で封をした薬瓶につめ込まれているものが、プラセボ効果以上のものを持っていない、あるいはそれ以下であろうことは、薬理学の学位がなくても理解できた。

厳しくも得るものの多かったその最初の年にミバレで経験したことは、ハイチの人びとにふさわしい病院を建設したいという、生涯にわたる夢を私に抱かせた。二〇〇八年の破壊的な嵐と、クリントン元大統領が「クリントン・グローバル計画二〇〇八」にハイチを含めたことは、病院建設という野心的な展望への連鎖の一コマであった。また、人身売買と戦う若い博愛主義者が、私とパートナーズ・イン・ヘルスの同僚に会い、その場で即座にミバレ病院再建のために多額の寄付を確約してくれた。我々は彼女からの匿名の寄付を、困難に陥っている医療者の給与の補塡、地域の医療者の研修、そして既存設備の改良に使うことを提案した。病院を設計し、必要な残りの資金を得るのに少なくとも一年はかかるだろう。「私はあなたを信じるわ」と彼女は言った。そして二〇〇九年の再訪を約束した。その訪問は遅れて、二〇一〇年一月までずれ込んだ。彼女は自分の訪問の準備のために先遣部隊をハイチに送ったが、そのチームは不幸にも地震の日にホテル・モンタナにいた。どちらもひどく傷ついたが、生き延びた。

地震は我々に計画の一からの再考を強いた。看護学校は倒壊し、医学校は損傷のため閉鎖された。そのうえほとんどのポルトープランスの病院が倒壊したか損傷した今、どこで次世代のハイチ人の医療職を育てればよいのだろうか。すでに述べたように、アレックス・ラーセン保健大臣は我々にここを主たる教育病院にするよう要請した。パートナーズ・イン・ヘルスの支援者たちは、新たな企業からの寄付も同様だが、何千という寄付を再建のために送ってくれていた。大胆にして美しい病院建設に挑戦しない理由はない。

スターもそろっていた。カレッジの同級生だったアン・クラークは今や建築家で、これまた建築家と結婚していた。彼女は自分の小さな会社と家族を病院の再設計に強引に駆り出した。(41) かつての教え子デヴィッド・ウォルトンは、計画の総点検と拡大に全力を注いでいた。彼も建築家たちもシカゴからやってきた。彼らはシカゴの寄付者や企業から支援をとりつけていた。さらに驚きだったのは、ボストンの建設会社の元オーナーだったジム・アンサラが、地震以降、事実上ハイチに住み込みで建物の構造保全の評価を行い、病院から病院へ走り回っていたことだ。彼は病院をより大きく、より良いものにするために、時間とリソース、そして人脈（彼自身のと、彼の会社のと）をつぎ込む用意ができていた。我々の一団は計画を何度も見直し、その可能性を広げ、ついには一六万平方フィートもの病院に結実させた。

これまで建設を試みた病院の三倍もの規模である。

ミバレはハイチの中央台地南部にある大都市だった。時差ボケを振り払いながらも、礎を築くために集まったハイチ人ら仲間たちの気分が高揚しているのが分かった。前の晩は大雨だった。デヴィッドやジムら何人かの仲間たちが、街を流れる川の向こう岸に一時的に取り残された。しかし水は引き、九月一〇日は早朝から暑く晴天となった。我々がいたテントの中はうだるような暑さだった。建設現場の一部はすでに地ならしされていたが、礎を築くためにはさらに準備（エンパイアステートビル分以上の粉塵を除去しなければならない）が必要だった。それは大変な仕事に思えたが、集まった者たちは経験を持ち寄り、プロジェクトに対する献身を共有していた。そのプロジェクトは、ハイチが復活し、もしかしたら繁栄することに貢献するかもしれない。

保健大臣と高官たちのチームもそこにいた。長く待たれた病院は暫定ハイチ復興委員会に承認された最初の主だった医療プロジェクトだったのも理由の一つだ（壁に映写されたスライドショーには、委員会のロゴも映っていた）。フリッツ神父が祝福を与えてくれた。シカゴからやってきた私の友人が建築家代表として聴衆に計画をプレゼンした。地元の役人、国連職員、キューバの保健副大臣（ハイチでボランティア活動をしている一〇〇〇人余りのキューバ人医療者の一握りを伴って）、パートナーズ・イン・ヘルスの支援者、ハイチの医療者がそこにいた。ハイチ、ドミニカ共和国、ボストンからの建築チームもそこにいた。シュロヴもいた。誇り高き理学療法士だ。彼女も私の義弟も、義足とは思えないように見えた。彼は踵の骨折から速やかに回復していた。地震以降、ザンミ・ラサンテの女性医療チームに加わっていた。

暑さにもかかわらず、午前中の長い発表を誰も嫌がっていないように見えた。開会のお祈りの後で、市長がスピーチした。さらにハイチ保健省の重鎮たち。私も少ししゃべった。地震後何週間も、ハイチ最高の病院はポルトープランスの湾に浮かんでいた。いつか、ハイチ最良の病院は大地にしっかりつなぎとめられたものになるのだ。その病院に、ポルトープランスや被災地の病院も続くのだ。

しかし、ハイチでこれまでそうだったように、喜びの気持ちや満足感はすぐに不安や恐怖に変わってしまっていた。落成はしたものの、このような病院をどうやって運営していくのかというのが我々多くの不安であった。それに、まもなくハイチを襲う、長い間恐れられていた新たな感染症の流行の恐怖があった。それが最初に現れたのは、他でもない、ミバレの街だった。

7　コレラの時代の復興

一〇月の第三週、私はまたキガリに戻っていた。そこで、ルイーズ・アイヴァーズからのメッセージを受け取った。ミバレとサンマルクに勃発した新しい問題についてであった。一〇月一九日の午後、我々が数年来活動してきた大きな沿岸都市サンマルクの仲間たちが、急性水様下痢に苦しむ人びとが大量に突然やってきたと警告してきた。患者のなかには間に合わせのストレッチャーで病院に搬送された者もいた。一人で歩いてやってきた者もいたが、診察を待っている間に倒れてしまった。似たような患者を診た後、さらに内陸の病院（シュロヴが義足を合わせた場所だ）が腸チフスのアウトブレイクを予測する短報を発表した。ハイチでは長く続く呪いである。ハイチは数年前、世界一水の安全性に乏しい国に指定されたのである。[1] サンマルクでの詳細を聞いた後、私はこう思ったのを覚えている。腸チフスだったらましなんだが、と。

しかし私とルイーズにとって、そのような診断はありえなかった。ルイーズも感染症医だ。分泌型の下痢を起こす病原体はほとんどなく、それがサンマルクとミバレの患者を襲っているのだ。腸チフスはそこには含まれない。我々は何カ月も、腸チフスより恐ろしい、清潔な水や衛生を欠く難民キャンプやスラムにはびこる病気のアウトブレイクを恐れていた。それは自然か人為かにかかわらず災害の後や、戦争後には起きやすい病気である。[2]

米国疾病予防管理センターが三月に、ハイチにおけるコレラは「発生の可能性がほとんどない」と考えたにもかかわらず、[3]我々が急性下痢症の患者が押し寄せた原因をコレラだと思った理由とは何か。第一に、コレラの臨床症状は間違えようもない。感染症医なら、元気な大人が数時間でしぼんでいく別の下痢症を挙げろと言われても困るだろう（小児や高齢者や栄養不良者であれば病状はもっと短時間で進行する）。アメリカ大陸における最後の大きな大流行は紛争後のペルーで三年続き、一九九四年に終結するまでにおよそ一万人が亡くなった（私は自身最初のペルー訪問で、その大流行の終わりの時期に遭遇した）。第二に、ハイチはコレラ流行には最適の地だ。地震の前ですら、都市水道水や衛生システムはほとんど存在しなかった。流行病における、炭鉱のカナリアのようなものだった。ハイチがコレラなしで長くやってこれたのは奇跡と言ってよかった。

何年も前に、このような水系疾患の広がりを予言した者もいた。私もまた二〇〇三年に上院外交委員会で同じことを警告した。二〇〇一年、政治的な理由で米州開発銀行のハイチへの一連の融資が凍結されたとき、サンマルクの水インフラ改善計画を含む支援対象の計画は中止となった。[4]二〇〇八年、我々はまだ待ちわびていた。都市水道計画が延期された北部の地域では、飲用水が人の排泄物で汚染されていた（我々の仲間だった若い研究者はすぐに腸チフスに罹った）。地震の何年も前からあったこうしたこと全てが、ハイチを水系疾患に対してさらに脆弱にしていた。[5]

ある意味、コレラは我々を待っていたのである。我々はもっと準備しておくべきだった。かつて世界中の街で、ヨーロッパでも北アメリカでも恐れられてきたコレラは、現代衛生の到来によって途上国、とくに紛争で分断された途上国に限定的な疾患となった。今日、それはスラムや難民キャンプで働く医師たちの最悪の悪夢なのである。治療の鍵となるのは補水だ。爆発的な水様下痢で失った水分と電解質を補充するのである。コレラは細菌によって引き起こされるので、抗菌薬にも一定の役割はある。やはりある程度コレラの見られるルワンダでペルーのアウトブレイクを思い出しながら、私は、我々が多くの死を防げることを希望していた。疾患の流行そのものは回避できないとしても。

あるいは、この診断は間違っているかもしれず、アウトブレイクはコレラによるものでないかもしれない。その場合は、我々にはもっと効果的に水衛生プロジェクトを進行する機会があるかもしれない。しかし一〇月のある晩遅く、ルイーズが電話で、検査室での作業は完全には終わっていないが結果は悪いものに違いないと伝えてきた。一〇〇年の猶予の後で、コレラはハイチに戻ってきたのだ。

一年の最初の九カ月が地震に支配されていたとすると、最後の二カ月は止めようがないコレラに支配された。地震は水系疾患流行の状況を整えてはいたが、決して回避不可能だったわけではない。状況の一部は地震以前からあった。後になって振り返って初めて認識可能になったものもあった。コレラは、ハイチがグローバル経済に組み込まれているという事実とそのために負った逆説的な苦難を、まざまざと思い出させた。広大な多国間ネットにおけるその地位と、公共サービスの恐ろしいほどの欠乏によって、ハイチは苦しんでいるのだ。NGO共和国では、民間の主導によって、機能的な水道システムや衛生上のインフラを無から出現させることなどできない。医療器具も施設も必要な医薬品もなく、全ての可能な予防措置と治療の迅速な統合もない状況では、我々は苦境に陥るだけである。

一〇月最後の週までには、短期的に四つのことが起きるであろうと我々は確信していた。第一に、この流行は国全体にすぐさま広がっていくだろうということ。ハイチは水系感染症を引き起こす細菌にとって好適な場所である。細菌であれば短期間であれ宿主の人体外でも生き延びる。

第二に、治療や予防の効果的な手段は多くの場所で限られているし、まったく皆無なところも多い。清潔な水に容易にアクセスできる人は助かるだろうが、そうでなければ助からない。迅速な診断と適切な治療が受けられれば生き残るが、そうでない何千人もの人は死に至るだろう。最初の症例が報告された頃から、壊滅的な流行は中央ハイチに限定されるはずがない、あるいはハイチ国内に限定されるはずがないと信じる理由は山ほどあった。

第三に、我々は過去の流行から、人命の喪失、とくに若者やそれまで健康だった者の喪失は、非難とその応酬のサイクルをきたすことを知っていた。非難は国を越えて感染する疫病につきものであり、かつてエイズもそうであった[6]。エイズにおいては、ある島にかつて存在しなかった感染源が侵入することで、国を越えた流行の広がりが推察された。コレラもどこからかやってきたに違いなかった。

どこからこの新たな病がやってきたのかを見つけ出すことへの圧力は、誰の失敗だったのかを知りたいという欲望を反映している。人類学者はしばしば、現代のハイチ人が不幸を説明するやり方を、ハイチという国の母胎である奴隷プランテーションにさかのぼって説明する。カレン・マッカーシー・ブラウンによる民間療法に関する素晴らしいエッセイにはこう書いてある。初期のハイチ人にとって「嵐、洪水、疫病のような自然の力は、奴隷所持者のような社会的権力によって薄められた[7]」。地震の原理が自然であっても（米国のテレビによく登場するふくよかな牧師たちは納得しないだろうが）、社会的反応は、村レベルの争いなどを引き起こしながら、局地的非難の連鎖をもたらす。ナショナリズム色を帯びた非難もある。こうしたテーマにまつわる社会的な混乱が、疾患への対応を難しくするのは予想に難くない。「何がこの新しい不運を我々にもたらしたのか」ではなく、「どの外国人がこの新しい不運を我々にもたらしたのか」という声を聞くことを私は予測した。

第四に、コレラについての専門家の意見は分かれるだろう。予防の専門家は防御方法（水の濾過や、塩素化や予防接種）に、治療の専門家は治療手段（経口補水や抗菌薬治療）に、焦点を絞るだろう。それによって、優先順位や予算配分に不同意が生じる。私はペルーでの流行でもそのような論争を見てきたし、ジンバブエで同じことが起きたのも読んで知っていた。[8] このような衝突はコレラではなく、医療と公衆衛生の長年にわたる分断に関係していた。我々は同様の分断にエイズ、結核、マラリア、そしてガン対策においても遭遇していた。予防と治療を統合させようとする努力は行われず、予防に従事する者と治療を提供しようとする者の活発な競争があったのである。

「カポジ肉腫と日和見感染研究ハイチ人グループ」（ＧＨＥＳＫＩＯ）やパートナーズ・イン・ヘルスといった団体は、長い間予防と治療の統合を支持してきた。しかし自分の専門領域寄りの要求をつきつけ、その専門性に合った解決を希求する者もあり、そうしたことは協調ではなく競争に至った。予防対治療、水資源保護 対 予防接種（あるいは塩素化 対 濾過）、地域計画 対 国家計画、経口補水 対 抗菌薬治療、手洗いと小流域保護計画 対 地域水計画――こういうことを我々は恐れていた。

四つの予想はいずれもその通りになった。コレラ流行が中央ハイチを襲った。まるで爆弾のように町から町に広がっていき、清潔な、あるいは濾過した水源から離れた村々に広がっていった。コレラの流行は局地的なものに長くとどまることはなく、ハイチでの流行は急速に拡大した。私がミバレとサンマルクの仲間たちからアウトブレイクのことを聞いたのは一〇月第三週のことだった。二つの都市は川でつながっていた。一一月九日には少なくとも、それはポルトープランスにやってきた。市外に出たことがない子どもがコレラと診断されたのだ。[9] まもなく国中で症例が報告されるようになった。その年の終わり近くには、ハイチにある一〇の省庁におよそ二〇万例が報告されていた。そのうち約四〇〇〇人が死亡した。(10) 報告システムそのものが脆弱なことを考えると、この数字はおそらく実際より低いだろう。ハイチの流行はここ数十年で西半球最悪である。

非難に次ぐ非難の応酬のサイクルが始まった。予想通りである。サンマルクに疫病が到達したとき、それは世界の知るところとなったが、その数日前に、海岸からずっと離れたメイユ川の土手に基地を置くネパール平和維持軍の近くで、いくつか症例があったことはまず間違いない。その川がネパールの基地近くを通ってミバレの街に流れるため、すぐさま因果関係が指摘された。疫学者だけがそれをしたのではない。地元の市民の多くも、新しい病原体は外国人によってもたらされたのだと信じた。ミバレの外国人のほとんどは国連平和維持軍所属であり、大多数が実際に、コレラが土着の病である国から来ていた。

その数は少なくなかった。ミバレにもアルティボニット中部にも、何千という平和維持軍がいた。そのうち数百は到着したばかりである。数時間のうちに非難が飛び交った。いつもそうだが、噂には馬鹿げたものもあった。しかし、比較的最近南アジアから到着したまとまった数の人間と、外部から新たにもたらされた疫病との間に関係があるとみなすことは、疫学的に理不尽ではない。感染源の株が遺伝子的に分類される前であったし、ネパール軍の基地で汚物を管理するハイチの民間請負会社の仕事に、遺憾な点が多かったことが判明する前ではあったが、やはりそう言える。流行初期の数日、重要なのはどこから流行がやってきたか突き止めることと、あらゆる手段を使ってその伝播を防ぐことだった。

そのため私は、最初の症例報告から一〇日も経たないうちに、ジャーナリストのジョナサン・カッツと話をした。彼はコレラがどのように米国にふたたび入ってきたかを調査していた。私の提案の一つは、ハイチの流行源の究明と、侵入した株の遺伝学的・疫学的調査だった。一一月九日、カッツは以下のような文章をＡＰ通信に送った。

パートナーズ・イン・ヘルスの共同創立者である国連ハイチ特使代理ポール・ファーマーをはじめ、公衆衛生の専門家たちは、アウトブレイクの源泉を積極的に調査するよう要請した。彼らは、コレラが土着の病である南アジアの国ネパールの国連平和維持軍によってこの疫病がもたらされた、という確証のない仮説も含めて調査すべきだとした。彼ら平和維持軍は、コレラに汚染されたことが分かったアルティボニット川の支流にある国連基地にいる(11)。

表面上の意味では、全て正しい。しかし、もちろん私の意図は罵り合いゲームを煽ることではなかった。それでも、この急速に変貌する疾患の生物社会学的複雑さを理解するのは大事なことに思える。そのためには、この特定の株の起源と遺伝的な指紋の両者を理解することが必要で、それによって拡大のスピード、適切な治療、そして死亡率を予測することができる。私のハーヴァードの同僚ジョン・メカラノスは、微生物・分子遺伝学講座のトップでコレラの専門家だ。我々はこのコレラ菌株の遺伝的指紋を調査していたのだが、彼も同じ点を指摘した。「平和維持軍あるいはその他の救援隊員から来た可能性が極めて高い。不幸にしておそらくは事故的にこの菌が侵入した、という結論を避ける方法はどこにもないようだ(12)」。

大衆紙は感染源に関する生々しい解説を掲載した。カッツは何が起きているのか知ろうと熱心に調査した。そのため彼は、ミバレにいちばん近いネパールの基地に行くことになった。かつて私もそこに行き、歓迎されたものだ。[13] しかしカッツは、食事をしたり隊員とおしゃべりをするためにそこに行くのではない。彼はトイレと汚水処理タンクを調査するために行ったのだった。

AP通信が一〇月二七日に訪問したとき、タンクは明らかに溢れ返っていた。基地の裏ではトイレが炸裂して飛び散ったような臭いがした。不快な臭いがする液体が壊れたパイプから流れ、川に落ちていた。川は兵士たちがトイレと呼んでいたものの隣にあった。国連職員が、スカイブルーで国連と書いてある蓋のついた、きれいな瓶にサンプルを採取していた。見るからに怖がっていた。通りの向こうにある、シャベルで穴を掘った汚物入れには黄土色の糞便のたまりが溢れており、アヒルや豚が泳いでいた。それは、川に向かって直接流れ落ちていた。国連は、黒い水は基地からあふれた水だと認めたが、それは台所やシャワーの排水で、排泄物ではないと言った。[14]

状況証拠は明らかだった。最初の症例から数日のうちに、基地の汚物が直接、基地とミバレを（そしてミバレとサンマルクを）つなぐ川に捨てられている写真が新聞に掲載された。しかし、国連の最初の反応は、疫病の流行と、コレラ流行地からやってきてその数を増している軍隊との関係を全否定するものであった。カッツはこう説明する。

ネパールから来た国連平和維持軍がコレラをハイチに持ち込んだという状況証拠が集められたが、国連関係者にはおおむね否定された。それについて問い合わせたハイチ人たちは、政治的になっているとか被害妄想に陥っていると言われた。外国人たちは「非難のゲーム」を弄んでいると批判された。世界保健機関は端的に、この問題は「プライオリティーではない」と言った。しかし今週、反国連の暴動と医療専門家からの問い合わせの後、ハイチの国連総代表はこの申し立てを大変深刻に受け止めていると語った。「それが（ネパール人の基地から）来たかどうかを知るのは非常に重要だ。我々がそれを確認する日が来ることを期待している」[15]。

どの立場にいる者にも怒りがこみ上げていた。ミバレ市長は市民の声を代弁し、国連がハイチに「また新しい疫病を」もたらしたと口撃した。ネパール軍と国連は、疫学的には信じ難い、しかし社会的・政治的には予想通りの説でこれを否定し、ドミニカの民間研究所に依頼して、隊員のなかに発病した者がいるかどうか調べさせた[16]。幸いなことに、誰も発病していなかった。しかし、原因微生物であるVibrio cholerae について微生物学的な知識が少しでもあれば、この菌を検査室で培養するのは簡単でないことが分かっただろう。また、ほとんどの感染性病原体がそうであるように、活動性のコレラ菌を排出している人たちの多くは無症状なままなのだ。後に我々が知るところとなるが、ハイチで猛威をふるったコレラの南アジア株は多数の無症候例をもたらし、環境中に長くとどまり、糞便中に高い菌量で存在した[17]。

しかし、拡大し続ける流行への政治的対応は、このような臨床的詳細を無視したものであった。ハイチ人たちは説明を要求し続け、国連、とくにネパール人は関連を否定し続けた。「ネパールの国連事務所は金曜日の声明で、平和維持軍は一度も流行病と関連づけられたことはないと発表した。国連、ハイチ政府、そして第三者団体による検査結果はどれも、ハイチの平和維持軍がコレラを有していないと証明した。ネパールは断固として、メディアの一部あるいは個人が作った、このような根拠のない、悪意に満ちた事実無根の報告を否定する。確たる証拠は反対のことを示しているのに、彼らは無視しているのだ」[18]。

平和維持軍に対する政治的抗議は、我々がメディアの誰とも話をしていない頃から起きていた。断定調の国連の否定は状況を悪化させるだけではないか、と我々は懸念した。ルイーズ・アイヴァーズはこの場合、私が最も信頼できる人物であるが、第三者による調査が必要だと考えていた。我々は株の同定に取り組み始め、この菌を殺すための抗生物質は何であるか、流行のスピードはどのくらいであるか、流行が土着化する可能性はあるのかを知ろうとした。土着化すれば、免疫のない国民を長期にわたって苦しめることになる。とりわけアウトブレイクの源泉をピンポイントで見つけることは、初期であれば、流行の広がりを止めるのに役に立ったかもしれない。しかし、多くの感染者が国中を動きまわり、一一月中旬にはそのチャンスも潰えてしまったようだった。

コレラ患者に医療を提供したいと望む者は、暴力的になるこうした社会的対応の影響を受けた。最初の症例から数週間のうちに新聞は、未確認なものも含めて群衆による投石事件を報道した。標的は国連平和維持軍の装甲兵員輸送車であったり、あるときには、ハイチ北部に医療物資を届けるため着陸地を探していたヘリコプターだったこともあった。

今週中ずっと、抗議行動は国連とネパールを標的にした。国連の主張によると、デモ隊は国連平和維持軍を攻撃し、道路や橋、空港を閉鎖して人道支援物資や医療の輸送を妨害したという。「このような状況が続けば、医療を必要とする患者はどんどん死んでいくだろう。予防措置を待っているハイチ人たちも流行に飲み込まれてしまうだろう」。ハイチの国連特別代表のエドモンド・マレ氏は声明でこのように述べた。小競り合いがポルトープランスで勃発した。投石、炎を上げるタイヤ、それに呼応する催涙ガス。初期の暴力に比べれば比較的おとなしいものだった。目撃者によると、北部の街カパイシャンへの通行は再開しているという。そこはアウトブレイクの中心地で、巨大な抗議行動で四日間通行止めになっていた。[19]

ルワンダから戻った後、私はエドモンド・マレと話がしたかった。アウトブレイクの源泉を調査するほうが、そしてコレラの予防、検知、治療にもっとアグレッシブな方法を採用するほうが賢明ではないかと訴えたかった。私が到着したときマレは国連基地にいなかった。そこで私は、一〇年以上前に私が書いた本を彼のために置いてきた。我々がコレラに対処していたときに起きたような、疫病勃発時に予測される反応を解説したものだった。数日後、私が戻るとマレはその本をおおむね読み終えていた。黄色い蛍光ペンで線を引いていた。彼は、コレラに対する社会の反応と八〇年代や九〇年代にエイズや結核で起きたことが似ていることに驚いていた。マレの見積もりによると、国連ハイチ安定化ミッション（ＭＩＮＵＳＴＡＨ＝UN Stabilization Mission in Haiti）に軍隊を派遣している国の半数が、定期的にコレラの流行を経験しており、ネパール軍への注目に当惑していた。私は彼の論点を理解し、私のコメントは「あくまで専門的なものだった」と述べた。我々は菌株を見つけなければならない。ハイチで起きることを予測せねばならない。世界が可能な全てを持ち寄って本菌と戦わねばならない。マレは同意した。一一月二〇日、彼はＡＰ通信にこう語った。「我々は彼に同意した。徹底的な調査を行わねばならない。菌がどこからやってきて、アウトブレイクがどのように起き、広がっていったのか。ドクター・ポール・ファーマーとその点について意見の違いはない」。[20]

マレが明快に支持してくれたことに感謝する一方、我々は彼の承認を求めていたのではなかった。ともに働き、国を越えてやってくる流行病と戦う力をさらに強めたかったのだ。私は病院建設の進行状況を見にミバレに行く途中だった。我々が雇ったドミニカの技師と請負業者はコレラのために中央ハイチを去ってしまっており、作業は遅れていた。しかし、我々パートナーズ・イン・ヘルスとザンミ・ラサンテのチームは他にどこにも行きようがなかった。我々はコレラ対策を拡充し、ミバレ病院計画を予定通り進行させせようとした。

被災地の外にある農村部の奥地やスラムは避難所以上にコレラに苦しんでいたが、清潔な濾過された水を購入できない者は、みな苦しむことになろう。コレラがキャンプを襲わず、中央ハイチを荒廃させていたことを不思議に思う人もいたが、パートナーズ・イン・ヘルスとザンミ・ラサンテにいる我々にとっては驚くことではなかった。我々のささやかな水プロジェクトは何年も続いていたが、水系疾患の流行を回避するには至らず、改めて我々は自らの無力を嘆かざるをえなかった。いくつかの村々を守ることはできたが、田舎に暮らす大多数の人びとは、飲料水や現代的な衛生へのアクセスが十分ではないまま生活していた。大規模かつ調整の取れたプロジェクト拡大を行って都市水道と衛生システムを強化しなければ、ハイチの田舎でコレラの蔓延スピードに追いついて対処するのは不可能だ。

よく知られている溶液を用いた簡単な水補給を迅速に行うことで、ほとんどのコレラ患者を救うことが可能であろうが、多くの医療者は、大量の患者の山が、あるときは歩いて、あるときは搬送されてくることを想定していなかった。キューバ人たちはすぐに治療に着手した。国境なき医師団のグループの一部もそうだった（国境（borders）なき医師団の間にはたくさんの壁（borders）があり、誰が誰だかよく分からない状態になっていた）。ステファノ・ザンニーニはハイチにおける国境なき医師団のチーフだが、支援と協調を増すよう要求していた。「病人を治療し、予防措置を取るにはもっと人員が必要だ。会議や議論の時間なんてない。今は活動する時間しかないんだ[21]」。

我々の仲間は保健省や医療関連NGOと協働しながら、中央ハイチやアルティボニットの多くの病院や診療所内に、コレラ治療センターを設置した。センターにはすぐ人びとが押し寄せた。このような迅速な治療はたくさんの人命を救った。おそらくは何千という単位で。しかし、もっとたくさんの人たちが亡くなったのではないか。ハイチのコレラとの戦いは長くなりそうだった。

私にとって四番目の争いの予測、つまり専門家間の争いは、最もやる気を削ぐものであった。私は感染症マネジメント（それと流行への社会的対応）に関する教育を受けており、ハイチでは数少ない、コレラの症例を経験した人間の一人であるが、それでもコレラの専門家というわけではなかった。しかし、ジョン・メカラノスやハーヴァード医学校の同級生（エド・ライアン）を含む私の同僚の数人は、世界的に著名なコレラ専門家である。プティット・リヴィエールで見つかった株の遺伝子分析で、菌はエルトール型のコレラ菌で血清型は01であると分かった。これは病原性が高く流行が収まりにくいということが、別の地域で判明していた[22]。バングラデシュやネパールでの似たようなエルトール株の歴史が何かを示唆しているとすれば、それはハイチでの病も土着のものとなりうる、ということであった。株のマッピングに成功した学者たちもまた、予防（清潔な水やワクチン・キャンペーン）と治療（補水や抗生物質治療）の迅速な遂行を強く支持した。

ハイチ人も外国人も、公衆衛生の専門家たちの足並みはそろわなかった。地震後のハイチへの医療提供の可能性には悲観論が広がっており、ハイチで包括的な予防や治療を提供するのは難しすぎると多くが主張した。予防接種はとくに嫌がられた[23]。こうした「ミニマリスト」たちはしばしば、国際保健の業界では代表的な人びとであった。そうでない者――我々もその一員だが――は、一刻も早く接種を実行すべきだと主張した。およそ四〇日間で、コレラはハイチで二〇〇〇〇人以上の死者を出していた。これは、ジンバブエで一年続いた流行による死者数の半分に相当する[24]。もちろん、ハイチでワクチン・キャンペーンを行うのは簡単ではない。しかしザンミ・ラサンテは、ハイチの農村部でＨＰＶワクチン（ヒト・パピローマ・ウイルス・ワクチン）の三回接種の完遂率を七六パーセントまで引き上げることに成功している。米国での接種率のおよそ二倍だ。しかも、参加した少女たちの多くにおいては、二回目と三回目の間に地震が起きたのだ[25]。

戦線の様相は陳腐なものであった。一方ではミニマリストたちが、健康教育と飲料水消毒用塩素の大量配布に予算を使うべきだと主張している。他方では「マキシマリスト」たちが、ハイチでコレラをただちに止める方法はないかもしれないが、その蔓延を阻止する全ての手段（塩素錠による衛生改善から、効果的で安全なワクチンまで）、感染者を治療する全ての手段（補水と電解質補充、抗生物質）を、より消極的な公衆衛生上の対応と早急に統合するべきであると主張していた。清潔な水を飲み手を洗うよう人びとを教育したり、塩素錠を提供するといった介入は必要であるが、それによって流行が止むことはありえない。ミバレの刑務所をコレラが切り刻み、五日で五人の受刑者が亡くなってしまった事実を恐怖を持って体験した今、我々はまた、いくつかの例における抗菌薬予防のエビデンスを再検討したいと思った[26]。

最初の症例が明るみに出てから三週間後、ジェフ・サックスが電話してきた。そして、一〇年以上前に、彼がエイズに関して言ったのと同じことを言った。「どうしてもっとアグレッシブに対応しないんだい。予防も治療も一緒にやればいいのだ。ワクチンや抗生物質はどうなったの。これは細菌感染症だろう。民間セクターを巻き込んで、飲料水を濾過し、石鹸や抗生物質を大量に広範囲に入手すればいいじゃないか」。

彼の言う通りだ、と私は思った。彼との議論ではいつもそう思わされる。彼は、二〇〇一年と二〇〇四年に起きた水支援の政治化のことを知っていた。ハイチの水供給の質が、ジャン＝ベルトラン・アリスティドを快く思わない米国に、人質として取られてしまったのである。彼は援助専門家のなかで、この残念な事件について議会で証言しようとした稀有な存在であった[27]。

サックスはすでにユニリーバに連絡していた。カリブ海にある大きな生産力を持つ会社で、石鹼、手指衛生薬、水濾過システムを作っていた。一一月第三週までには、我々はユニリーバと会議を開くことで合意していた。さらに一二月頭には、別の会議をコレラ専門家と持つことになっていた。最初の会議には争点はなかった。会社は自社製品の多くを寄付すると請け負ってくれたし、清潔な水と衛生についての専門知識も供与してくれるという。

学者や公衆衛生の専門家も交えた二番目の会議はもっとやっかいだった。後者は必要なリソースの活用をためらっていた。また、彼らはハイチのコレラ流行の規模を低く見積もっていたことが分かった。一一月二五日付け『ウォールストリート・ジャーナル』紙の記事「予想を超えた速さで広がるハイチのコレラ」には、ピーク時の流行規模に関する公式の予測数値がおよそ二倍に増えたと書かれている。ナイジェル・フィッシャーはハイチの国連高官の一人で、明敏な人道主義者であるが、修正された見積もりをこうまとめた。「計画初期段階において我々は、六カ月で約二〇万例を予測していた。現在その数字は六カ月で四二万五〇〇〇例に修正されており、うち二〇万は年末までに発生。ピークはクリスマス前に来るだろう[28]」。フィッシャーの正直さを私はありがたく思った。

第二の会議は一二月三日に行われることになっており、コレラの専門家、ワクチン研究者や製造業者、臨床試験の大物たち、ハイチのプロジェクト施行者たちが集まる。国連特使事務所ではなくハーヴァード医学校が会議を主催すべき、という点で我々は同意した。それは、政策に明らかな意見の相違があったためでもあり、また、コレラにやられた地域における国連ハイチ安定化ミッションの部隊とハイチ人たちの人間関係の難しさもあった。

一一月も終わり、二つの会議の間に私はハイチに戻ってきた。ミバレでは、キューバ人とザンミ・ラサンテのチームが、そこにあるコレラ治療センターにやってきたほとんど全ての患者をなんとか救うことができていた。最大の懸念は、ミバレのようなコレラ治療能力を有する街から遠い場所で発病した人たちだった。ザンミ・ラサンテの同僚たちは、田舎の集落でのたくさんの死亡例について話していた。「死者の数すら数えていないんです」。彼らは私にそう言った。

そのようなわけで、第二の会議は実際重要だった。計画は、我々が一〇年前に試みたやり方をひな型にしていた。それは、エイズについて治療より予防を優先させる議論が盛んだった頃のことで、まだハーヴァード大学にいたジェフ・サックスが我々を一堂に会させる努力をしたのだった。彼は今はコロンビア大学に異動していたが、私が責任者となり、コレラ専門家たちを集めるべきだと主張した。我々は、数十人の専門家の参加を見込んでいたが、ハイチ、米国各地、ジュネーヴ、あるいは韓国のような遠方(そこでは、世界最高のコレラワクチン専門家であるジョン・クレメンスが働いていた)から、八〇名以上の人びとが申し込んできた。パートナーズ・イン・ヘルスとザンミ・ラサンテのチームも参加した。ビル・ペイプもそこにいた。我々はコレラの予防と治療に関する大きな問題を、そして今後数カ月、数年の単位における優先事項を議論した。不同意も表面化したが、議論は建設的なものだった。

会議の後も対話を続けるために、我々は「コンセンサス・ステートメント」に着手した。エイズについても一〇年前に同じことをやった。我々はコレラの予防と治療について細かいことを、そして流行に対する市民の関心を高めることの重要性について多くを学んだ。コレラ専門家が最も頼りになった。彼らは公衆衛生のミニマリストを無気力の惰眠から目覚めさせた。西半球で活動している人は誰も、ハイチの流行のようなものをもう何十年も見たことがなかった。「これは、おばあちゃんの時代のコレラではない」。デヴィッド・サックは言った。[29] ビルレンス（毒性）について述べたのか、感染性について述べたのか、彼ははっきり言わなかった。が、我々は両方なのではないかと感じた。

我々は、短期間でコンセンサス・ステートメントを完成できるか分からなかったが、取り組みは続けた。我々のうちマキシマリストは、ハイチにおけるコレラの起源や、予防対治療の議論で消耗するのではなく、我々独自の見解を医学誌や一般誌に掲載しようと言いだした。一カ月のうちに、ルイーズ・アイヴァーズ、デヴィッド・ウォルトン、そしてハイチ人の仲間たちが、『ランセット』誌と『ニューイングランド・ジャーナル・オブ・メディシン』誌に小論文を投稿した。[30] こうした小論文が掲載されて数日後の二〇一〇年一二月一〇日、パートナーズ・イン・ヘルスは記者会見を開いた。そのときまでに我々は、アルティボニット南部や中央台地にある自分たちの診療域全てで治療を機能させ、ジャン゠マリー・ヴァンサン公園では五〇床を持つコレラ治療センターを立ち上げていた。また我々は、集中的な教育と予防キャンペーンも実施していた。すでに一〇〇万ドルを費やしていたが、さらにその倍の額を次年度の終わりまでに使う計画であった。ある報告によると、米国は五七〇〇万ドルをコレラ対策に使うと明言していた。包括的な対策やワクチン産生の向上（もしくはワクチン製造のための新工場建設）など不可能、という考えは、こうした額を考えると馬鹿げていた。ハイチのコレラ流行はまた、世界規模でのワクチン備蓄を行って今回の、もしくは来たるべき流行の際に配付するという、とっくにやっていなければならなかったことを実現する機会を我々に与えた。

数々の会議にはポジティブな効果があったようだ。ジョナサン・カッツはたとえば、ハイチにワクチンが必要だというコンセンサスが広がっていることを報じている。彼は私についてこう書いた。

［ファーマー氏は］ワクチンを［ハイチで］もっと使うよう推奨し、何百万もの緊急備蓄を用意し、他国でもコレラの流行を予防するよう要請した。彼はまたハイチの中央にある山々を捜索して、診療所にたどり着けないほど病気が進行している人びとを探し出し、中等症の場合も抗生物質を使い、一月の地震以来破綻してしまった水衛生ネットワークを再建すべきだと主張している。別のコレラ専門家［やはり会議に出ていた］はやはり、アウトブレイク阻止のために何百万ものワクチン備蓄を行うべきだと主張した。そのなかにはファーマー医師が教えているハーヴァード医学校からの別のチームのメンバーもいた。麻疹ワクチンやインフルエンザ治療薬のタミフルで行われていることと同じようにすべきだというのだ。[31]

一時期、我々は孤立しているようには思えなかった。『ニューヨーク・タイムズ』紙の記事は、大規模接種は非現実的と主張していた全米保健機構（ＰＡＨＯ＝Pan-American health Organization）の職員も、その一部は当初の意見を変えたと示唆した。たとえばジョン・アンドルスの次のような言葉が引用されている。「我々は、自分たちの立場を考え直す時期にあると了解している。機会を逃したくはないのだ」。[32]

しかし二〇一〇年は終わりに近づき、その機会は潰えてしまったようだった。コンセンサス・ステートメントの準備は進んでいたが、ミニマリストとマキシマリストはしばしば行きづまった。我々はマスコミで働く友人のところに行き、一つの記事を『ニューズウィーク』誌一二月二〇日号に掲載することに成功した。

コレラには予防と治療が全面的に統合されねばならない。持てる物資を総動員し、目標を高く保つ必要がある。一二年前に我々は、抗レトロウイルス薬を用いたエイズ治療はハイチの田舎でも可能であると主張した。その成果が、このアプローチの正しさを証明している。ハイチのコレラ流行は、国のGDPに応じて目標を設定することの愚かしさを露顕している。HIV、コレラ、デングのような病原体はグローバル社会の複雑な網の中で動いており、富める国も貧しい国も等しく病気の危険にさらす。こうした病原体はジェット機に乗って世界中を飛び回る一方で、治療薬は検閲にとどまり積み上げられたままだ。ハイチのコレラという災害の拡大を許していい理由はない。衛生の向上やワクチンといった予防手段や、補水、電解質補充、抗生物質といった治療法を、我々はすでに手にしている。我々は迅速に、アグレッシブに、そしてともに行動せねばならない。予防と治療は相補的であるという主張を貫き、可能な手段は全て、いかなるものも利用するならば、我々はこの危機を――そして来たるべきどんな危機をも――打破することができる。(33)

クリスマスの前の週、私は中央ハイチにあるいくつかのコレラ治療センターを訪問した。仲間たちが素晴らしい仕事ぶりを見せていた。彼らは厳格な感染管理方法を遵守し、靴に塩素溶液をスプレーした。そのため目はチカチカ痛んで空気は我慢できないような臭いがした。しかしこのような処置が行われているということは、院内伝播が起きないことを示唆する。また、ほとんど全ての受診者の命が助かるだろうということも我々は知っていた。ミバレでは、CFR（case-fatality-rate＝致死率）、つまりコレラ罹患者のうち死亡した者の割合が、基本的にゼロに低下していた。センターはザンミ・ラサンテのハイチ人やキューバ医療派遣団のメンバー（そのうち一人はボリビア人）によって運営されていた。新規患者数は減っていたがセンターのテントは満員だった。

我々はまた、近くにあるミバレの建設現場も訪問した。デヴィッド・ウォルトンとジム・アンサラがそこにいて、我々にその野心的なプロジェクトを見せてくれた。その場所は、感動以外の何ものでもなかった。何エーカーものビルが建設途中であった。数百ヤード離れたところで、老人も若者も含む人びとが固いコレラ・コットで横になっていた。幸い彼らは死んではいなかったが、それでも一八世紀の病に苦しんでいた［コレラ・コットは、コレラ患者を看護するときに使う簡易ベッド。トイレに移動する体力も失ったコレラ患者は絶え間なく下痢をするため、ベッドの真ん中に穴が開いており、その下にバケツを置いて下痢便をためることができる］。

我々はまた、ラスカオバスにある我々のチームが運営するコレラ治療ユニットを訪問した。ここでもコレラで死亡する者はほとんどいなかった。しかし、美しかった庭園の植物は、感染管理に使われた塩素溶液のために茶色くしぼんでいた。

ボストンに戻る飛行機の中で、私はハイチの長期的な困難にまつわる不安を、一緒に旅していたある米国人家族と共有した（彼らはかつてパートナーズ・イン・ヘルスの活動の熱心な支援者であった）。家族はみなルワンダに行ったことはあったが、一八歳の息子がハイチに行ったのは今回が初めてだった。頭はいっぱいだったろう。コレラ治療センター、混み合った病院、散らばる瓦礫の残る首都、我々が車で通り過ぎる数分前に交通事故で致死的な外傷を負った、自転車に乗った人。

私はルワンダ国立大学に向かっていた五人のハイチ人学生を心配した。彼らの学費はルワンダ政府の好意で免除されていたが、我々はまだ航空券を購入していなかったし、米国を経由するときに必要なビザも取っていなかった。ルワンダの新学期は一月に始まる。もうひと月を切っていた。私がこうした問題をこの家族と話し合っていたとき、高校の上級生である息子が、自分が何年も前にもらった株券を売って、航空券購入の足しにしたいと静かに言った。後で分かったことだが、彼は十分な株券を持っており、五人全ての航空券購入が可能だったのだ。

そのようなわけで、私の心配の一つは、産婦人科医の義弟と一緒に平和なルワンダに向かう途中で和らげられた。義弟は『ニューズウィーク』誌に掲載した記事を書くのを手伝ってくれた。子どもたちに会えて嬉しかった。私の三人の子どもと、彼の二人の子ども、合わせて五人の子どもたちだ。クリスマスを祝うディナーがあった。しかし、その晩が過ぎるにつれて、ハイチが我々の心にあるのが明らかになっていった。何人かは午前二時まで、コレラや復興のために何をすべきかを熱く議論していた。しかし議論は大した成果を生まず、ハイチ人ではないホストや友人を退屈させただけだった。

コレラに関するコンセンサス・ステートメントは、ミニマリストとマキシマリストの意見の相違のために停滞していた。[34] 予防接種をどう対策に組み込むかが最大の論点になっていた。ミニマリストは、ワクチンが「ハイチのような場所で」防御能を持つことを示すデータが不十分であると主張した（それで何が言いたいのか。ここの人びとが免疫記憶を持っていないということか、それとも、インフラの問題に阻まれてどのみち上手く行かないということか）。世界には十分な備蓄がない、とも彼らは言う。しかし、コンセンサスなしに、誰が生産量を上げ始めるのだろうか。

コレラの致死率はまだ、かなりバラツキがあった。ミバレでは、数週間にわたって死亡者は出なかった。他の場所では、コレラと診断された患者一〇人に一人程度が死亡していた。二〇一一年の初めまでには、およそ二〇万例中四〇〇〇例の死亡が報告された。[35] 検討中のモデルによると、ある地域におけるコレラは、第一例が一〇月に報告されてから一年近くもピークに達しないであろうことを示唆していた。たとえばそのモデルは、グランダンス県、ニップ県、シュッド県の流行が二〇一一年一二月にピークに達すると予測し、そのときの発症率は人口一〇万あたり二〇〇例であるとした。[36] つまり、この三つの県だけで、一カ月でおよそ三〇〇〇人がコレラに罹るだろうということだ。ハーヴァード医学校の若い研究者で、プティット・リヴィエール・ド・ラルティボニットで我々を手伝ってくれたジェイソン・アンドリューズが行い、『ランセット』誌に掲載した研究は、二〇一一年の終わりまでに少なくとも七七万九〇〇〇の症例と、一万一〇〇〇人の死亡を予測していた。[37] ルワンダで新年を迎えたとき、ハイチでの我々の活動に喝采を送るような気分にはなれなかった。コレラ流行は、制御不能状態に陥っていた。別の専門家（ほとんどが公衆衛生の教育を受けた者）はそれには同意しなかった。我々は騒ぎすぎであり、それは逆効果だと言うのである。

公衆衛生専門家と臨床の専門家の意見が合わないのなら、NGOや他の施行者たちの意見が噛み合わないのも想像に難くない。新年がやってくるちょっと前、国境なき医師団の怒りっぽい医師の一人が、コレラ対策におけるグループ間の協調のなさを『ガーディアン』紙上で嘆いていた（国境なき医師団は怒りっぽい医師の本拠地だと言う者もいる）。長くなるが、ここでそれを引用する。我々が直面した問題の解説としては、惨憺たるものながら、的を射ているからだ。

ポルトープランスをアウトブレイクが襲ってから二日後、我々のチームは、シテ・ソレイユの住民が塩素消毒された飲料水にいまだアクセスがないことに気がついた。国連水衛生クラスター下の支援団体がそのための資金を受け入れたにもかかわらず、である〔クラスターについては一七八頁の訳注を参照〕。我々は自分たちで水を塩素消毒し始めた。三〇〇万人が住むポルトープランスに、まだ一つだけ、稼働しているごみ処理場があった。一方で、ハイチ人たちは大量のテキストメッセージを受け取っていて、食べる前に手を洗うよう要請されていた。他方で、彼らはほとんど未処理の下水のなかで子どもたちの体を洗わねばならなかったのだ。米国疾病予防管理センター（CDC）によると、震災前には、ハイチにいる九八〇万人のうち、処理済みの水道水を享受していたのは一二パーセントだけだった。国連は一九九〇年代に重要な組織の発展を遂げ、人道支援を行ってきた。一九九二年には人道問題局（DHA）ができ、それは後に人道問題調整事務所（OCHA）となった。その間ずっと、中央集権化された効率的支援システムという幻想を振りまいてきたのである。二〇〇五年のアジアの津波の後で、またしてもシステムの手直しが行われ、緊急時の迅速な資金調達を実現する機関（CERF = Central Emergency Response Fund）を創設し、支援活動を改善するための「クラスター」システムが開発された。今日の支援の風景は、分野ごとに作られたクラスターで満たされている。医療とか、避難所とか、水衛生とかである。大小や能力に関係なく、多様な支援機構を一つの旗の下に集めよう、という非現実的な挑戦であった。震災以降ハイチには、国連保健クラスターだけでも四二〇の組織があった。多くのNGOにとって有益な技術的サポートを提供するのではなく、こうしたクラスターはせいぜい基本的な情報を流すだけで、状況が次々に変わる緊急事態の間、ほとんど具体的な成果を出せないでいた。現行のシステムの機能不全を強調するかのように、私はハイチ大統領のルネ・プレヴァルが自ら、一つの健康クラスター会議の議長となっているのを目撃した。コレラへの対応を活性化させようという、最後のあがきであった。(38)

一方で我々は、ある程度の成功を指摘することもできる。インフラがあり、看護師や医師や、数カ月前に研修を受けた感染管理スタッフに給与を払うことができた場所ではどこでも、致死率をゼロにすることができた。他方、ある公衆衛生専門家たちはコレラ流行の程度を過小に見積もり、もっとアグレッシブな介入には露骨に反対した。二〇万症例の見積もりは以前、誇張だと非難されてきた。ワクチンの必要をいまだに否定する者もいた。すでに述べたように、およそ一〇〇万症例が二〇一一年終わりまでに予測されていた。これが過剰見積もりかどうかは誰にも分からない。しかし、我々マキシマリストは屈辱の念とともに新年を迎えたのである。我々のゴールが、統合された包括的コレラ対策の拡大だとしたら、我々は惨めにも敗北したのである。

気がつくと私は毎日コレラの話ばかりしていて、持てる全てを動員して対応できなかったことを悔やんでいた。長女のキャサリンは、私の嘆きが強迫状態に近づいていると指摘した。「パパ、夕食のときにコレラの話をするのはやめて」。

まだだ、まだ終わらんよ。

震災一周年が近づくにつれ、立ち止まって状況を総括せずにはいられなくなった。どのくらいのことが達成されたのか。どのくらいのことをこれからすべきなのか。二〇一一年一月一二日のポルトープランスはどのようになっているか。こうした疑問を考えると、慢性期に起きる急性増悪《ぞうあく》という医学のメタファーはいまだ有用に思えた。私は本書で、初期の救援活動は失敗ではなかったと主張してきた。瓦礫から救い出された者はごくわずかで、地震から一年経ってもいまだに多くの人がキャンプ暮らしではあるが、コレラが襲ってくるまでは「粗死亡率」と疫学者が呼ぶようなものについては、第二波はなかったのである。

人道主義者たちは、死亡率を上げるような第二波を回避できたことを誇りに思っている。確かにある状況下では、それは正当化されよう。ハイチ国内で避難した人びとのキャンプはよく管理されており、それは一例として挙げられる。そうしたキャンプではコレラはあまり見られなかった。住民たちには清潔な水や現代的な衛生へのアクセスがあったからだ（とくに被災地外部にあり、現代的な設備のない田舎との違いは大きい）。しかし、コレラは管理下にあるというには程遠かった。

コレラへの脆弱性とやっかいな二次災害の可能性は、ハイチの都市部で依然として高かった。コレラの症例が出始めるひと月前の九月二四日、三〇分で止んだ集中的な雷雨が六名の命を奪い、二万人が暮らす粗末な避難所をなぎ倒した。[39] 雷雨はジェネラル・ホスピタルを駆け抜け、結核患者のいる脆いテントに、噴き上げたゴミを落としていった。たった三〇分の嵐がここまでの被害を出したのだ。もっと大きいのがやってきたらどうなるのだろう。ある程度の再建は進行しており、さらなる再建が約束されていた。雷雨がジェネラル・ホスピタルの結核病棟をめちゃくちゃにした翌日、フランス外務大臣のベルナール・クシュネルが病院の再建プロジェクトに二〇〇〇万ユーロを支出すると発表した。[40] アリックス・ラセーグやミス・トンプソンらジェネラル・ホスピタルの仲間はフランスの支援を喜んだが、実際に支払いが行われるまで、ぬか喜びはしなかった（ミバレの病院が先に完成し、事実上の国立紹介病院となってしまうことを心配していた）。巨大なインフラ建設の提案には励まされたが、実際の動き出しは遅い。地震直後にあった、ハイチ人や外国人による救助活動を支えたあの意気と団結は、コレラが襲ってきたときにはもう霧散していた。メディアは毎日、キャンプ内外でのリソース不足を報じていた。キャンプの人びとは苛ついていた。常に種々の脅威にさらされ、神経をすり減らしていた。サービスの欠如、とくに避難所の子どもたちのための学校がないことに不満が募った。何人かの地主が、避難民を防水シートやテント、使い古しのブリキ板やベニヤ板の下から追い出そうとして一悶着あった。九月の終わり頃、『ニューヨーク・タイムズ』紙は長文の記事で、家を失った人びとを守ることなく地権を振り回そうとしている地主の件を報じた。ある教会の雑草だらけの土地では、外国と地元の聖職者が、地震直後からそこにできていたキャンプから、人びとを追い出そうとしているという。「ここは美しい場所だったのに、彼らのせいでめちゃくちゃです」と、そこに住む神の教会の伝道師は言った。「彼らは野外で用を足し、公の場で風呂に入る。電気も盗んでいる。それに働かない。一日中そこに座り込んでいて、施しを待っているのだ」[41]。もちろん伝道師は「彼らのせいでめちゃくちゃ」という言葉を皮肉で使う意図はなかったのだろう。人びとは地震のために避難し、地震は文字通りハイチの首都を、彼らの家を、そして生命を「めちゃくちゃにしてしまった」のだから。

コレラのアウトブレイクによって、ただでさえ瓦礫の山に阻まれていた道路の復興はさらに難しくなり、水道網のような大規模プロジェクトは常に資金不足に悩まされた[42]。米国、キューバ、その他の政府系、非政府系の団体がコレラ治療と予防に多額の出費を行ったが、我々はそうした努力を復興そのものと取り違えるようなことはしない。AP通信は復興の遅延を次のように書いた。

> 米国が復興目的で確約した一一億五〇〇〇万ドルのうち、一セントも到着していない。その金は復興のため、ヒラリー・ロダム・クリントン国務長官によって今年三月に誓約された。米国は震災後救援のために一一億ドル以上すでに費やしていたが、長期的な財源がなければ、破壊された首都の復興は始められない[43]。

他の記事は正確な数字や遅延の理由を議論していた。しかし一つ確かだと思えるのは、資金が滞るのは海外援助機構の根本的な弱点のせいであり、それはたいていハイチではなく、出資する側の国々の問題に関係している。米国が三月に行った一一億五〇〇〇万ドルの復興資金の誓約は、議会の派閥政治が原因で停滞してしまった。[44] 支援がいつまでも実行されないのは、米国だけではない。AP通信によると、九月二九日の段階で、復興に誓約された額のうち、現地に到着したのは一五パーセントにも満たなかった。一〇〇億ドル近くのうち、たった六億九六〇〇万ドルだけである。[45] 公式報告上は支払い済みとなっている資金のなかには、帳簿のからくりで生まれた亡霊もあった（再編成された額、債務免除、遅れて到着したがずっと前に約束された資金）。

資金が海外支援の官僚主義をようやく逃れても、それが必要なプロジェクトに届くという保証はどこにもなかった。地震直後の救助から長期的復興の仕事まで、契約を取るために熾烈な競争が繰り広げられたが、ハイチの企業は劣勢にあった。[46] 海外支援の規則が変わらないかぎり、地元の雇用創出やハイチの能力強化（小規模な建設会社の能力など）の面での復興計画は、貧血状態が続きそうだった。[47]

多くのNGOは、依然として独自に活動することを好み、あるいは「市民社会」のメンバーとだけ協力することを好んだが、公共セクターが関与することのメリットを再考し始めるビッグ・プレイヤーたちもいた。ジェネラル・ホスピタルで働く何十というNGOが、いくらがんばったとしても、彼らだけで病院を維持することはできない。震災から数カ月経っても、病院はいまだに、国内最大の症例数と施設史上最大の資金不足の二重の重荷に苦しんでいた。しかし、国際的NGOは何百万ドルもの資金を集めてくれていた。両者の点を結ぶべく、我々は米国赤十字に行き、ジェネラル・ホスピタルの看護師、清掃作業員、外科医などの給与のために融資してくれないかと頼んだ。彼らを納得させるにはたくさんの人を（クリントン元大統領も）必要としたが、結局彼らはイエスと言った。赤十字は、彼らの基準で言えばささやかな額ではあったが、医療器具購入と給与支払いのために、貴重な支援を提供してくれた。NGOは、崩壊した医療制度を再建できずに苦しんでいた公共セクターに寄り添うチャンスを、他にもたくさん持っていた。公教育についても同様だし、コレラが強く示唆したように、公共の水道や衛生についてもそうだった。しかし、公共部門を強化し長期的復興を実現するために、海外支援機構は、流入する資金と労働力の配分をどう調整したらよいだろう。クラスター・システム以外の良い方法はないのだろうか。

暫定ハイチ復興委員会は、海外支援の大きなメカニズムの中でただの歯車の一つになるのではなく、プロセスにおける透明性や協調をもたらそうと奮闘していた。委員会はプロジェクトに承認を与える立場にいた。委員会はまた、誓約や資金分配を追跡し、出資者が約束を違えていないか、資金提供を受けた者がそれを効率的に用いているかを確認する立場にあった。

ハイチにおける主要な支援の失敗は、もちろんよく知られていた。[48] 二〇〇四年に熱帯性低気圧ジーンに襲われた後のゴナイヴの復興活動（あるいはその欠如）は、その一例だ。カトリーナから四年後のニューオーリンズの一部がそうであったのと同じように、ゴナイヴは二〇〇八年の嵐の直前になっても、ジーン後に約束された資金にもかかわらず、ほとんど復旧していなかった。ゴナイヴあるいはハイチに、いったいいくら届いたのかも結局分からなかった。当時、そうしたことを追跡するメカニズムが、ほとんどなかったからだ。

二〇一〇年末の時点では、新しい復興委員会が機能するかどうか結論づけるのは早計であった。上手く行かない場合、それは委員会が厳しさを欠いており、諸団体の善意にのみ依存していたためであろう。

発足後の三カ月で、委員会は三〇〇億ドル分のプロジェクトを承認したが、出資の誓約が履行されていないということは、こうしたプロジェクトのほとんどが十分な資金を得ていないか、まったく得ていないということだろう。主だった出資者が委員会にリソースを提供しない理由は、よくある官僚の縄張り意識以外には見あたらない。委員会は、十分なリソースを持たないプロジェクトにゴーサインを出すためだけに存在するのだ、と主張する者もいた。しかしそれは循環論というものだ。リソースの多くを自分で管理する立場にある者が言う場合は、なおさらだ。プロジェクトがその実現に必要な資金を欠いているなら、承認のスタンプなど何の役に立つというのか。

お金がどこで滞留しているのかに関する個別調査によると、すでに書いたように、海外で生じた政治的な障壁と簿記のトリックが見つかったが、それだけではなく、支援専門家が「吸収能力」と呼ぶものも足りないことが分かった。ハイチの組織は公共も民間も、長らくリソースを持ってこなかった。注意深く分配し監視しなければ、多額の資金が流入してきても彼らを圧倒してしまうだろう。しかし、海外支援企業にありがちな、座して待つタイプのアプローチも存在した。委員会が大規模プロジェクトを復興初期に前進できていれば、将来のプロジェクトも円滑に前進させ、その目的を達成できていたかもしれない。支援の効率と効果をあげ、透明性とスピードを増していたかもしれない。

委員会が失敗してハイチ開発支援がぱっとしないままでいれば、非難されるのが誰かは目に見えていた。それは、素早く透明性の高いプロセスのために敢えて危険を冒した人物たちだ。しかし、いつも決まって非難されるのは、常にハイチ人たちだった。彼らの文化、組織、復興や開発計画における自治の欠如が悪いというわけだ。そして一〇月後半の段階で、支援の流れ方は、と言うか、その流れを阻んでいる障壁のあり方は、その後に起きることを予言しているようであった。こうしてハイチ人は、ニューディール的な大量雇用創出キャンペーンに必要な十分なリソースを欠くだけではなく、その失敗の責任があるとされるのだろう（このような責任問題は、彼らへの支援を拒否するさらなる理由になる）。二〇〇八年の四つの嵐、二〇〇四年のゴナイヴの洪水、ハイチの歴史上の数多くの天災、人災の後で起きたことがそうだった。その年の終わり、ハイチ政府は海外支援のドルをほとんど受け取れず、税収もなきに等しかった。

ここ数年、ハイチには何十億ドルものお金がつぎ込まれてきたと考えると、支援の効果についてシニシズムが生じてもおかしくない。ティム・シュワルツたちはハイチにおける開発支援の失敗を評価し、これを痛烈に批判した。そのような批判者——私もその一人だ——に立ちはだかる問題は、問題を診断することだけでなく、治療することだった。支援団体や基金のなかには、失敗のために麻痺してしまい、ハイチでの活動に及び腰になった者もあった。しかし彼らは、嵐、洪水、飢餓、地震、避難民、疫病といった過去数年の数々の危機のたび、間を置かずにハイチに戻ってきてくれた。問題は、飢饉も難民問題もコレラ流行も単なる「自然」災害ではないという点だ。これらは全て社会的災害であり、その病因は国内のみにあるのでは決してなかった。

こうした考えは新しいものではない。マイク・デイヴィスは彼が呼ぶところの「後期ヴィクトリア時代のホロコースト」をめぐってそうした説を展開した。彼の言う「ホロコースト」とは、限定された僻地だけではなく、大英帝国に固く組み込まれた場所で次々に起きた飢餓のことである。[49] このような飢饉は、その飢饉が襲った地域からはるかに離れた場所でなされた政策決定の結果である。二〇世紀後半におけるハイチの米生産の破綻が、北米とヨーロッパが作った偏見に基づく貿易ルールによって引き起こされたように。奇妙にも自由貿易協定と呼ばれるものの一環としてハイチの輸入関税が撤去されてしまうと、小規模ハイチ農家たちは、「第一世界」の莫大な農業補助金と競い合えるはずもなかった[50]。こうした政策はもちろん、ハイチ農民たちの同意なしで作られた。彼らは数年のうちに自分たちの生計が成り立たなくなるのを、ただ見ている他なかった。

不公平な貿易政策は目新しいものではない。ハイチの歴史を振り返ればそれは明らかだ。何が新しいか、あるいは新たに重要なのかというと、それは巨大な人道支援機構の勃興である。そのほとんどが民間セクターを拠り所にしている。過去数十年のうちにNGOの数は爆発的に増大した。それは主に、どんどん不公平性を増していく世界で生まれている、満たされない巨大なニーズのためであった。『クライシス・キャラバン――紛争地における人道援助の真実』という痛烈な批判書で、著者のリンダ・ポルマンは、その爆発の起源を赤十字が設立された一九世紀ではなく、一九六七年から一九七〇年に起きたビアフラ戦争に求めている。それは、初めてテレビで飢餓が中継され、一世紀前にベルギーのコンゴ統治に対して起きた抗議以降見られるようになった、国際的な対応を促した事件だった。

ポルマンは人道支援の赤裸々な民族誌を示している。「戦争や災害というものは、ぎらぎらとした個性的な機関からなる集団を惹きつけるが、それぞれの機関はそれぞれの活動指針、業務規範、機関の生存戦略を持っている[51]」。ハイチの地震は確かに一群の、いやになるくらいぎらぎらした組織を惹きつけた。それぞれが責務と計画を持っていた。秋までには、このような組織の一部は次の災害へと移動していった。しかし、はるかに多くはハイチにとどまった。すでに国際NGO、地元のNGO、教会のグループ、開発支援の主たる提供者たちがめまぐるしく複雑に混在する場所に入り込んだのだ。地震後まもなく書いた記事で、マーク・ダナーはハイチをこう呼んだ。「海外支援の巨大な試験管[52]」。それが上手く行った実験だと考える者はほとんどいない。

人道支援の落とし穴は近年よく理解されるようになった。最近起きた人道上の危機を、とくに争いの火種を含むものを注意深く検討すると、人為的な災害も自然災害も、それに対するアプローチが惰性的な場合はあまり望みがないと分かる。フィリップ・ゴーレイヴィッチは最近の『ニューヨーカー』誌に「施し物業者」と題したエッセイを発表し、ポルマンの陰鬱な内容の本を含め数冊を書評している。彼はポルマンの論旨に同調して、「本棚がパンクする」ほど刊行された援助批評の本の論旨を次のようにまとめる。「恐怖という種をまき、支援という収穫を得る。支援という収穫を得て、恐怖という種をまく。（ポルマンは）これが『人道支援時代のロジック』だと指摘する」[53]。大小のNGOに資金をつぎ込むことに集中する支援のロジックとその意図せざる結果は、アフリカ（六〇年代後半のナイジェリアと八〇年代以降の大湖沼地方やアフリカの角《つの》）や東南アジア（カンボジア）で劇的に展開された[54]。

地震後最初の数週間に救援隊が押し寄せたときは、ポルマンたち支援の批判者が指摘したようなものとは違う気持ちが支配的だったように見えた。そこにはたくさんの善意と寛容があった。およそ一年後の今もそれは残っている。しかし、諸々の批判を無視するのは危険である。ゴーレイヴィッチが挙げる事例を検討し、ハイチの現在のジレンマに照らし合わせることは有用だ。良いことをするというのは決して簡単なことではない。彼は我々に「キリスト教徒の支援グループが『救済』プログラムを立ち上げスーダンの奴隷の自由を買い戻したが、その結果、奴隷業者による奴隷捕獲をさらに誘発した事実を考える」よう促す。このような劇的な例は現代ハイチにも認められる。たとえば隷属の政治経済は、ハイチ人小児奴隷「レスタヴェック」――これは貧困と義務教育制度の欠如に起因するものであるが――という悲劇ばかりでなく、ドミニカ共和国でサトウキビ収穫に従事するハイチ人「ブラセロ」にも基盤を与えている。ブラセロの労働環境は二〇〇三年においてもまだ奴隷状態と糾弾されている[55]。国内でも国家間でも格差は広がり、それは現代奴隷制度の基軸となっている。子どもを労働力として利用する者を処罰しようとしても、レスタヴェック問題はおさまらない。構造的な介入が必要なのである。それは子どもがみな学校に行けるようにすることであり、そこで健全な教育を受け、少なくとも日に一度はまともな給食を与えられることである。レスタヴェックはハイチ文化に特有の病理ではない。貧困と不平等に起因する問題なのである。

支援の軍事化は同様に複雑な問題だ。「次のような例についても考えてほしい」とゴーレイヴィッチは続ける。「エチオピアとソマリアでは、八〇年代と九〇年代に政治的な煽動によって局所的な飢饉が起き、それが食糧支援を促した。一方で援助を受けるべき人びとは軍に迫害されていたのだ[56]」。一九九五年以来、ハイチには軍隊はない。多くの人は、その解体を嘆いたりしなかった。市民も歴史家も知っているように、現代ハイチ軍は米国支配のさなかに上院決議によって創設された。軍は、ハイチ人でない敵に対峙することは決してなかった。選挙で選ばれた政府が暴力的に退陣させられた二〇〇四年に明らかになったように、組織としての軍の解体は、それを政治リスクとしては排除しなかった。兵器などの物資が、ドミニカ共和国との国境に集まった旧兵士たちの手に渡ったことを多くの証拠が示していながら、そうしたことは起こらないという希望的観測が優先されたのだった[57]。二〇〇四年のクーデターの及ぼしたものの一つは、予想通り、公共セクターのさらなる弱体化であった。

しかし震災後のハイチで活動する者たちは、国家支配のためのこうした闘争と、米国軍らによる物資支援を混同することはなかった。コンフォート号によって提供された援助と主権国家打倒の企みを混同するのは、判断力の喪失に他ならない。

8　前を向いて、同時に後ろを振り返って――ルワンダの教訓

優れた判断のプロセスをさらに進化させたいというのが、本書のような、書いているうちに出来事が勃発し続けるようなものを出版する唯一の理由である。苦痛のさなかにあって、より良い復興の、希望と意味のある例を見つけるのは容易ではない。しかし、ルワンダのそれは希望の兆し以上のものである。今後何年も経てば、中部アフリカに対する見方も変わるだろうと思われる。植民地主義と上手く行かなかった博愛主義の遺産は今も明らかに存在し、その点ではハイチと同様である。(1) リンダ・ポルマン、フィオーナ・テリーたちに続いてフィリップ・ゴーレイヴィッチが「九〇年代半ばに逃亡したルワンダの虐殺者たち（génocidaires）が、コンゴ東部の国境にあるキャンプで国際人道主義者たちによって支援されてきたこと、その結果、彼らは今日まで虐殺やレイプを継続できた」(2)(3) ことを反省するよう要請した。このとき彼は、コンゴで目撃された苦しみの現場から遠く離れたところでなされた一連の意思決定と、それが招いた悲惨な結果との因果関係を主張しているのである。(4) ルワンダ―コンゴ間の国境を越えてゴマに向かうと、まったく逆の例を見ることができる。国境の一方には、イミドゥグドゥと呼ばれるルワンダの再定住街と計画村がある。もう一方では、ゴマのビルの多くが固まった溶岩に埋もれてしまっている。一九七七年と、そしてより壊滅的だった二〇〇二年のニーラコンゴ山噴火によって、溶岩が流れ

出したのである。コンゴ側は武装集団の攻撃に今も脅かされている。一九九六年にルワンダ軍がやっと侵攻したときにキャンプを逃げ出した、まさにその集団によって武装集団は構成されている。コンゴの「ワイルド、ワイルド、イースト」と言っていい。ルワンダ同様人口密度が高く同じ火山をまたいではいるが、ルワンダに比べて計り知れないほど無法地帯なのである。

何が両者の違いの原因なのか。答えは分かりにくい。国境のルワンダ側はより安全である。別の評価によると、近年はコンゴでの採掘業にルワンダ人が力を入れているという。あるいは、これはハイチにとって教訓になるものだが、合理的に計画された開発戦略がルワンダ政府の指導により行われた、というのも理由の一つである。ルワンダは今も、国際社会では政治的にやっかいな国である。この国に対してはハイチ同様、多くの相反する見解がある。しかし、その新生《ルネッサンス》は、より良い復興の一例として徐々に知られるようになりつつある。大虐殺から二年後の一九九六年、ルワンダはあちこち墓だらけだった。一〇〇万もの人が亡くなり、最近帰国した二〇〇万人もの難民を抱えた同国は、まだ世界最貧国の一つであった(5)。内戦と虐殺の間、キガリのインフラは大きなダメージを受けることはなかったが、当時はまだ小さな街で、帰国者の一部ですら受け入れる余地はなかった。多くの開発専門家は嬉々として、ルワンダに見切りをつけた。止むことのない衝突と低開発に運命づけられた、ダメ国家の長いリストの末尾に加わる、というわけだ。

一五年経ち、ルワンダは変わった。ジャレド・ダイアモンドがほのめかしたような、ハイチとルワンダの崩壊が乏しい資源を求めての絶望的な競争に起因するという見解に対しては、二〇〇〇年までに同国は、大虐殺前と同じくらい人口過密状態になっていた点を指摘しておく価値があろう(6)。国境の内側では衝突は少なくなり、それは経済成長の車輪が回り始める以前からすでにそうだった。このように、状況を上向きの軌道に乗せた政策のいくつかを、私は考えてみたい。そのいくつかは間違いなく、ハイチの復興の困難に関係しているはずだ。

多くの点で、ポスト虐殺時代のルワンダはハイチに似ていた。山がちな国土、高い人口密度と出生率、徹底的な貧困、そのために起きる医療問題。ポスト植民地時代の社会的困難の歴史（ルワンダの場合はハイチよりも短いが）。脆弱で信用が失墜した公共組織、低い識字率、そしてまともな雇用の欠如。しかし、このような類似に過度にとらわれるべきではない。別の点では両国は異なっているのだから。たとえばハイチでは、民族の多様性が問題になることはほとんどない（もっとも、ヨーロッパの人種によるヒエラルキーの残滓は今日も生き残ってはいるが）。ハイチは虐殺者たちとその犠牲者の家族でいっぱいというわけではない。それにもかかわらず、類似の数々には仔細に検討してみる価値がある。

虐殺後五年ほどの間、ルワンダの暫定政府はポール・カガメが率いていた。彼はルワンダ愛国戦線のかつてのリーダーであり、その軍事行動は、一九九四年に暴力を、少なくともルワンダ国境の内側では終わらせるのに大きく貢献したと見なされていた。彼は開発プランに磨きをかけ、後にそれは「ヴィジョン二〇二〇」と呼ばれるようになった。[7] このプランは農業、インフラ、民間企業への融資を謳っており、医療や教育制度、そして開発支援の地方分権化と協調について明確な目標を設定していた。ヴィジョン二〇二〇はまた、その年の終わりまでに海外援助への依存をやめることも提唱していた。プランはそのような海外援助を否定はしなかった――二〇年も続いた関係はなかなか切れない――が、長期復興と成長の前提として、主権を強調した。しかし、国家組織の再建が本格的に始まったのは、帰国した大量の難民が再定住し、彼らのうち罪のある者の法の下での裁きが始まってからだった。そして、これらの復興の諸段階では、言葉の広い意味においての安全保障がいささかなりとも必要だった。

ヴィジョン二〇二〇のようなロードマップはありふれたものだ。しかしこれを効果的に遂行するとなると、話は別だ。暫定政府は、公共組織を再生させるには新たなリソースが必要だと知っていた。そこで政府は、すぐに税金の徴収を始めた。災害後の行政においては、最も感謝されない仕事だ。そして最初は断続的ではあったが、汚職との戦いに着手した。[8] このような努力ははっきりした輪郭を描いていた。透明性のある決算と報告を要求されたとき、多くの官僚と地方役人は自分たちが危機下にあると知った。熱狂的な透明性主義者たちは、電気、コンピューター、会計士といった透明性確保に必要なインフラがキガリでも普及する前から、白熱した広報戦を戦っていた。当局はまた、土地問題の解決を目指し、民間資本が投入され、難民がもっと帰国するよう促した。投資は、経済政策アドバイザーたちには成長の大前提と見なされていたが、一方で帰国は複雑なプロセスであり、必要不可欠なものであった。内戦時や、それに先立つ数十年間に民族紛争のために離散したルワンダ人の多くは、教養も高く国際的なつながりも持つ職業人だったからだ。

再建を請け負う者たちのぎくしゃくした共闘には、たくさんの外部の妨害者がいた。たとえばベルギーやフランス政府の者である。両国はそれぞれ、植民地時代の、そして新植民地時代のルワンダで権力を握っていた。虐殺以前のルワンダ政府を支持する者のほとんどは、暫定政府に反対した。[9] 生き残った虐殺の首謀者たちはアフリカ中に、あるいはその外に散らばった。ゴーレイヴィッチらの報告によると、彼らのほとんどが法の裁きを逃れたが、いろいろな国際組織に入り込んだ者もいた。ただし、難民に基本的なサービスを提供する人権法律家や人道グループといった「専門家」のなかには、まっとうな批評者もいた。

難民の再定住は鍵となる問題であった。今日、紛争で避難を余儀なくされた多くのアフリカ人は、一〇年以上難民キャンプで惨めな暮らしをしていた[10]。国外に離散した人や帰国者を同じような運命に追いやらないために、ルワンダ暫定政府は大胆な帰国・再定住戦略をスタートさせ、イミドゥグドゥと呼ばれる小規模な居住地を何千と建設した。このような急ごしらえの村々は、帰国したルワンダ人が国中に適宜分散するのに役立ち、アフリカ中で（そしてハイチでも）風景を損なっている都市のスラムを増やさないためにも有用だった。誰から見ても野心的な計画であったが、難民や避難所専門家のなかにはこれを軽蔑する者もいたし、称賛する者もいた[11]。虐殺直後の数カ月、暫定政府は、ブルンジから五万人のフツ族難民を帰国させるために交渉中だった。この計画を強制帰国と非難した人道主義者や人権主義法律家たちは、暴力と困窮が生じることを予想した。しかし計画は大過なく遂行された[12]。

暫定政府にはもっと大きな戦略が必要だった。コンゴにとどまる何百万ものルワンダ人を帰国させねばならなかったからだ。その多くはキガリで生まれたばかりの政府に対して敵意を顕わにしていた。思想的に凝り固まった人道主義者らは、ある意味、モブツの専制に支援されていたが、モブツは虐殺者政権を助けるために軍隊を派遣していた[13]。後の研究が明らかにしたように、人道主義者らもまた、虐殺者の衣食住を助けた点で共謀だった。たっぷりと栄養を摂り、自信満々で帰国した虐殺者たちは、暫定政府とルワンダの治安にとって、明らかに最大の脅威であった。およそ二年間、キガリのリーダーたちは複雑な広報戦に直面し、しばしばその戦いに敗れていた。彼らはキャンプを廃止し、難民を帰国させるよう要求していた。国境地帯はどこもコンゴからの攻撃を受け、キガリは国連や人道支援団体に、もし攻撃が続くのならキャンプに侵攻して閉鎖すると警告した。

一九九六年中頃、カガメは大胆にして無茶なミッションに着手した。彼の軍隊は国境地帯にある難民キャンプを解体し、そのままコンゴに侵攻したのである。ルワンダの九四倍、西ヨーロッパと同じ国土面積のコンゴに。さらにキンシャサに到達し、モブツと、その三〇年に及ぶ国家支配を打倒するというのだ。世界は大いに驚いたが、この計画は目的を達成したようだった。強制帰国、いやそれより悪いと非難を浴びはしたが。

広報戦はさておき、強制であれそうでないものであれ、大量の帰国者が過密状態のルワンダにもたらしたものは何か。スティーヴン・キンザーは、システムに対する一つのショックがあったに違いないと説明する。「まるで一つの生物のように、巨大な人びとの集団が難民生活のみすぼらしさから脱し、母国における不安な未来に向けて歩き出したのである……一九九六年秋のこの数週間で、一〇〇万人以上の人たちがルワンダに戻ってきた。彼らが二年半前逃げるためにたどったのと同じ道をたどって」[14]。イミドゥグドゥは多くの帰国民を吸収し、国際社会や避難所専門家の低評価を覆した[15]。人口過密、失業問題、対立など、問題はあった。しかし暫定政権は維持された。開発のパートナーたちに、再定住地区のまわりに学校や医療施設を建設するよう促した。少しずつ、何年もかかって、こうしたことをやり遂げた。

ルワンダ内部での和解は、単に安価な家屋を提供したり、学校を建築したり、医療セクターを強化するだけでは成り立たなかった。乏しいリソースをめぐって激しい戦いが続いていた。土地の所有をめぐる競合は、引き続く不和の種になっていた[16]。そのような要求を調整する手段が必要だったし、虐殺に参加した者たちに法の裁きを下す手段も必要だった。彼らは生存者や犠牲者の家族や親戚のすぐ近くに住んでいたのだ[17]。

土地や企業などの資産をめぐる問題解決のために、暫定政府は多くのタウンホール・ミーティングを開催し、資産争い解決の計画が議論された。会議は何カ月も続き、ついに地域事務所が創設された。事務所は争いを解決する権限を有し、前政権が搾取した個人資産についてはこれを返還した。[18] 多くの土地が以前の持ち主に返された。避難民に贈られた土地もあった。他所の家産に加えられた土地もあった。[19] その手続きは煩雑を極めていたが、予想よりも上手く行った。

罪のある、告発された者たちをどうするかはさらに難問だった。虐殺を首謀した数人については、隣国タンザニアにあるルワンダ国際戦犯法廷で審理が行われた。キガリの法廷で裁判中の者もいた。こうしたプロセスには時間と金がかかり、適切で訓練された人員を伴う公平な法制度を必要とする。そのような法的基盤はルワンダには存在しなかった。刑務所は告発された何万もの虐殺者でいっぱいになった。真実らしいものを追求しようにも、南アフリカで行われたような和解プロセスを踏もうにも、財源が乏しかった。[20] 二〇〇五年になって、医療インフラ再構築のためにパートナーズ・イン・ヘルスがルワンダ南東部に到着しても、ルワンダの刑務所は審理を待つ被疑者でいっぱいだった。

ルワンダには、一九九〇年代の犯罪に法の正義をもたらすための法制度が必要だった。そして、伝統のなかにそれを見つけた。ガカカ法廷である。それは長い間、村の論争を解決するために使われてきた。ガカカ（gacaca）は直訳すると「短い草」のことである。植民地以前の時代には、こうした審問は村中が集えるよう、空き地で行われたからである。暫定政府は虐殺後、ガカカ・システムを利用した。「我々はこの（ガカカ法廷という）コンセプトを採用し、発展させた。それが人びとの心に届くからであり、人びとはそのなかに自らを見出すことができるからだ」とカガメは説明した。「これが、我々の文化の伝統的な問題解決方法である。我々はそれを採用し発展させて、現代の問題に取り組むのである」。[21] 審問は公の場で、犯罪が起きたとされる現場の近くで行われた。犠牲者も目撃者も発言の機会が与えられた。刑罰は懲役三〇年が限度とされた（半分の年期で仮釈放、保護観察となる）。最終的に、八〇パーセントの被告人がガカカ裁判によって自由の身となった。彼らに罪がなかったからではない。自らを有罪に導く強い圧力がかかったからだ。自白すれば禁固期間は短くなった。多くの場合、それはすでに満了しているとみなされた(22)。

ガカカ法廷は、一部の人びとの予想通り、失敗はしなかった。二〇〇七年までに法廷は、禁固刑ではなく奉仕活動などに刑罰を切り替えることで、刑務所を空にした。そこでは社会の復活とそっくりなものが起きているように見えた。真正な和解という苦痛を伴うプロセスには何世代もかかるだろうが、刑務所で働く医師たちは（我々もそうだったが）、囚人の数が減ったために施設内での疫病の可能性が激減したことが分かった。

私のような外国人には、誰がフツで誰がツチかははっきりしないし、そういう詮索は歓迎されない。ルワンダでは「民族分離主義」は禁止されることになり、かつての双子国家であったブルンジとの違いを大きくしていった。ブルンジでは我々も活動しているが、そこでは人びとはいわゆる民族性についてもっとオープンだった。恐れを知らない研究者ジャン・ハツフェルドは自著『アンテロープの戦略――虐殺後のルワンダに住んで』の中で、こうしてできた、ぎこちない共同体に関するあるルワンダ人の証言を引用している。

私はニャバロンゴ川沿いのサトウキビ農園主たちとともに、二つの農業協同組合に加わった。全部で八三人のフツ族とツチ族の農民がいて、食料を生産する一三〇人の栽培者がいた。我々は購入を手伝うために抽選を準備し、一緒に飲み物を飲みながら、きわめて適切なマナーでしゃべった。しかし、友情となると話は別だ。国家は、復讐が和解を凌駕しないよう努めていた。生存者の心から復讐心を完全に消すことはできない。私は、自分が彼らに許されたのではなく、国に許されたのだと知っていた。生存者は、殺人者の隣にいては心安らかにはなれない。彼らは、また小突き回されるんじゃないかと恐れていた。信頼はルワンダから駆逐されてしまった。取り戻すには何世代もかかるだろう。[23]

公共セクターで働く医師としては、あるいはルワンダに住む一人の外国人としては、ガカカと強制的な復讐防止に感謝しないわけにはいかなかった。ガカカ法廷が失敗したと主張するのが難しかったように、虐殺一〇年も経たないうちに、市民サービスの再建が失敗したと主張するのは難しかった。ルワンダはその時までには、専門家や大衆紙が好んで使う「失敗国家」という言葉のほとんど対極になっていた。国家は再建のため、(ハイチのそれより小さいとはいえ大量の)国外離散者を呼び戻すことができた。いろいろな国からの技術者が、ルワンダの能力増進のために政府省庁に招かれた。この国家はまた、行政機関における性差別撤廃において長足の進歩を遂げ、女性議員の割合がスウェーデンを抜いて世界最大となった。[24]

人道支援と復興の機関は虐殺後のルワンダでも歓迎されたが、ハイチ(やコンゴ)よりもっと大きな制限が課されていた。政策は明らかであった。NGOや支援団体は、彼らが政府の復興プライオリティーに沿った計画を持っているときのみ、歓迎されたのである。NGOのなかには去ってしまうものもあった。ルワンダ政府は高圧的で支配的、かつ反民主主義的というのだ(そのような批判は、ピーター・ユーヴィンの仕事が証明するように、虐殺の何年も前にはあまり聞かれなかった。[25] 当時の支援グループは、ルワンダで活動する白紙委任状を与えられていた)。虐殺以後の政府は、彼らが立ち去るのを嘆いたりはしなかった。NGOの一部、そして人道支援機構のほとんどは、問題の一部だったからである。そのような感情はお互いが、しばしばかなり強く持っていた。

こうした議論は今日でも続いているが、その緊急性は、治安と持続的な経済成長のお蔭で和らいでいる。ルワンダでは集団暴力は再発していない。GDPは過去一〇年で三倍になった。今年、カガメは公式に二期目（最終期）を与えられるだろう。各国の多くの記事が、彼の政府は権威主義的で、民主的統治を尊重しないと主張する。しかし証拠をつぶさに吟味してみれば、虐殺とそのコンゴ東部への波及に対する責任を認めない多くの組織や団体の見解を、慎重に見直さなければならないと分かるだろう。たとえば、新しい国連報告書草稿はルワンダには厳しいものであった。同時に公表されたルワンダの公式回答は、同じ歴史をかなり異なる観点から書いている。[26] 一つ確かなのは、因果関係や責任の所在に関する相異なる主張は、いずれもが自説への自信を弱めることなく、今後何年も続くだろうということだ。

オープンに議論されないトピックもある。二〇一〇年のルワンダは、一九九五年のルワンダと甚だしく異なるだけでなく、虐殺の数年前のルワンダとも違うということである。『暴力を支援して』の中でユーヴィンは、彼ら開発畑の人間たちが、国民一人あたりのGDP、インフレ、汚職インデックス、人口動態上の傾向といった一部の指標だけに焦点を絞ってしまったために、虐殺のイデオロギーの勃興に気づかなかったことを説明した。ユーヴィンが主張するのは、彼らは肌で感じ取ることのできたはずの、人びとの間の衝突に対して盲目だったということである。彼らの注意は「開発モデル」に固定されており、視野狭窄を起こしていた。[27] 今日でも、同様の間違いを犯すリスクはある。しかしユーヴィン、ポルマン、テリー、そしてダンビサ・モヨの警告的な本で武装していながら、分析や判断という困難な仕事をきちんとやらないとしたら、それは残念なことだろう。問題が戦後や虐殺後の中部アフリカであろうと、クーデターや嵐や二〇一〇年の地震後のハイチであろうと、それは同じである。

ハイチが今すぐ利用できるのは、洞察力に基づいた分析と、再建についてのささやかな楽観主義である。これだけ巨大な困難を目の前にしたときは、批判者側（あるいは絶望者側）に立つほうが確かに容易である。ハイチの大勢は（そして国外の一部は）いつまでも失敗を予測して満足しているようだった。しかし、ミシェル・モンタスや本書に寄稿〔日本語版では割愛〕してくれた人びとが示すように、ハイチの多数派である貧しい人たちのなかには、復興についてのシニシズムはそれほど見られない。震災後、または再建が始まるまでのうんざりするような長い待ち時間にインタビューを受けた人びとは、それでもAyiti p'ap peri――ハイチは決して終わらない――と信じていた。彼らの多くが、組織やインフラの再建にはまだほとんど参加の機会を与えられていないにもかかわらず、ハイチは変わることができると信じていた。

ハイチの歴史は、排除と、それに常に付随する抵抗の例で満ちている。この国は暴虐な社会経済システム、つまり奴隷制という「特異な制度」に対する暴力的な抵抗を通じて生まれた[28]。独立してから何年も、多くのハイチ人は自分の意思にしたがって投票し、破壊されたプランテーションから離れた場所に小さな土地を求め、可能であれば、いかなる強制労働も拒絶してきた。切り立った山の斜面が耕作されると、人口増加と（森林破壊と浸食による）環境の悪化が二〇世紀後半の破綻の呼び水となり、それはさらに都市への人口流入や、嵐などの災害に対する脆弱性増加の呼び水となった。

破綻は環境面、経済面、そして政治面にもあった。独立戦争という強いられた大衆運動が一八〇四年に一国家を作ったが、その後の歩みに戦勝ムードはなかった。それどころか国家は南北に分裂し、政府は、ほとんど自身の存続のみを目標として奮闘した。クーデターの後にクーデターが起きた。政治家たちが革命軍の残党を徴兵したり自ら民兵を組織して、権力を奪取しようとしたからである。人類学者のミシェル＝ロルフ・トルイヨが観察したように、これは「国家国民《ステイトネイション》」の事例であった。(29) 一九世紀後半までには、ハイチは略奪国家に転じていた。まるで虐殺前のルワンダのような、国民の基本的要求を満たせないくらい脆弱であったが、国民を餌食にするくらいは強い国家である。デュヴァリエ政権時代（一九五七―一九八六年）は、逸脱と言うより、利益供与と暴力を土台とした略奪国家の究極であった。

それは一九九〇年に全て変わるはずだった。その年、ラテンアメリカ最古の共和国が最初の自由選挙を行ったのである。かつて政治から排除されていたハイチの人民は大挙して投票し、復活した、そして今度は自発的な大衆運動の代表者を選んだ。その政府はほんの七カ月しかもたなかった。一九九一年九月に軍のクーデターにより政権が転覆させられたからだ。しかし、政治に参加したいという人民の衝動はとても強く、軍事政権はあまりに暴力的だった。ハイチは以前の状態に戻ることはできなかった。一九八六年のデュヴァリエ専制打倒の後、選挙で選ばれない政権は長続きしなかった。そして、（これまでに四つしかない）選挙で選ばれた政府は、大衆運動から湧き上がったのだった。民主的選挙で大統領に選ばれた者は、これまでにアリスティドとその元首相であるルネ・プレヴァルしかいない。彼らの独自の政治綱領は、専制終了後の混乱期に急いで起草されたものだったが、基本的な社会権と経済権の促進と、統治への市民の参加の実現を掲げていた。

このような活動もまた、分裂しやすいハイチ政治の餌食となってしまった。本書が出版される時までには、また別の選挙期間がやってきているだろう〔決選投票の結果、二〇一一年四月二一日にミシェル・マテリが大統領に選出された〕。ハイチにおける多くの不運と執拗な貧困は、デュヴァリエ専制が倒れた後に共有された希望を打ち砕いてきた。そうした不運や貧困、そしてアリスティド派政党の排除は、選挙への参加が減ることを意味するだろう。しかし、強い政府には市民の強い支持が必要だ。といっても「市民社会」の声高なメンバーだけの支持ではない。そうした人びとは往々にして非貧困者であるから。貧しくない者はハイチでは少数派だ。それは一握りの経済エリートとわずかなミドルクラスである。地震後のハイチについての本は、おそらく人権論を展開するための場ではないだろう。しかし、投票権や生存権を求める闘争は、開発や人道支援の議論と密接に関係している。このような議論はハイチで何十年も続いてきた。

コレラがハイチの農村部に猛スピードで広がり、都市のスラムやキャンプにも脅威となっている今、私が医師として尽くす栄誉を得たハイチ人たちは、有能な政府を今まで以上に求めている。彼らは、開発・人権団体で主流となっている見解に疑問を投げかけ続ける。多くのルワンダ人のように、「声なき者の声プロジェクト」でインタビューを受けたハイチ人のほとんどが、海外援助に依存しない国に住みたいと言う。食料主権〔輸出作物ではなく自国民のための食料生産を最優先し、食料・農業政策を自主的に決定する権利〕と基本的な公共サービスのある国に住みたいのだ。彼らはまともな仕事を欲し、自分たちの国の復興に十全に参加したい。過去一年間に起きたことは、こうした議論で明示された選択肢、さらにはそこに潜む問題を、はっきりと際立たせた。

貧しい人びとの声を聞くと、こうした選択肢を明確に形作ることができる。我々は、ハイチの大多数が望んでいるようなやり方で、本物の開発を推進するのだろうか。あるいは、開発を援助する側とハイチ人の双方が目指した目標をあまり達成することのなかった、従来通りの使い古されたアプローチを採用し続けるのだろうか。公正な取引、食料主権、医療や教育、そして清潔な水へのアクセス——こうした社会的目標はもちろん、経済成長、より良いガバナンス、そして復興を生む経済・政治戦略に通ずる。貿易政策は、かつてと同様、ハイチの農民たちに罰を与えるのだろうか。それとも我々は、この国の経済を成長させると同時にまともな雇用を拡大するような政策を要求し続けるのだろうか。食糧支援は地元農産物の市場を開拓するであろうか。あるいは、他者への補助金を非難しつつ自らの農産物は熱心に保護しようとする欧米のアグリビジネスの余り物に依存し続けるのだろうか。我々は、質の高い基本的な医療と初等教育が、少なくとも全ハイチ人にとってアクセス可能になるよう戦うのだろうか。あるいは、非創造的な経済モデルにからめとられて利用者は料金を払わされ、そのため最貧者にはアクセスがない状態を続けるのだろうか。我々は、ハイチの農村部にも首都にも水道網を敷くプロジェクトに投資するのだろうか。あるいは、すでに民間企業の利益によって細分化されている既存のシステムを、民間に任せ続けるのだろうか。避難所の危機対応は自助努力に任せ、計画も規律もなく、迫りつつある建設ブームの利益を享受するチャンスを貧しい者には与えないのだろうか。あるいは、貧しい者に有利な戦略を取り、安全で近代的な衛生を伴う多くの家屋を建築し、今はテントや防水シートやトタン屋根の下の避難所で暮らす者に提供するのだろうか。

地震後一年が経った。ハイチは地震後六カ月の頃とほとんど同じに見える。次の数年には何がやってくるのだろうか。仮に今が二〇一五年一月一二日だとしようか。瓦礫に、キャンプに、約束された再建への尽力に、何が起きているだろうか。最悪の環境災害の脅威はどうなっているだろうか。コレラ流行はどうか。復興は、つまらない政争のために、ヴィジョンの欠如のために、ささやかな、あるいは野心的な目標の達成にほとんど注力しないために、停滞したままだろうか。

水晶球は必要ない。もう一回地震が起きれば、どんな予後予測も外れてしまうのだから。もっと高い可能性としては、二〇〇八年のハリケーン・シーズンの終わりのようなことが、本書を印刷に回している間にも、その本が日の目を見ようというときにも、また起きるということがある。しかしハイチの問題は古く、復興の速度はあまりに遅いため、未来に起きることを予想するのは、とくに短期的には難しくなかった。こうした疑問に対する答えは、二〇一一年とその後に制定され施行されたプログラムや政策によるであろう。そうしたプログラムや政策には、ハイチ国内で決定したものもあるが、ハイチが蚊帳の外に置かれていたものもある。相反するような可能性を想像してみたい。

【復興】最も楽観的なシナリオでは、復興の段階は二〇一五年までには最高潮に達している。出だしこそつまずいたが、復興のために誓約されたリソースの大部分はプロジェクトの数々に流れ込み、たくさんのハイチ人を雇用し、ハイチ人による新しいビジネスを創出している。実際、地元で創出されるまともな仕事の数は、全ての計画を評価する指標の一つである。二〇一五年までには、二〇〇万人以上のハイチ人が公共事業計画に参加し、失業率はこの数十年で初めて五〇パーセントを割っている。何千人ものハイチ人技術労働者がドミニカ共和国から、バハマから、あるいは他の国々から帰ってくる。賃金や雇用条件が良くなることが期待できるからだ。そして、もっと大事なプロジェクトが祖国で待っているからだ。何百万トンもの瓦礫がポルトープランスから撤去された。ほとんどがリサイクルされ、売却されている。

公共事業も含め、建設だけが成長産業なのではない。自然保護計画を統合することで、森林再生と、流域保護と、小規模農業を一つにつなげることができる。グリーンハイチ協定は出資者、地方自治体、女性グループ、小作人協会、そして若者たちを一つにまとめた。そのプロジェクトには、すぐにアクセスできる資金や小規模農家のための機材、生産物価格の公正化などがあった[30]。液体プロパンのような代替エネルギーへの補助金も提案していた。ハイチが木炭への依存から離脱できるように、である（その他の料理用燃料としては農業などの廃棄物で作るブリケットもあった）〔ブリケット（briquette）とは小さい物質を高圧で押し固めてブロック状にしたもの〕。ハイチでクリーンエネルギーが成長産業になるにつれて、木炭や木材をパン屋、コインランドリーなどで使うことが禁止された。風車が国のあちこちに建てられた。訓練の行き届いた地元民がそれを維持し、彼らはその労働によって賃金を受け取り、風車の作り出すエネルギーの恩恵を受ける。一群の小さな水力発電所は、田舎の電力化事業を促進させるが、肥えた土地に洪水を引き起こすことはない。こうした発電所はまた、食品加工工場に電力を送る。電力を得た工場は農産物に付加価値を与え、地元の市場での販売や輸出の準備を整える。ハイチ製のソーラーパネルが、国中の建物の屋根で見られるようになった。多くの中小企業や自宅所有者が、パネルが購入可能な価格になり、それが信頼でき安全なものだと知ったからである。ハイチの工場のいくつかは、こうしたソーラーパネルを作り、地元で売ったり、米国その他に輸出している。ハイチはかつて、野球ボールとブラジャーの世界最大の組み立て工場だったのだが、数年以内には、西半球十指に入るソーラーパネルの輸出国になる予定だ。ハイチの燃料自給自足はかなり達成度を上げている。電気の送電網にアクセスできる人の割合は二〇一〇年の一〇パーセント以下から、二〇一五年には三〇パーセントにまで増えた。さらに多くの人がソーラーパネルと風車を使って電力を自ら作り出している。

わびしいシナリオのほうはどうだろうか。二〇一五年はハイチにさらなる心痛をもたらす。プロジェクトのいくつかは完遂したが、国家の復興は止まったままである。非難の応酬や中傷が、政治や地元メディアを席巻してしまったからだ。どの立場にいる人もフラストレーションを募らせ、多くの国際パートナーたちは援助の規模を縮小させ、他所へ移っていった。海外支援改革はさほど進まなかった。創造性に欠けた二国間協定（有意なものも、意味のないものも）はお定まりである。資金はいまだほとんどの貧困者のもとに届かず、零細企業の成長を妨げている。貧しいハイチ人が入手できる唯一の料理用燃料である木炭は、相変わらず換金作物であり、そのため森林破壊の度合いは最終局面を迎える。二〇一四年の雨季で土砂崩れと洪水が起き、資産と家畜に大打撃を与えた。何千人もの命が失われた。沿岸漁業は浸食で上手く行かず、漁獲量は落ち、現代的な保存庫や加工能力を欠いたままだ。ハリケーンの季節は終わり、さらなる直撃は免れた。ハイチ人は次の年も嵐が国を避けてくれるよう祈っている。しかし、ほとんどの人たちは、豪雨やさらにひどい災害が、もはや生命を育まない浅瀬の河口域に、さらに多くの人や家畜の命を押し流すのは時間の問題だと考えていた。

【家屋】　どのようなシナリオを取っても、安全で入手可能な避難所はハイチ人の頭を悩ませ続ける難問となるだろう。地震後すぐに分かったことだが、人びとは場合によっては避難所を出なければならないことがあり、強制的に追い出されることもある。誘引力の強い楽観的なシナリオでは、多額の投資が住居建設に行われ、国中のよく選ばれた場所で住宅建設が進む。そのような家屋のユニットは計画的に建築される。基本的サービスも具えている。清潔な水、現代的な衛生、そしてもちろん医療や教育。手近な場所に、フォーマル部門での雇用が十分ある（税収増につながる）。農民には、加工工場、倉庫、そして農産物を買ってくれる顧客がいる。二〇一五年までには、キャンプにいる人の数は三分の一にまで減っている。巨大な計画コミュニティーがハイチの半分の地域に完成されようとしている。その他の地域では、たくさんの小規模開発が計画中である。参加型コミュニティー計画の賜物である。自宅を所有する者はどんどん増えている。多くの貧しい家族は、衛生状態の悪い、電気も水も道路もない住居やスラムに住まなくてよくなることを期待できる。

もう一つのシナリオでは、斥力のほうが主流となる。土地所有者と避難民の舌鋒鋭い闘いは続く。ハイチ警察は、一〇万人以上の「居座り者たち」(一〇〇万人以上いる避難所の一〇パーセント以下の人たち)を強制退去させるべく招集される。暴力が死を招く。多国籍軍が招集され、彼らは地主に味方する。二〇一五年、ハイチは多くの国から危険な場所とふたたび宣言される。強制的に退去させられた人たちは悲惨な住まいに身を寄せる。警察やその他、国の代表に対する怒りが最高点に達する。避難民の多くにとって法の支配には正当性がない。法が彼らに敵対的に使われることがあまりに多いからだ。ほとんど一度として、彼らのために使われたことがない。ハイチにおける階級分断はひどくなり、経済格差が広がり、共有できる目標もなくなる。ソーシャル・キャピタルは浪費される。

悲観的な見方では、二〇一五年はまた、国内外の開発コミュニティーから絶え間ない非難にさらされる。避難所の飲料水や食料への無節操な依存をやめさせるため、避難所住人への基本的サービスの提供を削減しようという議論が生じる。この政策は、避難所住人にとっては、彼らを追い出そうという試みと受け取られる。コレラなどの水系疾患は最近ようやくコントロール下にあったが、ふたたび来襲し、キャンプのみならず国中に広がっていく。こうした疾患はコレラ流行地域に住む農民に苦痛と死、そして減収をもたらす。その生産物は根拠のない感染の恐怖から地元でも国際市場でも拒絶される。[31]

【医療と教育】　二〇〇九年には早くも、医療の三分の二と小中学校教育の八〇パーセントが民間セクターによって提供されていることが明らかだった。多くの目には、その事実は低い健康指標と識字率につながっていた。今後五年間で何がもたらされるだろうか。

二〇一五年よりもずっと前に、ミバレの公立病院は完成し始業しているだろう。どちらのシナリオでも、病院は完成しているだろう。明るいほうのシナリオであれば、教育、紹介病院としてだけではなく、学校や医療機関、農地で働くために中央ハイチにやってくる多くの家族にとってのケアの源泉となるだろう。道路と灌漑が改良され、資金へのアクセスもできると、農地での労働の門戸は広く開かれる。ミバレの病院は北米、キューバ、そしてハイチの避難民のなかからも教育者を採用し、医師や看護師だけでなく、様々な医療職者を育て、国中の医療システムを強化する。

コレラ流行は二〇一二年には制圧された。ハイチと国際社会が協力して、インドでワクチンを増産するよう働きかけたのだ。これにより世界で最初のコレラワクチン備蓄ができた。ワクチン・キャンペーンはまた、国中で手に入る安全な水や現代的な衛生の提供ともリンクしていた。ハイチ人はこの活動の主役であった。何年も前に、統合されたエイズ予防と治療を提供し、流行を半分に減らしたときに果した役割と同じである。コレラ治療センターは新患が一日数人に減ったために閉鎖された。患者は公立もしくは私立の医療センターや、各地の病院で治療されることになった。

このような楽観的シナリオでは、より良く再建するというコンセプトは、インフラにも人的資源にも適用された。長期開発プランはハイチ版ヴィジョン二〇二〇と言えたが、Investir dans l'humain（人びとに投資する）の名で知られる政策をもたらした。公教育の再生のために小中学校での教育が全ての子どもに提供され、ますます脱中心化する経済とグローバルな知識経済のガバナンスに参加する準備の場を、若い人たちに用意した。レスタヴェック問題は解消した。全ての子どもが、親の学費支払能力に関係なく、良い学校に行く機会に合意がなされたからだ。教育の質は毎年高まっていった。多くの教師が訓練を受け、給与も上がった。

悲観的なバージョンでは、二〇一五年はコレラ流行五年目となる。何十万人ものハイチ人が病に倒れ、国際社会の専門家たちは、コレラワクチンの配備やよりアグレッシブな治療の必要について合意を得ることがついにできなかった。何千もの小規模水プロジェクトはコレラの症例を減らしてはいたが、ハイブリッドのエルトール株はハイチだけでなく、カリブ海でも土着の病となった（キューバとジャマイカは徹底的な予防策を取ったため、これを免れた）。フロリダやニューヨークでもときどき症例が見られると、ハイチ人の責任が追及され、ハイチでの対策の徹底が叫ばれた。しかし、堅実なプログラムはほとんど実行されなかった。飲料水と現代的な衛生がないまま、二〇一五年はハイチの各地でコレラのアウトブレイクがふたたび見られるようになる。これほどリソースを欠いた状況でのコレラワクチンの役割や、症例の適切な取り扱い方については、会議の場——つまり会議のための会議——で堂々巡りが続くだけであった。

【ガバナンス】　ハイチはますますハリケーンに脆弱となっているが、別の種類の嵐にも直面する。二〇一〇年は選挙の年なのである。政治上の軋轢はハイチを混乱させ続けるが、あまりに多くの人が政治への参加を拒まれているのだから、それも当然だ。二〇一五年までに、この国は新しい大統領と新しい立法府を持つ。ハイチ人から見た彼らの正統性は、あいまいに定義された国際社会の目から見た正統性よりも重要である。その正統性は、彼らの選出過程に依存するであろう。

バージョン一は、これは次第に可能性が薄くなっているが、一九八〇年代に成長した大衆運動が継続され、二〇一一年にはハイチの長い歴史上三回目として、平和的に選出された文民政府から、次のそれに権力が委譲される。この楽観的な見通しにおいては、独裁と軍政支配からの偉大なる決別という、一九九〇年との連続性が明白になる。政府のどのレベルでも、持続可能な開発の健全なプランについてコンセンサスが醸成され始める。人びとが自国の復興に参加し、欠乏と隷属からの自由を含めた原理的な自由の理念を共有するにしたがって、ハイチの歴史におけるもう一つの偉大な瞬間である反奴隷制度と独立のための戦いの感覚が現実に感じられる。このような参加型の民主主義のスローガンは、かつての奴隷トゥサン・ルヴェルチュールから来ている。彼がナポレオン軍に捕らえられたときの有名なセリフは、学校に行く幸運を持ったハイチの子どもならみな知っている。「私を屈服させたことで、お前はサンドマングの黒人の自由という樹の幹を切り倒したにすぎない。それはまた、根から芽を生やすだろう。根はたくさんあり、深いのだ」。

バージョン二では、大衆運動の意図的あるいは非意図的な排除が起こって投票率の低下を招き、政府は多数派に対して正統性を失う。真正な参加型政府を持たず、持続的発展はハイチにおいては困難になる。「参加型」とは、コンサルティング・グループに委託されるような仕事の、表面的な手続きを信奉する類いのことではない。貧困、台風、疫病、縁故主義のサイクルを打破するプランのあれこれについて、「コミュニティー」の人びとにインタビューすれば、それが「参加型」であるというようなことにはならない。「参加型」はむしろ、リソースの少なくとも一部を富める者から貧しい者に移すことを意味する。これは国境を越えたプロセスでもあり、三世紀にわたる強制労働がハイチ人から奪ったものを含む、かつては豊かだったハイチのリソース、不平等な開発、不正な地方行政、砲艦外交、軍事占領、独裁者一族と軍隊、大衆運動を阻止しようという絶え間ない企てをめぐって起きたことについての、歴史的な認識を意味する。

フランクリン・デラノ・ルーズヴェルトが四つの自由について書いたとき、「欠乏からの自由」は彼の政策の中心に位置するものであった。これに言及した年頭教書が発表されたのは一九四一年だったが、これと同様なヒューマン・セキュリティーへの彼の配慮は、一九三二年の経済恐慌の最中における当選と、一九三六年の再選に結び付いた。ルーズヴェルトの聴衆は、四つの自由（表現の自由、信仰の自由、欠乏からの自由、恐怖からの自由）が、後の米国の政権においては「二つの自由」になってしまうことを想像していなかっただろう。ハイチ人は、権利は戦って勝ち取るに値すると昔から知っていた。それは紙の上の言葉以上のものだった。過去三〇年間、一八世紀後半と同様、彼らは正式な、そして実質的な権利を求めてきた。格言にあるように san pè nan vant, pa gen pè nan tèt「空腹を抱えているうちは、平和に生きられない」。ハイチの大多数の人びとの基本的なニーズ――食料、住居、教育、医療、尊厳の源泉としての仕事――が満たされないかぎり、ハイチに平和は訪れない[32]。地震の前でもそうだった。その後も同じなのだ。

エピローグ――二〇一一年一月一二日

本書のような記述をどこで終えればよいのかは、よく分からない。しかし、震災一周年で終えるというのは悪くないように思える。我々はみな、この一年について考えることを強いられていた。次のステップについて考えることも。特使事務所の将来について議論が行われていた（この決定はクリントン元大統領と国連に委ねられていた）。医療システムの再建（これは保健省の管轄だが、資金の管理権を持つ医師たちの意思も反映された）、復興（これは、被害の大きかった人たちの支持を得た国のプランに沿って行われなければならなかったが、その目標ははっきりしないままだった）についての議論も行われた。

一周年はまた、私や何千人もの仲間にとって、パートナーズ・イン・ヘルスとザンミ・ラサンテをめぐる難しい決断を意味していた。地震であまりに多くのことが変わってしまった。かつて、我々の活動は農村部に集中していた。中央ハイチとアルティボニット南部に医療と社会サービスを提供しようと尽力していた。それがたった一週間のうちに、首都の中心部の四つの避難所で苦闘することになった。ジャン＝マリー・ヴァンサン公園の広大な避難所もその一つだった。

我々は将来が見えないまま、膨大な喪失の年を終える。不確かさは来たるべき大統領選決選投票によって、また次の雨季やハリケーンによって、さらに深刻になるだろう。パートナーズ・イン・ヘルス創立者にして、我々の挑戦——「医療において貧しい人を優先する」——に最初に出資したトム・ホワイトの死が、我々自身の一年を喪失で締めくくった。私はふたたび、ルワンダとハイチを行き来していた。そのときオフェーリア・ダールが私にトムの死を知らせた。私はすぐにボストンに向かった。トムの妻ロイスは、一月一一日の葬儀で私に追悼の辞を述べてほしいと言った。それは震災一周年の前日であった。このような悲しい記念日はみな、いっせいにやってくるように思えた。満席になったボストン・カレッジの教会でトムのことを語りながら、私はハイチのことも話していた。

葬儀にはハイチからもたくさんの人がやってきた。フリッツ神父もそこにいた。弔問者は、あちこちの国からやってきた。それは彼の寛大さの地図である。しかし寛大さの地図を描いたり、その量をはかるのは難しい。分かるのは個人的な悲しみだ。情熱や善意をどうやって計量するというのだ。正確さをこよなく愛し、建築家として株を売買した。しかし彼は、こうした質問に対する自信に満ちた回答には極めて懐疑的であった。彼がビジネスで成功するずっと前から、トムは不安から自由でいることが不可能な世界でどうやって生きていけばよいのか、というタフな質問をしてきた。数字を好み、堅牢な橋やトンネルやビルを建築するためにエンジニアたちと仕事をしてきた彼は、無謬の良識の代数、真心幾何学、情熱の微積分などというものは存在しないことを、いつも真っ先に認めるような人物だった。トムの息子、ピーターの言葉をパラフレーズするならば、トムの eudaimonia（人類の繁栄）を実現させたいという断固たる決意は、集まった人びと全ての魂を鼓舞した。それは私が弔辞で述べた通りである。

トムは数学が得意でしたが、我々の多くに（エフェソの信徒への手紙を引用するよう）教えてくれもしました。心の目を開いて初めてよく見えるものもあるのだと。彼は慈善事業を行うとき、手っ取り早い方法に訴えることはしませんでしたし、難しい判断プロセスを省略することもありませんでした。トムは知っていました。この世の全ての人が苦しむ可能性を持っており、事実苦しんでいるのだと。しかし彼はまた、ある者は別の者よりもさらに苦しんでいることも知っていました。多くは不正に苦しんでいることも。

トムの寛大さは近接性を必要としません。彼の想像力と心の目があれば、一度も見たことがないような苦しみも理解できるのです。戦場ですらできるのです。だからこそ、彼の寛大さは伝説となっているのです。彼の地元だけではなく、世界中でそうなのです。お許しいただけるのであれば、国際保健領域における彼の活動について申し上げたいと思います。これこそ我々がおよそ三〇年間一緒に行ってきたことだからです。トムが我々に時間と支援を与えてくれるまで、それは見込みのない企てでした。トムが亡くなり、彼が設立し、また出資してきたパートナーズ・イン・ヘルスは心のこもったメッセージをいただきました。ペルーから、ルワンダから、レソトから、ロシアから、そしてとくにハイチから。トムならば数字との取っ組み合いと呼ぶであろうものに、しばしおつきあいください。我々の計算によると、彼が設立した組織は六〇あまりの病院や診療所を建設、あるいは改装してきました。たくさんの学校やコミュニティーセンターも。一ダース以上の国々で一万三〇〇〇人以上の人びとを雇用してきました。ジム・キムが『ボストン・グローブ』紙に語ったように、トムが貧困や慢性疾患に苦しむ人びとのために行った初期の出資は、グローバル・ヘルスの提供法を直接に大きく変えました。すでに何百万もの命を救い、さらに何百万人を救うことが約束されているのです。

セント・イグナティウス教会を去ってから数時間のうちに、弟のジェフと私はマイアミに向かっていた。その後私はポルトープランスに向かった。震災一周年を記念しなければならなかった。私はローガン空港で『ボストン・グローブ』紙を一部手に取った。第一面にはパートナーズ・イン・ヘルスに関するスティーヴン・スミスの思慮深く、よく調査された記事が載っていた。トム・ホワイトに悔やみの言葉を述べるのに、そして葬儀で友人や仲間たちと震災後初めて会うのに心を奪われていたが、私はスミスの記事を読んで思い出した。我々は多くの国で働いてきたが、この一年間かかり切りになっていたのがハイチだったということを。そして、ハイチは今後何年も我々の活動の中心にあることだろう。スミスの記事は我々が直面する（そしてときに回避してきた）困難をよくとらえていた。そして我々の支援者がいかに寛大であったかを明らかにした。

何千もの肉体と魂が粉々になり、致死的なコレラが流行する。この国で、パートナーズ・イン・ヘルスの戦力はほとんどハイチ人から成っていたが、大災害前のおよそ四四〇〇人から五五〇〇人に急増した。支援者たちが寄付した八九〇〇万ドルで、パートナーズ・イン・ヘルスは精神医学専門家を雇い、脚切断術を受けた者を雇って、やはり腕や足を失った者を訪問させ、孤児を保護した。そして、レンガとモルタルによる拡張の最大の事業として、ポルトープランス北部の丘に三二〇床の病院を一五〇〇万ドルを投じて建設している。

かくも急速で大きな成長は、つい八年前までは片田舎の村カンジュのみで活動し寄付者を探し回っていたこの支援団体に、自己省察のみならず恐怖心を惹起した。ハイチは分岐点に立っているが、それはパートナーズ・イン・ヘルスも同じなのである。

パートナーズ・イン・ヘルスは長く首都にとどまり続けるのだろうか。彼らは今、そこにある避難所の診療所で週に七〇〇〇から一万人の患者を診ている。震災後の拡大をどのように維持していくのか。ハイチに対する世界の関心は薄れてきており、寛大さは別のところに流れているというのに。

こうした疑問に対する答えは、すでに震災前に破綻していた医療制度を持つ国中にこだまする。パートナーズ・イン・ヘルスは独特の役目を持っている。(1)財政難の保健省と共闘し、この国のどの団体よりもたくさんの患者を治療するのだ。

スミスは、我々が震災以降取り組んでいた多くの問題を取り上げた。規模と範囲に関する問題、自然発生的な避難所と国中のコレラ治療センターに関する戦略、世界の寛大さが次の天災や人災に目を向けているなかでの、ハイチにおける我々の活動の未来。

翌日の一月一二日、我々はハイチに戻っていた。ある者は中央ハイチに、ある者はポルトープランスに。首都はいまだ、たった今地震に遭ったばかりのように見えた。しかし、我々の多くは、一年前が全然違う光景だったことを覚えていた。

街は、一周年を厳粛なセレモニーで記念する人びとでいっぱいだった。なかには、静かな祈りを捧げる人や、復興の遅れや一時は三〇人以上の候補者が出た最近の大統領予備選挙結果に至る全てについて抗議行動をする人もあった。政治的階級は、だんだん弱体化していく国家を統治する権力をめぐって、昔ながらの闘争に明け暮れた。大衆運動は、選挙への正式な参加からかなり締め出されてはいたが、ハイチ中に広がっており、しかしリーダーを欠いたままだった（そのリーダーは南アフリカに亡命したままだった）。(2)一一月の選挙で投票率が史上最低だったのは、驚きではなかった。その後、やはり驚きはなかったが、選挙結果については論争が起き、暴力を伴うこともあった。復興が上手く行かず、コレラが伝播し、多くの代表団や重鎮が参加する集会では、第一回投票で最も票を集めた二人の候補者についてコメントがなされた。選挙は明らかに欠陥を抱えていた。そのコンセプトは間違っていたし、その遂行も間違っていた。クレール・ピエールが悲しげに私に言った。「一九八六年からずっと長く悲しい道のりだった。今言い争っている人たちも、デュヴァリエ専制に終止符を打ち、民主主義を打ち立てることに、かつてはみな賛成していたのに」。

ハイチの政治光景がすぐにもっとひどくなるなど、クレールは知る由もなかった。一月一六日、ジャン゠クロード・デュヴァリエ本人が、フランスの商用機でハイチにやってきた。なぜ彼が戻ってきたのかは分からなかった。しかし、多くの人びとが不安に思った。とくに彼の犠牲者だった人びとは。彼にかけられている罪状に関する噂もあった。しかしあれだけの大騒ぎにもかかわらず——それは実は、そう多くはなかったが——ハイチの法制度は十分な組織力を有しておらず、年老いた独裁者を有罪にすることはできなかった。ハイチ人は疲れ切っており、多くはデュヴァリエ政権打倒時に生まれてすらいなかった。マルクスが断じたように、歴史が最初は悲劇として、二度目は笑劇としてくり返すのであれば、その歴史のどこにデュヴァリエ帰国が当てはまるのかを知るのは難しかった。

馬鹿げた選挙論戦はいつものように、ハイチの政治階級とハイチの「インターナショナル・コミュニティー」の集中力と時間を浪費した。つまり、コレラのような問題には注意が集まらなかったのだ。コレラは包括的な予防と治療にコンセンサスがないまま、不吉な行進を続けていた。選挙に関するつまらない論争は、再定住や再建に費やされるべきエネルギーを奪っていた。一周年までに避難所に暮らす人の数は減っていたが、八〇万人から一〇〇万人のハイチ人に、いまだに安全な居場所がなかった。ジャン゠マリー・ヴァンサン公園は、今や突貫工事で作ったレストランや美容院、携帯電話販売ブースでいっぱいだったが、混み合っていて一時しのぎ的な感じは、かつてと同じだった。ルイーズ・アイヴァーズ、アナニー・プロスパー、そしてコベル夫婦らポルトープランスに拠点を置く医師チームは、まだキャンプで活動していた。状況は困難なものだった。スティーヴン・スミスが『ボストン・グローブ』紙で指摘した通り、我々はまだ「出口プラン」を持っていなかった。しかし我々は「出口プラン」という言葉を、災害救援NGOや「避難所のエキスパート」や、「避難民のエキスパート」から聞くのにうんざりしていた。震災から一年が経ち、我々が最初に来たときと状況はほとんど変わっていないというのに、どうしてここを去ることができようか。そのうえ我々は、避難所に適切な衛生をもたらすのに失敗していたのである。

我々は出口プランや「持続可能性」に関する軽薄な議論を軽蔑した。それでも、より良いサービスを提供するまっとうな戦略を持っていなかった。クライシス・キャラバンは次の人道上の危機に向かって去ってしまおうとしているのに。俳優のショーン・ペンは震災後、ジャン＝マリー・ヴァンサン公園よりも大きな唯一のキャンプで活動していたが、多くの自称エキスパートよりもずっとましなアイディアと献身的な姿勢を持っていた。そのうちの比較的ささやかなアイディア――アフリカの大学でハイチの若者が学ぶというもの――はすでに結実しようとしていた。最初のハイチ人学生五人が、二〇一一年一月一二日までにルワンダ国立大学に入学していた。しかし、この手の南南〔発展途上国間〕協力は、被災地の問題を解決しない。

新しいアイディアが必要だ。我々の仲間がそうスティーヴン・スミスに言った。『ボストン・グローブ』紙の記事は仮設住宅により良いサービスを提供しようとする際のジレンマを描写している。

「ここの状況に合わせる必要があるんだ。新しいアイディアが必要だ」とアナニー・グレッコ・プロスパー医師は言う。ハイチ生まれの医師で、ポルトープランスにあるパートナーズ・イン・ヘルスの医療面を統括していた。「いちばん大事なことは、患者を死なせないことだ」。

診療所では乳児、小児、妊婦、成人、そして精神疾患を持つ者たちを治療している。薬局が薬を調剤する。検査部が検査を行う。

しかし、スタッフはむしむししたテントの中で、先の展望がないまま働いているのだ。パートナーズ・イン・ヘルスが政府と交渉し、もっと堅固な建物を建てるよう要求したが、ハイチ人官僚は難色を示した。ただ、この先も避難所はテント張りのままだと示唆することは用心深く避けた。

診療所は社会的、経済的サービス一式をまったく欠いていた。農村部においては、それがパートナーズ・イン・ヘルスの代名詞であったのだが。そこでは貧者の病気は治療されたが、根本原因も正されたのである。この慈善事業は、ポルトープランスで長く活動してきたことに苦悩していた。

「私もそうですが、パートナーズ・イン・ヘルスの人たちは、ポルトープランスで活動を続けるならサービス一式全てを提供しなければならないと考えています」とプロスパーは言う。「私たちはテントの下で医療を提供し続けるわけにはいかないのです。昼になると、ここは三八度近くになるんですよ」。

私はアナニーやコベル夫婦をはじめ、仲間の活動に心から感動していた。温室のようなテントで、来る日も、来る月も働いてきた彼らに。一周年記念日に、私は彼らのことをたびたび考えた。

その朝、私が参加した最初のセレモニーは中心街の空き地で開催された。ここには震災前、ハイチの国税局が建っていた。この場所を埋めていた大きな白いビルの痕跡はすっかり消えており、平たくならされていた。セレモニーのためにいくつかのテントが建てられていた。テントの下はまだ三八度近くにはなっていなかったが、いずれそうなることだろう。クリントン元大統領、ローラ・グレアムら他のクリントンのスタッフが来ていた。プレヴァル大統領らハイチ政府の人びとの姿もあった。オスカル・アリアスがかつて、ハイチ軍の解体について楽観的な論説を書いたときに言及した軍隊バンドの、おそらく生き残りである楽員が一人、ラッパを吹いていた。白いハイチの伝統衣装をまとった二人の女性が、式のために作曲された悲しげな曲を歌い、厳粛なスピーチがいくつか行われた。気がそれて、私は過去三六五日間に見てきたものについて考えていた。この記念日に友人や仲間たちが何をしているのか考えた。私はスピーチが記憶に残らないであろうことを知っていた（トム・ホワイトの葬儀はほんの二四時間前に行われていたが、それはずっと昔の遠い出来事のように思えた）。

クレール・ピエールと私は正式なセレモニーを早めに抜け出して、ジェネラル・ホスピタルを訪問した。それはほんの数ブロック離れたところにあった。クリントンが次に訪問する場所になるはずで、私たちはそこで会うことにしていた。私たちは保健省のあった場所を通り過ぎた。そこでも瓦礫は取り除かれていた。瓦礫はまったく除去されていない、というよく耳にする苦情に反する光景である。大統領府の残骸はしかし、手つかずのようだった。多くの見積もるところによると、ポルトープランス全体では地震の瓦礫の二〇パーセント以下しか撤去されていないということだった(3)。

ジェネラル・ホスピタルはその朝バタバタしていた。ラセーグ医師とミス・トンプソンがそこにいた。疲れを知らぬ米国人ボランティアも数人おり、ハーヴァード医学校のかつての学生もそこに加わっていた。今や感染症医であり、病院と患者のために一年間滞在しているのだった(4)。ほとんどの災害救援団体はとっくに去ってしまっていた。病院には再建の兆しは認められなかった。一つ新しいテントがあっただけで、これはコレラ治療ユニットであった。クリントンが来て、スタッフやボランティアに声をかけた。フランスと米国政府が約束した復興計画を支持すると宣言した。「この前来たときよりも、ずっと良くなっているように見える」と彼は言った。それは事実だった。病院におけるクリントンの公式のコメントは、主にエイズと結核治療薬についてだった。しかし彼はまた、米国赤十字とラセーグ医師が協力して、震災以降のタフな一年の間、ジェネラル・ホスピタルの職員のポストを守ったことを称賛した。

そのときには言わなかったが、私には、病院運営を担うハイチ人職員の継続的で忍耐強い伴走だけが、病院を再建し、治療と教育の質を向上できると分かっていた。そのことは、クリントンも分かっていた。患者に寄り添うことは海外支援にはあまりそぐわなかったし、ましてやクライシス・キャラバンとは嚙み合うはずもなかったが、我々が支援システムそのものを変えてはいけない理由はなかった。クリントンも同意見だった。民間チャリティーや救援グループから何十億ドルもの資金がハイチにもたらされたとき、その金をこのようなタフな職場で働く人びとの手に渡す良い方法があったはずだった。

その日の残りの時間についてはあまり覚えていない。疲れを知らないクリントンは、さらに二つのセレモニーに出かけた。そのうちの一つでは、ベルリーヴ首相が三一万六〇〇〇人の死者について言及した。クリントンはそれから、女性の経済的回復のための計画本部を訪問した。そこまでのエネルギーのない者にとっては、一人で物思いに耽るときだった。祈りを捧げる気分にもなれず、私はマリーズの家に戻って、一人で静かにその年のことを考えた。

次の日、私はマリーズと彼女の夫が建設を手伝った美しい学校を短時間訪れた。まだ建築が着手されていない計画都市から、遠くない場所に建てられていた。我々はミバレにも立ち寄りたかったが、時間がなかった。私は義弟に続いてボストンに飛んで帰った。ボストンでも仲間や支援者たちが集まっており、一周年記念式典を行っていた。サンリーのような、ボストンで治療を受けたハイチ人もたくさんやってくるだろう。クレールも行きたがったが、彼女は復興委員会の医療分野を率いており、フルタイムで働いていたので、後に残った。(5)

ボストンの記念式典のテーマは「思い出そう、振り返ろう、行動しよう(Remember, Reflect, Respond)」だった。「思い出そう」の部分は難しかった。地震後数日間に我々を襲った光景、音、臭い、そして感触は薄らいでいた。それは良いことでも悪いことでもあったが、明らかに必要なことであった。みんな忘れたがっていた。しかし、ある種の記憶は呼び起こすに値する。苦しいときに、人がお互い与え合うことができることを思い出させてくれるなら。それは、人命救助の勇敢な試みや、そうした努力の(成功したときの)素晴らしさ、有能さ、そして情熱の思い出だろう。しかし思い出のなかには、悪夢に現れる光景や、頭から離れない考えなど、二度と経験したくないものもあった。屋根にゆっくりヒビが入り、落ちてきそうになる気配、そして、生きている人の上に突然落ちるときの轟音。瓦礫の下で痛みに泣き叫ぶ声や、怪我人や瀕死の人のうめき声。骨を砕くセメントの衝撃から、下敷きになった人を引き出そうと必死の手、丁寧だが研ぎ澄まされた熟練の治療技術まで、いつまでも印象に残る触覚。確率の非常に低い幸運に恵まれた者は、一月一二日を、安堵と感謝の未知の感覚として味わうことができた。ほとんどの者は、悲しみの苦味をいまだに舌に感じることができた。

ポルトープランスに、カンジュに、キガリに、そしてボストンに集った人たち。我々生存者はみな、他者の痛みについて深く考える。手脚を失った者、家族を失った者が多数いて、おそらくは誰もが、長く続く不公正と悪運のこの衝突について、もはや無邪気な考えは持てないだろう。痛みの家に何度も何度も搬送されているように感じる者もいた。そこでくり返し、耐え難い記憶の梁の下敷きになるのだ。世界中からもたらされたプラグマティックな団結が、犠牲者から災害の重みを取り除いてくれた。ハイチの請願が多くの活動をうながした。不完全ではあるが、そのことは本書で記した。我々全ての医師、看護師、最初の応答者《ファーストレスポンダー》は、できるかぎり手を尽くすことを可能にしてくれた人びとに感謝する。我々はもっと上手くできたかもしれないし、将来はずっと良くできるはずだ。復興について我々は、これまでやってきたよりもずっと上手く成し遂げなければならない。全ての高潔な感情と全てのスキルを用いて、ポルトープランスを生活可能な都市にし、「より良く再建する」を空虚なスローガン以上のものにしなければならない。

復興活動は今も続いている。ミバレの新しい教育病院は三分の一が完成した。何百人もの職員がすでに現地にいる。病院はただ建設中のビルで、多くのプロジェクトの一つにすぎないと言う人もある。しかし私にとってそれは、より良く再建したいという我々の情熱と、ハイチの人びととその物語に対する我々の敬意の象徴である。我々は、ここが一つの殿堂になることを希望する――地に倒れた者たちへの、名のある、そして名もなき者たちへの我々の敬意と愛、そして、科学の成果と治療の技術をハイチの人びとに届けたいという我々の願いの殿堂に。地震の爪痕は今も残る。地震がもたらした団結の効果もまた永遠のものであらんことを。

ポルトープランスとボストンにて

二〇一一年一月一二～一五日

原　注

〔以下に挙げられているＵＲＬのうち、とくに断り書きがないものは二〇一四年一月時点でアクセスが可能であることを確認した。そうでないものには原著者による「最終閲覧日」を付した〕

1　カタストロフィ

（1）R. Yates "Universal health care and the removal of user fees" *Lancet* 373 (2009): 2078–2081.

（2）このような不安は当然である。地震後の二週間で、マグニチュード四・五以上の余震が少なくとも五二回あった。M. Melia, et al., *As Haiti Mourns, Quake Survivor Found in Rubble*, Associated Press (January 24, 2010).

（3）Rudy Roberts, *Responding in a Crisis: The Role of National and International Health Workers — Lessons from Haiti* (Merlin, 2010).

（4）移動陸軍野外病院ユニットは野外に設置する医療テント。救急医療器具、酸素、発電機などを具え、災害その他の救急時に陸軍が展開する。我々の多くは、これが被災地の医療システムを強化し、外科治療能力の基礎を築いてくれることを希望していた。

（5）カンジュとは違法居住者が住んでいた中央ハイチの地域で、パートナーズ・イン・ヘルスが約二五年前に初めて活動を開始した場所。前著 *AIDS and Accusation* では、文化人類学の慣習に従って私はこの地を「ドカイ Do Kay」という名称で呼んだ。本書第3章では、震災後、患者数が増えすぎた都市の病院や診療所からの紹介先としてカンジュが果たした役割を検討する。カンジュは外科手術を、そして後にはリハビリを必要とする何百もの被災者を受け入れた。

（6）痛みの緩和は基本的人権であるべきという主張があるが、説得力がある。この若い女性のエピソードは、昨年我々が見た多くの例と同様に、こうした定義の必要をリアリスティックに訴えている。以下を参照のこと。J. Stjernswärd, et al. "The Public Health Strategy for Palliative Care" *Journal of Pain and Symptom Management* 33 (May 2007): 486–493; E. L. Krakauer, et al. "Opioid Inaccessibility and Its Human Consequences: Reports from the Field" *Journal of Pain and Palliative Care Pharmacotherapy* 24 (2010): 239–243; F. Brennan "Palliative Care as an International Human Right" *Journal of Pain and Symptom Management* 33 (May 2007): 494–499.

（7）震災による破壊は多くの者に、神学者が神義論と呼ぶものを想起させた。善意と尊厳を信じていながら、目の前にあるグロテスクなほどの苦悩をどう説明すればよいのか。ハイチの地震について言うならば、すでに大いに苦しんだ人たちにこのような極端な苦痛が降りかかることを、いかに説明し、正当化できるのだろうか。南部バプテスト教会のテレビ宣教師（televangelist）パット・ロバートソンはこう説明している。ハイチ人は「フランス人の支配下にいたのだ。たしかナポレオン三世だった。彼らはいっしょになって悪魔に契約を誓ったのだ」("Pat Robertson Blames Earthquake on Pact Haitians Made with Satan" ABC News, January 12, 2010)（私はこのときハイチにおり、彼のコメントをメモすらしなかったが、国際ＮＧＯオペレーション・ブレッシング・インターナショナルとともに働く名誉を得た。ロバートソンと関係がある人道主義的団体だ。私は彼の神義論にはまったく反対だが、この団体は素晴らしい。震災後の一年間ともに働いてみて、非常によく組織されていることが分かった、ということは明記しておきたい）。医療の世界からも、もっと謙虚ではあるが似たような神義論はある。一月一二日の地震は「慢性時に起きる急性の」出来事、というものである。この地震は大損害を与えたが、それは社会情勢と生態学的脆弱性があまりに悪かったためであった。この問題は本書を通じて検討されることになる。

（8）ハイチでの外科診療提供（そして「診療に応じた料金を支払う」医療経済モデルがもたらした害悪に関する考察）については以下を参照。L. C. Ivers, et al. "Increasing Access to Surgical Services for the Poor in Rural Haiti" *World Journal of Surgery* 32, no. 4 (2008): 537–542.

2　実践と政策

（1）ハイチとカトリーナの類似性については "From Gonaïves to New Orleans" (http://www.pih.org/blog/from-gonaives-to-new-orleans) で論じ、天災および人災に影響を与える社会的な力を描き出した。ニューオーリンズの住民と失意の観察者が悟ったように、「災害は決して純粋に〝自然な〟ものではない。人種差別主義という社会的災害がカトリーナの後で何の役割も果たさなかったなどとうそぶくことができようか。速度も風力も比較的小さかった熱帯性低気圧のジーンはハイチ全体を横断したりはしなかったが、この国に悲惨をもたらした。それには多くの理由があり、それは社会的なものだ。そして、ニューオーリンズに取り残された人々は、多くの人々（我々の支持者も含む）の尽力にもかかわらず、屈辱と不安に苦しめられた。ジーンを生き延びた人たちも同様だ。外国メディアの報道によって、ジーンがハイチにもたらした甚大な犠牲が明るみに出た。そのストーリーはカトリーナ以後とそっくりだ。CNNは、選挙で選ばれたハイチ政府が暴力的に崩壊させられて以来配置されていた国連平和維持軍が「飢えた群衆を港に押しとどめるために威嚇射撃し」「食品配給所に押し寄せる洪水被災者の群衆めがけて発煙弾を発射した」と報じた。救援者たちにも救援が必要であった。「何日も待たされていたので、群衆のなかから女性が一人、市庁舎バルコニーにいた赤十字職員に向かって叫んだ。『助けてちょうだい。お腹ぺこぺこなの』。赤十字のボランティアは怒鳴り返した。『おれもそうなんだ』」。ニューオーリンズとハイチの災害が似ているように見えるのも当然だ。

ルイジアナ購入〔米国はルイジアナ州周辺の土地をフランスから買い入れた〕が、一八〇四年にハイチ人がナポレオンを負かした結果であることを、多くの米国人は忘れている。ハイチ大統領ジャン＝ベルトラン・アリスティドは南アフリカに亡命中だが、最近公表された弔辞のなかでこれに触れた。「（ハイチとルイジアナとの）関係は、今週襲ったひどい嵐と洪水でともに苦しむ人々のなかに、新たな根を見出した」。ニール・スミスのように、いかなる災害も「自然」ではないという議論を、さらに進めた者もいる。"There is no Such Thing as a Natural Disaster" Social Science Research Council, June 2006; E. Klinenberg "Denaturalizing Disaster: A Social Autopsy of the 1995 Chicago Heat Wave" *Theory and Society* 28 (April 1999): 239–295. 私のかつての教え子二人が、インドのグジャラートで起きた悲惨なダム災害に関する本を出版しようとしている。一九七九年、これによってモルビの街は水没してしまった。U. Sandesara, T. Wooten, *No One Had a Tongue to Speak* (Prometheus Books, 2011).

(2)　たとえば以下を参照。P. Farmer, et al. "The dilemma of MDRTB in the global era" *International Journal of Tuberculosis and Lung Disease* 2, 11 (1998): 869–876; P. Farmer, *Infections and Inequalities* (University of California Press, 1999) pp. 184–261.

(3)　同僚と私はロシアその他の流行について研究し、本を出版している。*The Global Impact of Drug-Resistant Tuberculosis* (Harvard Medical School/Open Society Institute, 1999); Farmer, *Infections and Inequalities*; *Pathologies of Power.*〔P・ファーマー『権力の病理』豊田英子訳（みすず書房二〇一二年）〕

(4)　S. S. Shin et al. "Treatment Outcomes in an Integrated Civilian and Prison MDR-TB Treatment Program in Russia" *International Journal of Tuberculosis and Lung Disease* 10 (2006): 402–408.

(5)　P. Farmer et al. "Community-based Approaches to HIV Treatment in Resource-poor Settings" *Lancet* 358 (2001): 404–409.

(6)　サックスは貧困を減らすことにかけては舌鋒鋭い。『貧困の終焉』（早川書房二〇〇六年）の中で彼は、貧困と関連する一連の「罠」が、貧者が貯蓄と投資に回す資本を得ることを妨げていると主張する。そのため彼らは、開発の階段のいちばん下にすらたどり着けない。我々は経済学者マット・ボンズの助けを得て、ルワンダの地方で「貧困の罠」を生み出そうとする努力がもたらす影響を研究した。たとえば以下を参照。M. Plucinski, C. N. Ngonghala, M. H. Bonds "Stochasticity and Safety Nets Imply Lower Barriers for Breaking Disease-Driven Poverty Traps" *Journal of the Royal Society Interface: under revision* (2011); M. H. Bonds, D. C. Keenan, P. Rohani, J. D. Sachs "Poverty Trap Formed by the Ecology of Infectious Diseases" *Proceedings of the Royal Society*, Series B 277 (2010): 1185–1192. Royal Society, Series B 277. また、以下も参照。J. D. Sachs, *Common Wealth: Economics for a Crowded Planet* (Penguin, 2008)〔『地球全体を幸福にする経済学』（早川書房二〇〇九年）〕。ここでサックスは気候変動、人口増大、貧困といった地球規模での影響がもたらすリスクの増加を検討している。かつてはモラル上の問題にすぎなかったものが、今や安全を脅かす存在となっている。サックスは言う。「あまりにも貧しくて医療サービスのような基本的ニーズを国民に提供できなかったり、肥料や灌漑の助けがなければ農業ができないほど自然環境に恵まれていなかったりする国家は、ほんのわずかな変化でも、社会を追い込み、絶望の淵に落としかねない。［中略］ぎりぎりの瀬戸際で生き延びている社会では、大雨のようなごく単純な出来事から、内乱が勃発するかもしれないのだ」(Sachs, 2008, pp. 278–279)〔訳書三七四頁〕

(7)　"Consensus Statement on Antiretroviral Treatment for AIDS in Poor Countries" (March 2001). http://www.cid.harvard.edu/cidinthenews/pr/consensus_aids_therapy.pdf.

(8)　D. Walton, et al. "Integrated HIV Prevention and Care Strengthens Primary Health Care: Lessons from Rural Haiti" *Journal of Public Health Policy* 25, no. 2 (2004): 137–158.

(9)　l'Université de la Fondation Aristide 設立に至った協力体制については以下を参照。"A New Generation of Doctors" *Partners In Health Bulletin* (Summer 2003). http://parthealth.3cdn.net/77b68ed0fa3597528f_ qpm6b5bie.pdf. 将来的にはこれを再開したいと希望している。今ほどニーズが大きいときはないのだから。

(10)　たとえば以下を参照のこと。P. Farmer "Political Violence

and Public Health in Haiti" *New England Journal of Medicine* 350 (2004): 1483–1486; P. Farmer, *The Uses of Haiti* (Common Courage Press 2006), p. 376;『権力の病理』からとくに「二〇〇五年版への序文」。

（11） Cyril Mychalejko "Lawlessness, Kidnappings, and Murder in Haiti" *Upside Down World*, July 26, 2006.

（12） A. Ansari, R.Wolf "An Unusually Destructive Hurricane Season Ends" CNN, (December 1, 2008); Matthew Weaver "Hurricane Ike Forces Mass Evacuation in Cuba" *The Guardian* (September 9, 2008). http://www.guardian.co.uk/world/2008/sep/09/cuba.cuba.

（13） 本書六八―六九頁と第3章の注2を参照のこと。

（14） P. Farmer, *AIDS and Accusation*, pp. 186–190.

（15） ガレアーノは、ハイチのコーヒー・プランテーションの日給は現実には〇・〇七米ドルから〇・一五米ドルであったと記している。以下を参照。E. Galeano, *Open Veins of Latin America* (Monthly Review Press, 1971), p. 98. 二〇〇六年以降プレヴァル政権は、アパレル産業以外の一日（八時間）あたりの最低賃金を五米ドルに引き上げた。米国への輸出を可能にするために、アパレル産業のそれはおよそ三米ドルであった。いずれもハイチ内外から怒りを買った。たとえば以下を参照のこと。R. Naiman "Haitian Garment Workers Should Get at Least $5 a Day" Huffington Post (February 23, 2010). http://www.huffingtonpost.com/robert-naiman/haitian-garment-workers-s_b_473262.html; P. Farmer "Blood, Sweat, and Baseballs: Haiti in the West Atlantic System" *Dialectical Anthropology* 13, no. 1 (1988): 83–99.

（16） P. Farmer "Haiti's Unnatural Disaster" *The Nation* (September 17, 2008). http://www.thenation.com/article/haitis-unnatural disaster.

（17） たとえば以下を参照。James Smith "Public Health Crusader Could Join Obama Team" *The Boston Globe* (May 14, 2009).

（18） T. Daniel "UN's Deputy Special Envoy to Haiti Wraps up First Trip" *Miami Herald* (September 9, 2010). 私はこの訪問の後、赤色の国連特殊パスポートをあまり使わなくなった。マイアミに帰ったとき、パスポートをスキャンした入国管理局職員はべつに感心した様子も見せなかった。パスポートを機械に通すと、彼は不思議そうな目で私を見た。「何か？」と私は尋ねた。「国籍が無効ですね」と彼は答えたのだった。

（19） 災害マネジメントの体験を持つ者のなかには、分析や戦略に被害者感情（と苦情）を取り入れる者もいる。ケネス・ファインバーグ〔調停や裁判外紛争解決（alternative dispute resolution, ADR）を専門とする米国の弁護士〕は、イギリスのエネルギー関連企業BP社の原油が二〇一〇年夏に漏出したとき次のように言った。「どんな災害でも、罪のない被害者が直面する感情を甘く見てはならない……あなたはそれとも対峙しなければならないのだ」。Martha Moore "Man at Helm of Oil Fund Master of Mediation" *USA Today* (June 27, 2010). 原油漏出事件後におけるファインバーグの政策指導が成功した理由には、九・一一補償基金やBP基金といった法的解決と同様に、被害者感情の重視がある。自己のコントロールの及ばない力に補償や解決を奪われる被害者の怒りに注目したのである。このような感情を重視しないと、法的解決も難しくなる。

（20） この点はミルドレッド・アリスティドが自身の秀作で指摘している。*L'Enfant en Domesticité en Haïti* (Imprimerie H. Deschamps, 2003), pp. 89–90.「ハイチの農村部開発と国の公教育システムのつまずきこそが、小児が家事労働をし続けている最大の理由なのである。そうした子どもの典型例が、教育を求めて田舎から出てきて都会で働き口を探す子どもだというのは、そのためである」。

（21）　T. Schwartz, *Travesty in Haiti: A True Account of Christian Missions, Orphanages, Food Aid, Fraud and Drug Trafficking* (Booksurge Publishing, 2008), p. 66.

（22）　Ophelia Dahl "Thomas J. White Symposium 2009 Remarks" (October 3, 2009).

（23）　孵化場は、カリスマにして才気あふれるコートジヴォワールの農学者ヴァランタン・アベが設計したもの。

（24）　我々の賓客に敬意を表して、男の子はローランドと名づけられた。

（25）　この会議とハイチ支援活動に関する批判についてはロバート・マグワイヤー（Robert Maguire）による米国平和研究所への報告を参照されたい（特別報告二三二。二〇〇九年九月）。http://www.usip.org/files/resources/haiti_after_donors_conference.pdf.（最終閲覧日二〇一一年四月一五日）。マグワイヤーによると「この国には公共サービス改革能力がなく、市民生活において政府は、ポジティヴな意味においてはその存在感をほとんど失った。市民のフラストレーションは高まり、民主主義の手続きは弱まった。民間支援に一貫性はなく、とくに国家開発計画支援においてはそうであった」。

（26）　Kathie Klarreich "Haiti's Working Better" *Miami Herald* (December 8, 2009). http://www.haitiinnovation.org/en/2009/12/09/haitis-working-better-piti-piti.

（27）　たとえば以下を参照。J. Frenk et al. "Comprehensive Reform to Improve Health System Performance in Mexico" *Lancet* 368 (October 2006): 1524–1534; J. Frenk "Bridging the Divide: Global Lessons from Evidence-Based Health Policy in Mexico" *Lancet* 368 (2006): 954–961.

（28）　ボルデュックは二〇〇三年八月一九日、バグダッドの国連本部におけるトラック爆破を生き延びた。爆破により国連職員一七人が死亡。そのなかには国連事務総長イラク特別代表セルジオ・ビエラ・デメロもいた。一〇〇人以上が負傷した。この事件についてはサマンサ・パワーの感動的な本 *Chasing the Flame: Sergio Vieira de Mello and the Fight to Save the World* (Penguin, 2008) を参照のこと。このようなミッションにおける危険、士気、ロジスティクスを論じている。

3　一月一二日とその後

（1）　David Halberstam, *The Best and the Brightest* (Ballantine Books, 1992)〔『ベスト・アンド・ブライテスト』デイヴィッド・ハルバースタム著　浅野輔訳（朝日文庫一九九九年）最新版は二玄社刊〕

（2）　教会が運営していたペシオンヴィルの Collège La Promesse は二〇〇八年一一月七日に倒壊した。九二名の生徒と教師が死亡し、一五五名あるいはそれ以上の怪我人が出た。ポルトープランスの建物の多くがそうであったように、学校は技師や建築基準の助けもなしに、土地所有者によって建て直された。"Death Toll Rises to 92 in School Collapse in Haiti" *The New York Times* (November 8, 2008). http://www.nytimes.com/2008/11/09/world/americas/09haiti.html?_r=0.

（3）　ピエール＝ルイは上院で単純多数により罷免された。まだ一年と少ししか任期を全うしていなかった。彼女の政敵は、二〇〇八年のハリケーン・シーズンでの彼女の対応が遅く不適切だったと公の場で非難した。上司への攻撃が彼女の失脚の原因ではと疑う者もいた。もっとも、ピエール＝ルイは大統領選に出る意図を表明したことは一度もなかった。たとえばマリオ・ジョゼフは人権派の弁護士だが、こう言っている。「プレヴァルは、ピエール＝ルイの勢力拡大とコネクションに脅かされていた。とくにビル・クリントンが来訪してからは。彼らは彼女を有能だと言った。彼女は支援者のお気に入りとなった。彼らは彼女を有能だと言った。思うに、プレヴァルは彼女が身の丈を超えて大きくなりすぎたと思ったのではないだろうか」。以下を参照。Joseph Guyler Delva "Haiti President Designates Economist to Be Premier" Reuters (October 29, 2009). http://in.reuters.com/article/2009/10/30/haiti-primeminister-idINN3039324720091030; "Haitian Prime Minister Ousted by Senate" *Pacific Free Press* (November 5, 2009). http://www.pacificfreepress.com/news/1/4999-haitian-prime-minister-ousted-by-senate.html.

(4) "Former President Clinton on Haiti" Real Clear Politics (January 13, 2010). http://www.realclearpolitics.com/articles/2010/01/13/interview_with_fmr_president_clinton_on_haiti_99900.html.

(5) 同右。

(6) Louise Ivers "A Doctor's Story" *The Irish Times* (January 18, 2010).

(7) インタビューはCBS「六〇ミニッツ」で二〇一〇年一月一七日に放映された。http://www.cbsnews.com/video/watch/?id=6108550n&tag=api.

(8) ハイチにおける人道支援の障壁にまつわる一般的な議論、または震災後の議論について詳しくは、本書第7章他を参照のこと。それが本書のテーマであるから、第7章以外でもあちこちで触れている。これに関する報道については以下を参照。P. Zengerle, J. Frank "Haiti Needs Better Coordination" Reuters (January 27, 2010). http://www.reuters.com/article/2010/01/27/us-quake-haiti-idUSTRE60O29A20100127.

(9) D. Lorich, et al. "Doctors: Haiti Medical Situation Shameful" CNN (January 25, 2010). http://edition.cnn.com/2010/OPINION/01/25/doctors.haiti.hardships/.

(10) P. Farmer "Gram-Negative Sepsis of Uncertain Etiology" *New England Journal of Medicine* 340, 11 (1999): 869–876; P. Farmer "Haiti, l'embargo et la typhoide" *Le Monde Diplomatique* (July 2003): 26–27.

(11) 二〇〇二年、ハイチの水貧困指標 (Water Poverty Index) は、一四七カ国中一四七位であった。水の質においては一二二カ国中一〇一位。どちらの調査においても西半球でダントツ最下位であった。P. Lawrence et al. "The Water Poverty Index: An International Comparison" *Keele Economic Research Papers* (2002); D. C. Esty, P. K. Cornelius (ed.) *Environmental Performance Measurement: Global Report 2001–2002* (2002). 比較表は次のサイトで。http://www.unesco.org/bpi/wwdr/WWDR_chart2_eng.pdf. 以下も参照のこと。Farmer "Political Violence and Public Health in Haiti" http://pediatrics.georgetown.edu/documents/Farmer_Politics_NEJM4.04.pdf.

(12) 震災に対応した大学について詳しくは次を参照。Andrea Fuller "American Universities Rush to Front Lines in Haiti" *Chronicle of Higher Education* (January 21, 2010).

(13) P. Farmer, L. Ivers, C. Pierre "Tales from the Front" *Miami Herald* (January 23, 2010).

(14) P. Baker, J. Berger "U.S. to Resume Airlift of Injured Haitians" *The New York Times* (January 31, 2010); Alex Lantier

“U.S. Halts Military Flights to Evacuate Haiti Earthquake Victims” *WSWS.org* (February 1, 2010). http://www.wsws.org/articles/2010/feb2010/hait-f01.shtml.

（15） P. Farmer, *AIDS and Accusation*.

（16） 我々はまた、彼がその月の初めにルワンダを訪問したときのことを話し合った。それはフランスとルワンダの関係改善を目指したものだった。両国の外交関係は虐殺後からギクシャクし、二〇〇六年のキガリ、つまりフランスの裁判官がルワンダ大統領ポール・カガメの側近らに逮捕状を出して以降、悪化していた。逮捕状の理由は、ルワンダの独裁者ジュベナル・ハビャリマナの乗る飛行機が一九九四年四月六日に墜落した——これが一〇〇日に及ぶ虐殺の発端——ことへの関与だった。監視団のほとんどは、カガメの側近の関与を証明する証拠を見出さなかった。クシュネルがキガリを訪問したのは、友好関係を取り戻し、文化交流や開発支援を復活させるためであった。フランスとルワンダの関係は一カ月後、二月二四日のサルコジ大統領の訪問によってさらに強固になったであろう。サルコジはフランス政府が虐殺時に「大きな判断ミスを犯した」と認めた。クシュネルのルワンダ訪問のニュースについては以下を参照。“Rwanda and France Pledge to Boost Ties after Three-Year Freeze” *RFI* (January 7, 2010). http://www.rfi.fr/actuen/articles/121/article_6426.asp; A. Sundaram “On Visit to Rwanda, Sarkozy Admits ‘Grave Errors’ in 1994 Genocide” *The New York Times* (February 25, 2010). http://www.nytimes.com/2010/02/26/world/europe/26france.html.

（17） P. Walker “Haiti Can Lead Earthquake Relief Effort” *The Guardian* (January 25, 2010). http://www.theguardian.com/world/2010/jan/25/haiti-earthquake-relief-effort-summit.

（18） 以下で引用。R. Gilles “Haiti Conference: Nations Call for Haitian Government to Lead Rebuilding” *Huffington Post* (January 26, 2010). http://www.huffingtonpost.com/2010/01/26/haiti-conference-nations_n_436495.html.

（19） 以下で引用。M. Lacey, G. Thompson “Agreement on Effort to Help Haiti Rebuild” *The New York Times* (January 25, 2010). http://www.nytimes.com/2010/01/26/world/americas/26haiti.html?pagewanted=all.

（20） C. Welter “Montreal Hosts Haiti Reconstruction Conference” *Suite 101* (January 26, 2010).

（21） ハイチ政府が汚職を行っていると非難したい人たちに、私は二つの点で反論したい。第一に、孤立しているハイチのような政府を批判することはあまり有用ではない。健全な分析は、ハイチの政治と官僚のパフォーマンスをより大きな文脈でとらえている。ハイチの歴史において、外国の介入や余計なおせっかいがない時期はほとんどなかった。我々がハイチの民主政治について分かっているのは次のようなことだ。（大差で選出された）人気のあるリーダーが大統領になる機会を与えられても、夜の次には朝が来るくらい確実に、禁輸やマスコミでの悪評、あるいはもっとひどい事態に直面する。現政権がある種の慢性的な脆弱性を持っている点には疑いの余地はないが、おそらくは今こそ、ハイチの民主政治をそのまま進めさせ、公共サービスを成長させ、根づかせるときなのだ。第二に、汚職を防止するためには公的機関——各省庁レベルからジェネラル・ホスピタルのような施設に至るまで——の透明性というインフラが必要である。たとえば近代的な帳簿管理、給与の自動振り込み、成果主義、効果的なコミュニケーション技術など。過去二〇年間、ハイチはリソースに飢えていた。税収はわずかで、外国企業の利益になるよう圧力を政府に加える目的で禁輸が行われた。こうしてわずかな国庫は空になる。ＮＧ

Oに流れた金は、故意かそうでないかにかかわらず、公共セクターを弱体化する。二〇世紀の終わりまでには、NGO共和国は政府の遂行能力をすっかり衰えさせたのだった。このような状況下で汚職を糾弾するのは、お門違いというものである。

(22) Lacey, Thompson "Agreement on Effort to Help Haiti Rebuild"

(23) エイミー・ウィレンツは近年のハイチ政治史について広範に執筆している。彼女は、プレヴァルのリーダーシップは「独裁者」政治、つまりはデュヴァリエリズムの歴史からの素晴らしい脱却だと指摘している。プレヴァル政権は「確かに派手な輝きはないものの、荒れ狂うハイチ政治の潮流を鎮める効果を持っていた。静かな大統領。水面下で国際社会と働く大統領。外国のプレスの前で気取って歩いたりしないし、自分は何でも解決するなどと宣言しない。この時点のハイチの民主政治にとって、悪いリーダーではないのだろうと思う」。Amy Wilentz "The Dechoukaj This Time" *The New York Times* (February 7, 2010). http://www.nytimes.com/2010/02/07/opinion/07wilentz.html?pagewanted=all&_r=0.

ウィレンツの見解は、震災後、プレヴァルとその政権に殺到した批判の山に対する効果的な反駁である。しかし政府の努力はしばしば、控えめに言っても停滞していた、というのは過言ではない。

(24) ジョナサン・デミの二〇〇三年のドキュメンタリー映画『アグロノミスト』(*The Agronomist*) では、ジャン・ドミニクとミシェル・モンタスがラジオ・ハイチ・アンテールで人びとの声を代弁しようとした闘いを追跡している。

(25) Régine Chassagne "I Let Out a Cry, as If I Had Just Heard that Everybody I Love Had Died" *The Irish Times* (Jaunary 17, 2010).

(26) この組織Kanpeについては次を参照。http://www.kanpe.org/.

(27) 震災初期の数日、このような話はたくさんあった。支援者のなかにはハイチに向かう途中で立ち往生した者もあった。出国でトラブルに遭った者もいた。

(28) オバマ大統領の演説の全文はここで読める。http://abcnews.go.com/Politics/State_of_the_Union/state-of-the-union-2010-president-obama-speech-transcript/story?id=9678572.

(29) 二〇〇三年の証言の全文はここで読める。http://www.foreign.senate.gov/imo/media/doc/FarmerTestimony030715.pdf 30.

(30) この文章の裏づけについては、トレーシー・キダーが『ザ・ネイション』誌に寄稿した文章を参照。Tracy Kidder "The Trials of Haiti" (October 23, 2003). http://www.thirdworldtraveler.com/Caribbean/Trials_Haiti_Kidder.html.

(31) P. Farmer, J. P. Kennedy, J. Sachs "U.S. Owes Aristide a Fair Chance to Govern" *The Boston Globe* (June 30, 2001), Sect. A:15; P. Farmer, M. C. Smith Fawzi, P. Nevil "Unjust Embargo of Aid for Haiti" *Lancet* 361 (2003): 420–423.

(32) 公聴会のテレビ放映は以下で視聴できる。http://www.c-spanvideo.org/program/HaitiEarthq.

(33) 対外援助法は一九六一年にジョン・F・ケネディの署名によって成立した。冷戦政治の代物であるその公認の目的は、社会主義や共産主義に傾いている発展途上国の人心を掌握することであった。冷戦メンタリティーは今も米国の外国援助戦略に影響を与えている。たとえばジェフ・サックスは次のように指摘している。米国国際開発庁がまとめた五つの施行目標のうち、長期開発に貢献している(変革型開発 transformational development を促進するような）のは一つだけである。残りの四つ（「戦略的地点の支援、脆弱な国家の強化、人道支援提供、ＨＩＶ／ＡＩＤＳ流行や気候変動などグローバルな問題への取り組み」）は重要な外交問題だが、貧困や経済開発とはほとんど関係ない。変革型開発に使われたたった二八億ドル（総額一六〇億ドル中）の行き先をサックスは追跡した。「全額が技術系企業に流れていった。それは主に米国の法人に、つまりハイチ政府から仕事を委託された政府組織のコンサルタントやＮＧＯに渡ったのだ。こうしたミッションは有用かもしれないが、出費は地元の病院、学校、発電所、衛生、その他のインフラへの長期融資ではないのだ」。さらに支援から得られる利益は、高額の間接経費と米国の国益を推進するような政策によって薄められる。食物支援は穀物の輸送というかたちで行われる。補助金をもらっている米国のアグリビジネスにとっては素晴らしいことだが、地元の農民にとってはそうではあるまい。また、食料支援金の半額近くは、食料ではなく輸送コストに充てられるのだ。以下を参照。J. Sachs "The Development Challenge" *Foreign Affairs* 84, no. 2, pp. 78–79.

この冷戦の残滓に加え、米国外国支援は強烈な役所仕事の非効率に苦しんでいる。たとえば援助金の支払いについては、国務省と国際開発庁だけで一八の組織に細分化され、さらに二〇かそれ以上の政府組織が支援プログラムを持っている。世界開発センターのスチュアート・パトリックは、国際開発のための支援を一元化する大統領顧問団レベルの組織を要求している。Stewart Patrick "U.S. Aid Reform: Will It Fix What Is Broken?" (September, 2006). http://www.cgdev.org/content/publications/detail/10497.

このような問題のために、多くの政府職員、開発担当者、そして学者たちが、対外援助法の大改革を目指している。ブッシュ政権は二〇〇六年に改革を提案したが暗礁に乗り上げている。オックスファム・アメリカとアクション・エイドの両者はもっと抜本的改革を提言している。次も参照のこと。"New Day, New Way" (June 1, 2008). これはModernizing Foreign Assistance Networkという名の、開発や外交関係者と政策立案者からなる団体による提言である。報告書は以下で閲覧可能。http://www.cgdev.org/publication/new-day-new-way-us-foreign-assistance-21st-century.

（34）　ハイチの債務は歴史的に根深い。ハイチの独立後フランスは、フランスがハイチ革命で失った、奴隷を含む資産の補償金として一億五〇〇〇万ジェルミナル・フランを要求した（本書一六二頁と第４章の注14を参照）。二〇〇八年、ハイチ政府は対外債務をおよそ二〇億ドルも抱えていた。その半分が、二〇〇九年六月の出資者会議で免除された。Ｇ９各国は残りの半額の免除を二〇一〇年二月に発表した。震災救援活動の一環としてであった。"G7 Nations Pledge Debt Relief for Quake-Hit Haiti" BBC (February 7, 2010). http://news.bbc.co.uk/2/hi/8502567.stm.

（35）　現金の提供、とくに女性へのそれが家族の強化や草の根開発の誘発に有益であるというデータは増している。たとえば以下を参照。J. Hanlon, et al. *Just Give Money to the Poor: The Development Revolution from the Global South* (Kumarian Press, 2010).

（36）　証言のトランスクリプトは以下で読める。http://www.lessonsfromhaiti.org/press-and-media/transcripts/paul-farmer-us-senate-foreign-relations/.

（37）　パートナーズ・イン・ヘルスによる、すぐに使える治療食としてのビタミン強化ピーナツバター生産の努力については以下を参照。Andrew Rice "The Peanut Solution" *The New York Times Magazine* (September 2, 2010). http://www.nytimes.com/2010/09/05/magazine/05Plumpy-t.html?pagewanted=all&_

r=0. この論文にあるように、ビタミン強化ピーナッツバターの生産についてある企業から法的警告を受けることになった。その製品に排他的な権利を有するというのである。しかしピーナッツバターに特許権など、誰も主張できないだろう。

(38) Y. Fisch, M. Mendoza "Haiti Government Gets 1 Penny of U.S. Quake Aid Dollar" Associated Press (January 27, 2010). http://www.usatoday.com/news/world/2010-01-27-Haiti-aid_N.htm.

(39) J. Katz "Billions for Haiti, A Criticism for Every Dollar" Associated Press (March 5, 2010). 米国国際開発庁と国連がまとめた情報源については以下を参照。http://www.informationclearinghouse.info/haitiaid.jpg.

(40) P. Farmer, *The Uses of Haiti.*

(41) ペリグレ・ダムについては、私は *AIDS and Accusation* その他の書物であまりにも書きすぎたかもしれない。とはいえ、この件はふたたび報道の対象になっている。米州開発銀行が四〇〇〇万ドルの復旧プログラムを検討中だ。ダムは生産能力の半分でしか稼働していない。沈泥が堆積しているからだ。そのため、国の電力供給は過去一〇年間で三〇パーセントも落ちてしまった。米州開発銀行はこの不足分を修正し、五四メガワットのダムを完全復旧させたいとしている。J. Wells "A Dam for the People, and a People Damned" *The Star* (August 2010). http://www.thestar.com/article/894096-peligre-dam-project-brought-floods-and-darkness.

(42) S. Smith, J. F. Smith "Rising to Meet an Infinite Need" *The Boston Globe* (January 24, 2010). http://www.boston.com/news/world/latinamerica/articles/2010/01/24/boston_based_nonprofit_has_been_thrust_into_leadership_role_in_haiti/.

(43) ボストンの凄腕物流専門家のお蔭で、ティエリはいとこたちを新しい土地に連れていくことができた。彼はすぐにカンジュに戻った。彼は今も外科志望で、二〇一一年夏までにカナダか米国で研修を始めたいと思っている。

(44) シュロヴについては次のショートビデオを参照（英語字幕付き）。"Walking the Walk" by Rebecca Rollins. http://vimeo.com/13281822.

(45) 盲目など、他のハンディキャップを背負った者も常に苦労していた。グレアム・グリーンのハイチを舞台にした小説『喜劇役者』はデュヴァリエ時代の恐怖を想起させるが、身体障害と貧困の関係もまた思い出させる。ある善意の米国人男性が郵便局に行ったとき、彼は重度の障害を持つ物乞いたちに取り囲まれた。「二人の片腕の男と二人の隻脚の男が、彼をとりかこんでいた。その二人は使えなくなったハイチ切手を入れた汚い古封筒を彼に売りつけようとしていたし、残りの二人はもっと率直に物乞いをしていた。両脚とも無い一人の男は、彼の両ひざのあいだへもぐりこみ、靴をみがかせてもらう下準備に靴のひもを抜き取っている。人だかりを見たほかの連中も仲間入りをしようと争ってひしめいている。鼻のあるべきところに一つの穴のある若い男が、頭をさげ、まんなかの魅力ある目標をめがけて頭突きをこころみていた。両方の掌のない男が、自分の欠陥を外人に見せつけようと、ピンク色のてらてら光った二本の切株を群衆の頭上に振りあげていた。もともとこういうのが郵便局での紋切型の光景なので、ただ昨今は外人がめったに現れなくなっただけの話だ」。Graham Greene, *The Comedians* (Penguin, 1965), p. 155.〔『グレアム・グリーン全集19　喜劇役者』田中西二郎訳（早川書房一九八〇年）一七八頁〕

(46) 本章注44のビデオより。

(47)　David Brown “Surgeon Seeks to Prevent ‘Unnecessary Amputations’ in Haiti's Earthquake Zone” *The Washington Post* (January 21, 2010). 切断と人道支援に関しては、問題含みの歴史がある。たとえばシエラレオネの内戦のときは、手足を切断された被害者に対する悪名高い国際社会からの反応が、意図しない、そしておそらくは倒錯的な結果をもたらした。体の一部を切断された子どもや女性の写真が西側メディアを通じて流布すると、大量の寄付金がシエラレオネに送られたが、これは反政府勢力が外貨稼ぎのためにさらに切断を行う動機を与えたと論ずる者もある。たとえば以下を参照。Polman, *Crisis Caravan*, pp. 66–69.〔『クライシス・キャラバン――紛争地における人道援助の真実』リンダ・ポルマン著　大平剛訳（東洋経済新報社二〇一二年）九四―九八頁〕

(48)　卒業生の一人は、母国の農村部で社会医学を実践するにあたり、次のように語っている。「ザンミ・ラサンテでの初日、私はマキシ医師とレアンドル医師に会いました。実を言うと、彼らは頭がおかしいんじゃないかと思いました。彼らは私に色々なことについて話しましたが、それは輸送コスト、収入を得るための事業、住宅の建築、地域医療者への給料などのことばかりで、医学のことはまったく言わないのです。私は途方に暮れました。彼らは本当に医者なのだろうか、とさえ思いました。しかし、私は学ばなければなりませんでした。この現実とともに生きていく時間が必要でした。一年目の後半、私は苛立っていました。医者が家庭訪問などしてどうするのかと思いました。思い出します。あるとき、同僚の一人が私にある結核患者を見つけるよう言いました。治療を完遂しないまま、いなくなってしまったのです。指導医は、患者を診る医師は誰でも、患者が病院を去ってしまったらそのことに責任があるのだと諭しました。カイ・エパン村から患者を連れて病院に戻った後、私は医者と患者の関係について考えを改めるようになりました。私の患者との話し方、時間の費やし方が、彼のアウトカムを変えるのだと。私は農村部に残ることにしました。都会には戻りませんでした。研修医になろうとも思いませんでした。ただ、『Dokte Mon』つまり『山の医者』になろうと思いました。言っておきたいのですが、医学校では我々は最優秀学生でした。研修医になることが期待されていたのです。普通は、『山の医者』と呼ばれる人たちは、あまり優秀ではないと思われがちです。しかし、我々にとってそのような進路を選ぶことは、この断固たる決意を持ったチームに加わるという誓約を意味しているのです。ハイチ人も外国人も、気高い使命を持ってハイチの貧しい人に尽くすのです。このような使命に献身するのは簡単なことではありません。犠牲にしなければならないこともあります。都会にいれば、開業したり車を乗り回したりできますが、そんな金とも名誉とも無縁の仕事です。しかし、みなさんと一緒に、もっと崇高な目標を目指すことができました。田舎に根づいた医療、必要とする全ての人に届く医療を実現するために」。

(49)　J. Helprin “Bill Clinton Chides Nations over Help to Haiti” Associated Press (September 9, 2009). http://www.newsvine.com/_news/2009/09/09/3243861-bill-clinton-chides-nations-over-help-for-haiti.（最終閲覧日二〇一一年四月一五日）

(50)　“Haiti — No Leadership, No Elections” Senate Foreign Relations Committee Report. 111th Congress, 2nd Session (June 10, 2010). http://www.gpo.gov/fdsys/pkg/CPRT-111SPRT56884/pdf/CPRT-111SPRT56884.pdf.

(51)　Roberts “Responding in a Crisis”

(52)　メルランによる次の報告はこの結論を強調する。「救急対応全体は、保健省の機能構築努力にもっと協力が得られていたら、また、開発システムと協調にもっと支持が得られていたら、さらに良くなっていただろう。しかし、ほとんどの国際機関は、対応の初期段階では救急医療を直接提供することに集中してしまっていた」。Roberts "Responding in a Crisis" p. 6.

4　現病歴

(1) これもまたハルバースタムが描いた教訓と共振する。一九六二年にベトナムに送られた米国の将軍について、ハルバースタムはこう書いた。「ベトナムに赴任したほとんどすべてのアメリカ人と同様、ハーキンズはこの国の過去について何も知らず、自ら指揮しているこの特殊な戦争の本質について無知であった。ほかの多くのアメリカ人の場合と同じく、彼にとって戦争は、彼がベトナムに到着したその時点からはじまったにすぎない。過去を詮索してもはじまらない」。Halberstam, *The Best and the Brightest,* p. 185.〔朝日文庫版上巻三七六頁〕

(2) Mark Danner "To Heal Haiti Look to History, not Nature" *The New York Times* (January 21, 2010). http://www.nytimes.com/2010/01/22/opinion/22danner.html?_r=2&pagewanted=all.

(3) トマ・マディウの九巻から成る記念碑的ハイチ史の本を参照。Thomas Madiou, *Histoire d'Haïti* (Port-au-Prince: Imprimerie Henri Deschamps, 1989). 米国による占領についてはロジェ・ガイヤールが次の六巻本で記録している。Roger Gaillard, *La République Exterminatrice* (Port-au-Prince: Imprimerie Le Natal, 1984–1998).

(4) N. D. Cook, *Born to Die: Disease and New World Conquest, 1492–1650* (Cambridge University Press, 1998), p. 23, table 1.1.

(5) L. D. Pamphile, *Haitians and African-Americans: A Heritage of Tragedy and Hope* (University of Florida Press, 2003), p. 2.

(6) M.-L.-E. Moreau de Saint-Méry. Description Topographique, Physique, Civile, Politique et Historique de la Partie Française de l'Isle Saint-Domingue (1797–1798). 3 vols. New ed., B. Maurel and E. Taillemite, eds. (Société de l'Histoire des Colonies Françaises / Librairie Larose).

(7) R. Heinl, N. Heinl, *Written in Blood* (Houghton Mifflin Co., 1978), pp. 26–27.

(8) E. William, *From Columbus to Castro: The History of the Caribbean, 1492–1969* (Andre Deutsch, 1970), p. 246.〔『コロンブスからカストロまで——カリブ海域史1492-1969』全二巻　エリック・ウィリアムズ著　川北稔訳（岩波現代文庫二〇一四年）〕

(9) C. Auguste, Marcel Auguste, *L'Expédition Leclerc 1801–1803* (Port-au-Prince: Imprimerie Henri Deschamps), p. 236; Farmer, *The Uses of Haiti*, p. 70.

(10) L. Dubois, *Avengers of the New World* (Harvard University Press, 2004), p. 301.

(11) イギリスの奴隷貿易の廃止に関する最良の本は以下。Adam Hochschild, *Bury the Chains: Prophets and Rebels in the Fight to Free an Empire's Slaves* (Houghton Mifflin, 2005).

(12) 八ページの文書を探す五〇年間の努力の後に、歴史上第二の独立宣言（米国の一八八六年の宣言に次ぐ）はカナダ人大学院生ジュリア・ガフィールド (Julia Gaffield) によって、イギリス国立公文書館で発見された。"Haiti's Declaration of Independence discovered at The National Archives" (April 1, 2010). http://webarchive.nationalarchives.gov.uk/+/http://www.nationalarchives.gov.uk/news/453.htm.

(13) H. Schmidt, *The United States Occupation of Haiti, 1915–1934* (Rutgers University Press, 1971), p. 312.

（14）　ホーン・ソシーは最近、補償請求に至るフランス国王の論理を明らかにする短文を発表した。その命令は一七八五年四月一七日に国王シャルル十世よって発令された。「フランス領サンドマングの住民はフランス預金供託公庫に、五年にわたり各年均等額の五分割支払いによって、合計一億五〇〇〇万フランを支払うべし。弁済を要求する元植民者のためである。我々はこのような条件の下、本命令によって、フランス領サンドマングの住民に、その政府の十全にして完全なる独立を付与するものである」（傍点は引用者による）。シャルル十世にとって、ハイチ革命は起こっていなかった。ハイチは依然、フランスに属していたのである。“Now That Is *One Odious* Debt” *Printculture* (December 27, 2010). http://archive.printculture.com/item-2781.html.

（15）　Danner “To Heal Haiti Look to History, not Nature”

（16）　このことについて私は書き、フランスの官僚たちの失笑を買った。たとえば以下を参照。P. Farmer “Douze Points en faveur de la restitution à Haïti de la dette française” *L'Union* (November 11, 200). 震災後には九〇人以上の学者、ジャーナリスト、活動家がサルコジ大統領に公開状を送り、フランスに返金を求めた。“M. Sarkozy, rendez à Haïti son argent extorqué” *Libération* (August 16, 2010). http://www.liberation.fr/monde/0101652216-m-sarkozy-rendez-a-haiti-son-argent-extorque.

（17）　Jean Price-Mars, *La République d'Haïti et la République Dominicaine: Les aspects divers d'un problème d'histoire, de géographie et d'ethnologie* (Lausanne: Imprimerie Held, 1953), pp. 169–170.

（18）　R. Logan, *Haiti and the Dominican Republic* (Oxford University Press, 1968), p. 119.

（19）　R. Gaillard, *Le Guerilla de Batraville* (Port-au-Prince: Imprimerie Le Natal, 1983), pp. 261–262. 北アメリカの権威ある歴史書では、二〇カ月の反乱で三二五〇人の小作人が死んだとある。Hans Schmidt, *The United States Occupation of Haiti, 1915–1934* (Rutgers University Press, 1971), p. 103.

（20）　ボルチは一九四六年に大戦間期の平和推進活動に対して受賞した（ジョン・モットも一九四六年に受賞した）。婦人国際平和自由連盟のハイチ占領調査委員会の委員を務める一方、ボルチは報告書「支配されたハイチ」を執筆し、米国海兵隊のハイチからの即時撤退を訴えた。ボルチについては以下の伝記を参照。Kristen Gwin, *Emily Greene Balch: The Long Road to Internationalism* (University of Illinois Press, 2011).

（21）　軍事歴史家のハインルらは、一九一五年から二〇年までにカコスの蜂起で二二五〇人が殺されたと見積もっている。R. Heinl, N. Heinl, *Written in Blood*, p. 441, n. 24., pp. 463, 470.

（22）　Rod Princ, *Haiti: Family Business* (London: Latin American Bureau, 1985), p. 21.

（23）　R. Heinl, N. Heinl, Written in Blood, p. 441, n. 24.

（24）　あるシーンで語り手は、パパ・ドクことデュヴァリエの写真を見る。法律によって、全ての建物にデュヴァリエの写真を貼ることが義務付けられていたが、それがブードゥーの儀式の火で燃えていた。「炎は柱に釘づけにされた独裁者の写真を照らしていた。その厚ぼったい眼鏡、その両眼は、あたかも切開されようとする人体に対するように、地面をにらんでいた。かつて彼は腸チフス治療に努力して成功をおさめつつあった田舎の医師であったし、民族学協会の創立者であった。［中略］『最善のものの堕落は……』」。Greene, *The Comedians*, p. 180.〔訳書二〇六頁〕

（25）　この暴力的な権力の空白期については以下を参照。Erica James, *Democratic Insecurities: Violence, Trauma, and*

Intervention in Haiti (University of California Press, 2010). 本書はデュヴァリエ専制時代の恐怖の装置を検証している。レイプ、拷問、恥辱による、セックスとジェンダーと親族規範の侵害が国策だった。そして、それこそがデュヴァリエリストの権力の源泉だった。ジェームズは、援助経済においてリソースを集める手段としてのトラウマのナラティヴと、それが援助金の提供者と享受者双方にもたらす意味を分析した。

(26) Amy Wile, *The Rainy Season: Haiti After Duvalier* (Simon & Schuster, 1989), p. 335. レスリー・フランソワ・サン・ロック・マニガは一九三〇年八月一六日にポルトープランスで生まれた。一九八八年一月の軍に厳しく管理された選挙で、ハイチ大統領に選出された。

(27) アリスティドは大量殺戮についてこう書いている。「誰もが走っていた。隠れ場所を探すために。ある男が外庭で撃たれた。手には聖書を持っていた。弾丸が右に左に音を立てていた。私はある妊婦が信者席で助けを求めて叫んでいるのを見た。その手はお腹をかばっていた。男がすぐに彼女を突き刺した。女は血で真っ赤になった。これは預言的な、歴史的な抵抗であった。我々はそれを決して忘れないだろう」。Jean Bertrand Aristide, *In the Parish of the Poor: Writings from Haiti* (Orbis, 1990), p. 55.

(28) アリスティドの就任後、私はイエズス会の雑誌に選挙の解説文を書いた。タイトルは解放の神学者グスタボ・グティエレスから借用した。P. Farmer "The Power of the Poor in Haiti" *America* 164, 9 (1992): 260–267.

(29) Bob Shacochis , *The Immaculate Invasion* (Penguin, 1999).

(30) Oscar Arias "Only the marching band" *The Washington Post* (March 12, 2004).

(31) この当時の解説として最も充実していたものは次のとおり。R. Robinson, *An Unbroken Agony: Haiti, From Revolution to the Kidnapping of a President* (Basic Civitas Books, 2007); P. Hallward, *Damming the Flood: Haiti, Aristide, and the Politics of Containment* (Verso, 2008); I. Macdonald "Parachute Journalism' in Haiti: Media Sourcing in the 2003–2004 Political Crisis" *Canadian Journal of Communication* 33: 213–232. また次も必読。J. Sprague, *Haiti and the Roots of Paramilitarism* (Monthly Review Press, 2012).

(32) M. S. Bell "Mine of Stones: With and Without the Spirits Along the Cordon de l'Ouest" *Harper's* (January 2004), p. 65.

(33) 注31でも挙げたホールワードの本は、この長く続いた反乱についての、読むのはつらいが教訓に満ちた探索である。

(34) P. Farmer "Who Removed Aristide?" *London Review of Books* 26, 8 (2004): 28–31. 次も参照のこと。Randall Robinson, *An Unbroken Agony.*

(35) Amy Wilentz "Coup in Haiti" *The Nation* (March 22, 2004). http://amywilentz.com/blog/coup-in-haiti/. ウィレンツは続ける。「クーデターについて一つ言えることは、それはただ起こるのではない、ということだ。ハイチのような、軍が解体されてから一〇年も経っているような国では、兵士がヤブから現れてくるわけではない。彼らは再組織され、再訓練され、装備を与えられる。現在のクーデターには、何人かのプレイヤーがいる。不満を抱いた旧ハイチ軍は、これまでのクーデターで何度も使われてきたが、彼らはしばしば、その主人であるハイチのエリートから支援を受けていた。エリートたちもクーデターに関与している。今の時代に信じ難いことであるが、彼らの階級はハイチ人民の確たる敵と呼ばれねばならない。ハイチ軍の残党が、首都を襲ったクーデターに加担したとき、『ロサンゼルス・タイムズ』紙はこう報じた。

「ビジネスマンたちは次第に、反乱者を治安維持のために使おうとするようになった」「(ビジネスマンは) 反乱を歓迎している」。

(36) P. Heinlein "UN Peacekeeping Chief: Haiti Worse than Darfur" *Voice of America* (June 28, 2005). http://www.globalpolicy.org/component/content/article/186/34437.html.

5　キャンプへ

(1) アフリカや世界各地で、国内避難民となった人びとについては以下を参照。Internal Displacement Monitoring Centre "Internal Displacement: Global Overview of Trends and Developments in 2010" March 2011 Report. http://www.internal-displacement.org/publications/global-overview-2010.

(2) メモは『フォーリン・ポリシー』誌 のタートル・ベイ (Turtle Bay) に二〇一〇年二月一七日にリークされた。http://blog.foreignpolicy.com/posts/2010/02/17/top_un_aid_official_critiques_haiti_aid_efforts_in_confidential_email.

(3) K. A. Cullen, L. C. Ivers "Human Rights Assessment in Parc Jean-Marie Vincent, Port-au-Prince, Haiti" *Health and Human Rights in Practice* 12, no. 2: 1–12.

(4) D. B. Farmer "Bearing Witness: Girls and Women in Haiti's Camps" *World Pulse* (November 4, 2010). http://worldpulse.com/magazine/columns/visionary-leaders/bearing-witness-girls-and-women-in-haiti-s-camps.

6　救援から再建へ

(1) この公聴会の録画記録は以下で視聴できる。http://foreign.senate.gov/hearings/hearing/?id=3f546a93-d363-da0b-b25f-f1c5d096ddb1. ハイチの食糧支援について詳しくは以下を参照。Center for Human Rights and Global Justice, The Global Justice Clinic at New York University's School of Law, Partners in Health, Zanmi Lasante, Robert F. Kennedy Center for Justice and Human Rights, *Sak Vid Pa Kanpe: The Impact of U.S. Food Aid on Human Rights in Haiti* (2010). http://parthealth.3cdn.net/3f82f61a3316d7f1a0_pvm6b80f3.pdf.

(2) A. Zingg et al. "Haiti-Hurricane Season 2008" International Committee of the Red Cross Report (September 23, 2008).

(3) ジャン＝クロード・デュヴァリエはしばしば、ハイチを「カリブ海の台湾」にすると語っていた。外国企業と投資を惹きつけるためである。しかし、彼が惹きつけたのはむしろ海外組立工場であり、それはハイチ人の雇用 (多くの工場での賃金はありえないくらい低く、ほとんどが日給五米ドル以下であった) と長期的経済成長に対して功罪相半ばする効果をもたらした。以下を参照。Maguire, *Haiti After the Donor Conference.*

(4) 二〇〇九年のこの支払額の見積もりは、国連ハイチ特使事務所の内部資料として二〇一〇年一月に作成された。クリントン元大統領は国連特使として、出資者に支払い誓約を実行するよう頻繁に訴えた。以下を参照。Helprin "Bill Clinton Chides Nations over Help to Haiti"

(5) M. Kristoff, L. Panarelli, *Haiti: A Republic of NGOs?* U.S. Institute for Peace, Peace Brief (April 4, 2010). http://www.usip.org/publications/haiti-republic-ngos.

(6) 二〇〇四年、暫定政府はアリスティド大統領の強制出国の後、基本原則を公表した。ハイチ政府は二〇〇七年に二つの報告書を出版した。一つは政治の分権化 (ポルトープランスの外では中央政府はほとんど存在感がなかった)、もう一つは貧困削減についてだった。その後、二〇〇九年に別の報告書が出され、前年のハリケーンを受けての再建計画がまとめられていた。ランド研究所はハイチ政府の計画について二〇一〇年に報告書をまとめており、次で閲覧可能。http://www.rand.org/content/dam/rand/pubs/monographs/2010/RAND_MG1039.pdf.

(7) N. MacFarquhar “Haiti Frets over Aid and Control of Rebuilding” *The New York Times* (March 30, 2010). http://www.nytimes.com/2010/03/31/world/americas/31haiti.html?ref=haiti.

(8) これらの復興支援誓約は、すでに確約され、あるいは支払われた緊急災害救助用の二〇億ドルとは別建て。

(9) J. Katz “US and EU Pledge $9.8 Billion to Rebuild Haiti After Earth quake” Associated Press (April 1, 2010). http://www.huffingtonpost.com/2010/03/31/us-and-eu-pledge-billions_n_520560.html. ベネズエラの二〇億ドルの支援金は、支払い済みの分を含んでいるかもしれない、とこの記事は報じている。

(10) “Over US $5 Billion Pledged for Haiti’s Recovery” http://www.undp.org/content/undp/en/home/presscenter/articles/2010/03/31/reconstruction-of-a-new-transformed-haiti-begins/.

(11) P. Falk “Haiti Donor Meeting Far Exceeds $4B Goal” CBC News (March 31, 2010). http://www.cbsnews.com/stories/2010/03/31/world/main6350269.shtml.

(12) ある報告によると、地震によって公務員の四〇パーセントが死傷し、二九ある省庁ビルのうち二八までが倒壊した。Haiti — no leadership, no elections. Senate Foreign Relations Committee Report. 111th Congress, 2nd Session (June 10, 2010). http://www.ijdh.org/wp-content/uploads/2010/06/SFR-Report-Haiti-No-Leadership-No-Elections-0610101.pdf.

(13) これはイデオロギー的な主張ではない。たとえば、電話通信が良い例だ。公共セクターはハイチの電話需要を満たすことができなかった。固定電話を持っていたのはたった数千の会社や家族だった。しかしこの一〇年間に起こった携帯電話革命により、人びとにとって個人電話の価値が高まった。非常に貧しい人にとってすらそうだった。銀行送金にも、家族や友人との会話にも携帯は必須だ。公共セクターの管理による企業が整備するのを待っていたら、これだけの人が携帯電話を使えるようにはならなかっただろう。同様に、独立系のサービス業者やＮＧＯは、貧しい人のための社会福祉事業においてもっと良い仕事ができるかもしれない。しかし、我々は携帯電話の提供を、医療や安全な水や教育と比較してよいのだろうか。

(14) J. Katz “Clinton-Led Commission Starts Up in Haiti” Associated Press (June 17, 2010). http://www.utsandiego.com/news/2010/Jun/17/clinton-led-commission-starts-up-in-haiti/.

(15) チャリティー・ナビゲーターの地震一周年の特別報告を参照。http://www.charitynavigator.org/index.cfm?bay=content.view&cpid=1187&orgid=3277#.Uto8cLiChgU.

(16) 二〇一〇年四月三〇日に開かれたスコール財団会議で、我々はこの問題を触媒作用の問題として議論した。そこに集まった起業家たちが新しいテクノロジーとその普及戦略を模索し、それが良心とその実行の間の断絶を埋めてくれることを期待した。Catalyzing Collaboration: Our Humanity at Stake. http://www.skollworldforum.com/.

(17) 植民地主義がアフリカの低開発を招いたというウォルター・ロドニーの力強い議論を参照。Walter Rodney, *How Europe Underdeveloped Africa* (Bolge-L’Ouverture Publcations, 1973). http://www.blackherbals.com/walter_rodney.pdf.

いわゆる依存理論については以下を参照。Hans Singer “The

Distribution of Gains between Investing and Borrowing Countries" *American Economic Review* 40, no. 2, 1950; Raúl Prebisch, *The Economic Development of Latin American and Its Principal Problems* (United Nations, 1950) を参照。依存理論は戦後に起きたもので、支配的だった近代化理論に対抗するものであった。近代化においては全ての国が、経済開発の一連の段階を通じて進歩するという理論である。このような開発の進歩主義的な見方に反して、依存理論は、周辺的な国の貧困が、中心的な国の富と密接にリンクしているというものである。このような物語によると、富める者はますます富み、貧しい者はますます貧しくなる。

(18)　ポール・コリアーは、ハイチにおける人口増加と失業者の多さが暴発しやすく若い失業者を大量に生み出したと主張している。彼の言う「若者の津波」である。「ハイチの人口増加は非常に速い速度で起きている。これはすでに深刻である土地問題にさらなる重荷になる。この若者の津波は環境破壊を加速し、暴発可能な若い失業者を増やしている」。Paul Collier "Haiti: From Natural Catastrophe to Economic Recovery" United Nations (January, 200). http://www.scribd.com/doc/26835870/Paul-Collier-on-Haiti.

　クリントン長官は二〇〇九年の出資者会議における講演で、このことに言及している。「ハイチの失業率は西半球最大です。七〇パーセントの人が仕事を持っていないのです。また、人口増加率も非常に高いです。これらが一緒になって、ポール・コリアーが若者の津波と呼んだ状態を作ったのです。今後五年間で、およそ一〇〇万人の若者が雇用市場に参入すると見積もられているのです」。http://www.haitiinnovation.org/en/2009/04/14/secretary-clintons-remarks-haiti-donors-conference.

(19)　J. Katz "Does Camp Corail Explain How Haiti Relief Can Be Done Right?" *Center for Economic and Policy Research* (April 26, 2010). http://www.cepr.net/index.php/blogs/relief-and-reconstruction-watch/does-camp-corail-demonstrate-how-haiti-relief-can-be-done-right.

(20)　J. Katz "Haiti Recovery Paralyzed 6 Months after Deadly Quake" Associated Press (July 11, 2010). http://www.msnbc.msn.com/id/38184951/ns/world_news-americas/.

(21)　J. Katz, M. Alvarez "Haiti: Summer Storm Floods 'Safe' Refugee Cam" Associated Press (July 13, 2010). http://seattletimes.nwsource.com/html/nationworld/2012347420_apcbhaitihomelesscamp.html.

(22)　ザンミ・べニについて詳しくは次を参照。"Update: A New Home at Zanmi Beni" http://www.pih.org/news/entry/update-a-new-home-at-zanmi-beni/.

(23)　米国国際開発庁ハイチ・タスクチーム・コーディネーター、ポール・ワイゼンフェルド (Paul Weisenfeld) による、二〇一〇年七月一九日の記者会見でのコメント。http://www.usaid.gov/news-information/speeches/remarks-haiti-task-team-coordinator-paul-weisenfeld.

(24)　同右。

(25)　フランクリン・D・ルーズヴェルトの最初の就任演説。一九三三年三月四日。

(26)　Martin Luther King, Jr. *All Labor Has Dignity* (Beacon Press, 1963).

(27)　Conrad Black, *Franklin Delano Roosevelt: Champion of Freedom* (Public Affairs, 2003), p. 194.

(28)　この危機は最終的には、共和党議員にすら責任の規律を要求し、彼らは知事が要求したことに例外的な従順さをもって従った（ニューヨークの有権者は一九三二年一一月に公債発行を全面的に支持したのである）。自身の田舎暮らしへの憧れに忠実であったルーズヴェルトは、暫定緊急支援政策（ＴＥＲＡ）を用いて可能なかぎり多くの失業者が辺境の農地に再定住するよう補助金を出し、農業の用具やノウハウも提供した。ＴＥＲＡは一五五万五〇〇〇ドルを使って、六年間でニューヨーク州人口の四〇パーセントにあたる五〇〇万人を支援した。その期間の終盤には、そのうち七〇パーセントの人びとが政府の支援を必要としなくなっていた。Black, *Franklin Delano Roosevelt*, pp. 216–217.

（29）ロバート・マグワイヤーは、ハイチにおける同様のプログラムの必要を雄弁に訴えた。Robert Maguire, *Haiti Held Hostage: International Responses to the Quest for Nationhood, 1986–1996.* Occasional Paper #23(Thomas J. Watson Jr. Institute for International Studies, 1996). 彼の次の論文も参照のこと。Haiti after the Donors' Conference: A Way Forward. この中で彼は、国の行政事務組織を設置して、すぐに実行できるプロジェクトを創出するよう要求している。ルーズヴェルト大統領の公共事業促進局や市民保全部隊と同様である。このような政策は経済成長を促すだけでなく、農村部の貧困や都市部の過密人口の原因となっている森林破壊や浸食、さらには補助金を受けた米国産製品がハイチ市場にもたらす不当競争という悪循環への対策になると彼は主張している。

（30）J. Katz “Associated Press Impact: Haiti Still Waiting for Pledged U.S. Aid” Associated Press (September 28, 2010). http://www.huffingtonpost.com/2010/09/28/ap-impact-haiti-still-wai_n_742277.html.

（31）Nicolai Ouroesoff “A Plan to Spur Growth Away from Haiti's Capital” *The New York Times* (March 30, 2010). http://www.nytimes.com/2010/03/31/arts/design/31planning.html?pagewanted=1& r=1&ref=haiti.

（32）この件に関心がある読者は次を参照。Sidney Mintz, *Sweetness and Power: The Place of Sugar in Modern History* (Viking Penguin, 1985).〔『甘さと権力』シドニー・ミンツ著、川北稔他訳（平凡社一九八八年）〕本書はバイオ燃料時代以前に出されたものだが、素晴らしい解説である。ミンツのハイチ民族誌研究は三〇年にも及び、カリブ海諸国に関する彼の他の本を含め、非常に勉強になる。

（33）ブタロ病院については以下を参照。http://act.pih.org/page/s/watch-butaro.

（34）Denis Lai Hang Hui “Politics of Sichuan Earthquake” *Journal of Contingencies and Crisis Management* 17, No. 2 (Jun 2009).

（35）J. Watts “Sichuan Earthquake: Tragedy Brings New Mood of Unity” *The Guardian* (June 20, 2008). http://www.guardian.co.uk/world/2008/jun/10/chinaearthquake.china.

（36）“Katrina, Five Years Later” *The New York Times* (September 1, 2010). http://www.nytimes.com/2010/09/02/opinion/02thu1.html.

（37）その最良の一例はAmy Wilentzの*The Rainy Season*だろう。本書は彼女の同僚ジャーナリストらのハイチへの偏見を揶揄している。ハイチについて深い知識を持っているジャーナリストのほとんどが、ハイチのステレオタイプをあざ笑う。陳腐な好例は、一九九一年の米国人ジャーナリストによる文章に見られる。「ハイチを旅行者の楽園として売り出すのは難しい。一般的なこの地の見方をすれば、ここの訪問は『地獄からの休日』のカテゴリーに属する。ひどい貧困、エイズ、子どもの奴隷化、ゾンビ、ブードゥーによる動物の生贄は、否定的なイメージのほんの一例にすぎない。米国政府は米国人がハイチを旅行しないよう『強く推奨している』」。Sunday Punch (March 31, 1991). 以下も参照。Robert Lawless, *Haiti's Bad Press* (Schenkman Books, 1992). 同じような固定像にもとづく報道は震災後も批判されてきた。エヴァン・ライアンは、ハイチに拠点を置くジャーナリストが怒り（そしておそらく悲しみ）を込めて書いた "How to Write About Haiti" という記事を我々に送ってきた。その記事は、震災後に大衆メディアに現れた表現をよくとらえており、次のくだりは象徴的だ。「ハイチ人の回復力には驚かされる。どんなに貧しくても彼らは生き延びる。彼らはストイックで、めったに不平を言わない。だから彼らは称賛に値する。最良の貧しい人は、静かに苦しむ人だ。彼らの悲惨さについては、あなたの記事にぴったりの二センテンスの引用があれば十分である。この前訪問したときは、あなたはハイチに魅了された。その色鮮やかな文化を愛し、また必ずハイチを訪れると誓った。あなたはこの勤勉な人びとをとても気にかけている。そして、彼らを助けるためにここにいる。あなたは彼らの声だ。彼らは独力ではしゃべれない」。Ansel Hertz "How to Write about Haiti" *Huffington Post* (July 23, 2010). http://www.mediahacker.org/2010/07/23/how-to-write-about-haiti/. 本書のあちこちに書いたように、ハイチ人は回復力旺盛だが、実際には黙って苦しんでいたわけではない。

（38）"Plans and Benchmarks for Haiti" *The New York Times* (August 29, 2010). http://www.nytimes.com/2010/08/30/opinion/30mon2.html.

（39）瓦礫の量の見積もりには、一〇〇〇万から二〇〇〇万立方メートルの幅がある。Katz "AP Impact: Haiti Still Waiting for Pledged U.S. Aid"

（40）AP通信社によると、一二月までにハイチ救援活動のためになされた一五八三の米国の契約のうち、たった二〇だけがハイチの会社に行った（それは二億六七〇〇万ドル中の四三〇万ドルであった）。ほとんどが環状線の請負業者に回り、そのうち四分の一は入札も経ず、ハイチ人が参加する余地もなく実施された。Martha Mendoza "Would-Be Haitian Contractors Miss Out on Aid" Associated Press (December 12, 2010). http://www.boston.com/yourtown/cambridge/articles/2010/12/12/would_be_haitian_contractors_miss_out_on_aid/.

（41）我々が新しい病院の定礎式のために集まったとき、アンは私が彼女に一九八九年三月に送った手紙を読み上げた。「我々が最後にしゃべったとき、君はビジネスとアートの間で揺れていた。もしビジネスが勝ったのなら、ハイチの貧しい人たちのための病院建設のために助けてくれないか。もしまだアートに留まっているのであれば、我々の患者たちを励ますような絵を送ってくれると嬉しい」。我々は、彼女が建築家になってくれたことを喜んだ。

7　コレラの時代の復興

（1）P. Lawrence et al. "The Water Poverty Index"

（2）コレラは難民キャンプの衛生や水状態が良くないところではびこる。ルワンダの虐殺後、生き延びた虐殺者たちを含む何百万人もの難民がコンゴとの国境に流れていき、ゴマ周囲の地域に避難所をかまえた。まもなく、彼らは人道支援機構が準備した住居に住み、食料を与えられた。そういうところでは確実に争いが起きる。こうしたキャンプではコレラが勃発し、その地にさらなる人道支援グループを呼び込む。このエピソードについての詳細は、リンダ・ポルマン『クライシス・キャラバン』第1章を参照。

（3）*Acute Watery Diarrhea and Cholera: Haiti Pre-decision Brief for Public Health Action*, CDC (2010). http://emergency.cdc.gov/disasters/earthquakes/haiti/waterydiarrhea_pre-decision_brief.asp.

(4) Farmer et al. "Unjust Embargo of Aid for Haiti"

(5) ハイチ支援禁止のもたらした効果に関するさらなる議論については次を参照。*Woch nan Soley: The Denial of the Right to Water in Haiti.* http://www.hhrjournal.org/wp-content/uploads/sites/13/2013/07/6-Varma1.pdf.

(6) Farmer, *AIDS and Accusation.*

(7) K. M. Brown "Systematic Remembering, Systematic Forgetting: Ogou in Haiti" In *Africa's Ogun: Old World and New,* Sandra Barnes, ed. (Indiana University Press, 1989), p. 67. このトピックはアルフレッド・メトローの古典的研究 *Haitian Voodoo* で徹底的に分析されている。メトローは何代も続いてきた現代ハイチの魔術糾弾も同じ原因だと考える。「残酷さも不正義も、決して罰を免れることはない。権力を乱用する者の心に湧き上がる不安は、しばしば想像上の恐怖や知性を失った強迫観念のかたちを取る。主人は奴隷を虐待するが、奴隷の憎しみを恐れる。主人は奴隷を荷物運びの動物のように扱うが、奴隷のなかに潜むパワーがあるのではないかと恐怖する。黒人の服従が大きくなればなるほど、さらに恐怖は強くなる。記録に見られるこうした遍在的な恐怖は、毒を持った強迫観念のなかで確固としたものとなり、一八世紀を通じてあまりに多くの残虐行為を引き起こした。奴隷のなかには暴政に対して、実際にそのような方法で復讐した者もいたかもしれない。可能性はあるし、たぶんあったのだろう。しかしプランテーションに蔓延した恐怖は、魂の深いくぼみにその源泉がある。遠く離れたアフリカの神秘的な魔術。それが『大きな家』に住む人々の眠りを妨げたのである」。Alfred Métraux, *Haitian Voodoo,* Hugo Charteris, trans. (Schocken, 1972), p. 15.

(8) E. Mintz, R. Guerrant "A Lion in Our Village — the Unconscionable Tragedy of Cholera in Africa" *New England Journal of Medicine* 360 (2009): 1060–1063.

(9) Randal Archibold "Cholera Moves into Beleaguered Haitian Capital" *The New York Times* (November 9, 2010). http://www.nytimes.com/2010/11/10/world/americas/10haiti.html.

(10) Pan American Health Organization "Health Cluster Bulletin: Cholera Outbreak in Haiti — #15." (January 21, 2011). http://reliefweb.int/report/haiti/health-cluster-bulletin-cholera-outbreak-haiti-15.

(11) J. Katz "Cholera Confirmed for Resident of Haiti's Capital" Associated Press (November 9, 2010). http://www.physorg.com/news/2010-11-cholera-resident-haiti-capital.html.

(12) 同右。

(13) 一一カ月前に私が訪問したときは、米州開発銀行頭取のルイス・アルベルト・モレノと、我々の家族と一緒だった。訪問の目的は、ラスカオバスにおけるハイチの公衆衛生セクターと我々との協働を披露するためであり、それは同様のパートナーシップは最も近くの街ミバレでも可能だと示唆するためであった。そこにいた我々の誰も、ネパールとミバレが一年も経たないうちにこんなに重大な意味を持つとは想像すらしていなかった。我々は想像すべきだったのだが。二〇年前に指摘されたように、グローバル経済では、病原体が商品や利益や損失同様に自由に共有されない理由は皆無である。P. Farmer "The Exotic and the Mundane: Human Immunodeficiency Virus in Haiti" *Human Nature* 1, 4 (1990): 415–446.

(14) J. Katz "UN Worries Its Troops Caused Cholera in Haiti" Associated Press (November 20, 2010). http://www.msnbc.msn.com/id/40280944/ns/health/.

(15) 同右。

（16）　これをもって、平和維持軍がコレラの源泉でないと解釈するむきもあったが、その見解は無症候性コレラや偽陰性〔偽陰性(false negative)とは、この場合実際にコレラ菌がいるのに検査で見つけ出せないこと〕の可能性を検討に入れていない。カッツはこう続ける。「サンプルは、流行が判明してから一週間後、漏れ出した水や地下の汚物入れから取ったもので、検査は隣国のドミニカ共和国の検査室で行われたと国連スポークスマンのヴィンチェンツォ・パグリーゼは言った。メカラノスが言うには、環境中のサンプルからコレラ菌を正確に培養するのはとても難しく、偽陰性は珍しくない。ネパールの軍人たちは症状がなければ派遣前にコレラ菌の検査を受けていなかった。しかし専門家によると、コレラ菌に感染した人の七五パーセントは無症状で、かつ何週間も感染を伝播できるのである」。Katz “UN Worries Its Troops Caused Cholera in Haiti”

（17）　World Health Organization “Cholera Vaccines: WHO Position Paper” *Wkly Epidemiol Rec* 85 (2010): 118.

（18）　I. Watson “Medical Group Blasts ‘Inadequate’ Response to Haiti Cholera Outbreak” CNN (November 19, 2010). http://articles.cnn.com/2010-11-19/world/haiti.cholera_1_haiti-cholera-outbreak-peacekeepers-nepal?_s=PM:WORLD.

（19）　同右。

（20）　注14に同じ。

（21）　注18に同じ。

（22）　C. S. Chin et al. “The Origin of the Haitian Cholera Outbreak Strain” *New England Journal of Medicine* 164 (2011): 1.

（23）　たとえば以下を参照。R. Knox “Cholera Vaccine Isn’t the Answer for Haiti” NPR (October 28, 2010). http://www.npr.org/blogs/health/2010/10/28/130884642/why-the-cholera-vaccine-isn-t-the-answer-for-haiti.

（24）　U.S. Centers for Disease Control and Prevention, *Update: cholera outbreak — Haiti 2010*. (December 8, 2010). http://www.cdc.gov/mmwr/preview/mmwrhtml/mm5948a4.htm.

（25）　“Curbing Cervical Cancer in Haiti” Partners In Health Bulletin (August 27, 2010). http://www.pih.org/news/entry/curbing-cervical-cancer-in-haiti/.

（26）　ポルトープランス国立刑務所でのプロジェクトによると、コレラが確認された者と生活区域を共有している受刑者に（飲料水、石鹸、衛生サービスとともに）抗生物質を提供すると、施設内での発症者を減らすことができると判明した。May J., Joseph P., Pape J., Binswanger I. “Healthcare for Prisoners in Haiti” *Ann Intern Med.* 153 (2010): 407–410. 参照。

（27）　J. Sachs “The Fire This Time Was US-Fueled” *Taipei Times* (March 1, 2009). http://www.taipeitimes.com/News/editorials/archives/2004/03/01/2003100742.

（28）　I. Arnesen, B. Mckay “Cholera Spreading in Haiti Faster than Thought” *The Wall Street Journal* (November 25, 2010). http://online.wsj.com/article/SB100014240527487035724045756355353 2154818.html.

（29）　ある研究によると、エルトール流行の重症例の割合は低めに見積もられている可能性がある。たとえば以下を参照。Bart et al. “Seroepidemiologic Studies During a Simultaneous Epidemic of Infection with El Tor Ogawa and Classical Inaba Vibrio cholerae” *Journal of Infectious Diseases* 121 (1970): 17–24. この論文では、Vibrio cholerae のエルトールと古典的なバイオタイプ株を比較している。古典的なバイオタイプはエルトール・バイオタイプに比べ無症候性感染の割合が低く（それぞれ五九パーセント、七五パーセント)、重症例の割合は高かった(それぞれ一一パーセント、二パーセント)。エルトール・バイオタイプ株の変異型で古典型の毒素タイプを持つものは、古典型のバイオタイプによく似ていると仮説を立てる者もいるが、これは逸話的なものにすぎず、エビデンスとしては今日のところ確固たるものではない。

(30) L. Ivers et al. "Five Complementary Interventions to Slow Cholera: Haiti" *Lancet* 376 (2010): 2048–2051; D. Walton, L. Ivers "Responding to Cholera in Post-Earthquake Haiti" *New England Journal of Medicine* 364 (2011): 3–5, published online on December 9, 2010.

(31) D. McNeil "Use of Cholera Vaccine in Haiti Is Now Viewed as Viable" *The New York Times* (December 10, 2010).

(32) 同右。

(33) P. Farmer, J-R. Réjouit "How We Can Stop Cholera in Haiti" *Newsweek* (November 20, 2010).

(34) In Press: *PLoS Neglected Tropical Diseases*: e1145. (2011) doi: 10.1371/ journal.pntd.0001145

(35) OCHA Cholera Situation Report # 33 (January 21, 2011). http:// www.reliefweb.int/rw/rwb.nsf/db900SID/MCOI-8DDCXY?OpenDocument.

(36) Tuite et al. "Cholera Epidemic in Haiti, 2010: Using a Transmission Model to Explain Spatial Spread of Disease and Identify Optimal Control Interventions" *Annals of Internal Medicine* (March 7, 2011).

(37) J. Andrews et al. "Transmission Dynamics and Control of Cholera in Haiti: An Epidemic Model" *Lancet* (March 16, 2011), DOI: 10.1016/S0140-6736(11)60273-0.

(38) U. Karunakara "Haiti: Where Aid Failed" *The Guardian* (December 28, 2010). http://www.guardian.co.uk/commentisfree/2010/dec/28/haiti-cholera-earthquake-aid-agencies-failure.

(39) J. Katz "Six Killed in Sept. 24 Rainstorm in Port-au-Prince" Associated Press (September 24, 2010). http://canadahaitiaction.ca/content/six-killed-sept-24-rainstorm-port-au-prince.

(40) クシュネルのハイチ訪問については以下を参照。"Visit of Bernard Kouchner to Haïti (September 25, 26, 2010)" Diplomatie (September 26, 2010). http://www.diplomatie.gouv.fr/en/country-files_156/haiti_473/france-and- haiti_2641/political-relations_6180/visit-of-bernard-kouchner-to-haiti-25- 26.09.10_14309.html. (最終閲覧日二〇一一年四月一五日)

(41) D. Sontag "In Haiti, Rising Call for Displaced to Go Away" *The New York Times* (October 4, 2010). http://www.nytimes.com/2010/10/05/world/americas/05haiti.html.

(42) まだ指摘しておくべき点がある。"Haiti: Humanitarian Crisis or Crisis of Humanitarianism" という記事でジェーン・ローガンが指摘しているのだが、一一月五日にハリケーン・トマスが島を襲う数日前、ポルトープランスの運河(重要な排水路)はまだ瓦礫でいっぱいだった。*Huffington Post* (November 5, 2010). http://www.huffingtonpost.com/jane-regan/haiti---humanitarian-cris_b_779503.html.

(43) J. Katz, M. Mendoza "Haiti Still Waiting for Pledged U.S. Aid" Associated Press (September 29, 2010). http://www.huffingtonpost.com/2010/09/29/haiti-still-waiting-for-p_n_743002.html.

(44) Ma. Rizza Leonzon "Bureaucracy Delays US Aid for Haiti

Reconstruction” Devex (September 29, 2010). http://www.devex.com/en/blogs/the-development-newswire/us-aid-pledge-for-haiti-stalled-by-bureaucray-ap-says. 以下も参照。J. Katz, M. Mendoza “Another Obstacle Stalls $1.15 Billion in U.S. Aid to Haiti” Associated Press (November 4, 2010). http://www.kimatv.com/news/national/106728788.html. オクラホマ州のトム・コバーンを筆頭とする多くの共和党上院議員が、腐敗に対する懸念を表明し、資金の提供を何カ月も滞らせた。著者らは言う。「バラク・オバマ大統領は歳出予算案に七月二九日までサインできなかった。資金放出を認可する次の法案も棚上げされ、オバマ政権が資金自由化のための支出計画を提出するのに九月二〇日までかかった」。

(45)　注43に同じ。

(46)　M. Brannigan, J. Charles “US Firms Want Part in Haiti Cleanup” Associated Press (February 9, 2010). http://www.truth-out.org/archive/item/88013:us-firms-want-part-in-haiti-cleanup.

　このような競争は、大学ではもちろん見られなかった。ハイチ人スタッフとともに街で最初の透析を行うダートマスの同僚を助けるハーヴァードの医師にしろ、地震でダメージを受けた病院で複雑な外科治療に取り組む米国人の形成外科医にしろ、米国の研究大学にとっての目的は純粋なものだった。学生グループと教職員がボランティアや航空機を調整して患者の輸送を助けたり、学生や他の大学関係者のグループが義援金を集めたりしたが、研究や教育といった我々がとくに適任である分野以外にも、大学には提供できることが数多くあった。そうでない場合のシナリオは権力のある人の顔色を窺うことで、その結果起きることは『ベスト・アンド・ブライテスト』に示されていた。ハルバースタムは、一九六七年、全国都市同盟のリーダーがいかにして「戦争を支持し、キング牧師と対立するに至ったか」を語っている。「[ホイットニー・]ヤングはキングに、戦争を批判したことは賢明ではなかったと言った。それは大統領を追い込むことになり、大統領から利益を得られなくなることを意味するからだ。立腹したキングは彼に言った。『ホイットニー、それで君は財団の補助金をもらうことはできるかもしれないが、真実の王国には行けないだろう』」。(David Halberstam, *The Best and the Brightest*, p. 640)〔朝日文庫版下巻三四二頁が相当するはずだが、この部分未訳出〕ハイチで遭遇する問題に効果的に対応するのに、財団の補助金が要らないと言っているのではない。しかし、それを得るために我々の魂を売る必要はないのだ。

(47)　T. Daniel “Bill Clinton Tells Diaspora: ‘Haiti Needs You Now’” *Miami Herald* (August 9, 2009).

(48)　独立監査機関である米国会計検査院ですら、自国政府のプログラムの効果についてはかつて、不明瞭な結論にしか至らなかった。それによると「今日に至るまで、支援プログラムはハイチの深刻な貧困に限定的な効果しかもたらさなかった。多くのプロジェクトは満足とは呼べない結果しか生まなかった」。U.S. General Accounting Office, *GAO Report-Assistance to Haiti: Barriers, Recent Program Changes and Future Options* (1982). http://archive.gao.gov/d41t14/117663.pdf.

(49)　「後期ヴィクトリア時代のホロコースト」は五〇〇〇万人の死者を出し、デイヴィスはこう結論づけた。「我々は、世界史の裏側でひっそりと起きた『飢餓の地』と呼ばれるものの話をしているのではない。正確に一八七〇年から一九一四年までの間に、労働と生産物がロンドンを中心とする世界経済にダイナミックに吸い込まれていった熱帯の人々の運命の話をしているのだ。何百万もの人びとが、『近代世界システム』の外ではなく、その経済と政治の構造に組み込まれるまさにその過程において、亡くなったのである」。Mike Davis, *Late Victorian Holocausts: El Nino Famines and the Making of the Third World* (Verso, 2001), p. 9. 機能している民主主義のもとでは飢饉は起きなかった。それに関するアマルティア・センの分析も参照。「国民に責任を負う政府はいかなる政府でも、過大な困難なく食糧支給を行い、餓死を予防することができる。一方で飢饉とは、国民にサービスを提供する意思のない国家で生じることである」。Amartya Sen, *Poverty and Famines: An Essay on Entitlement and Deprivation* (Oxford University Press, 1981).〔『貧困と飢餓』黒崎卓・山崎幸治訳（岩波書店二〇〇〇年）〕

(50) 他の貧しい国々も同様であった。豊かな国は、推計で年間三〇〇〇億ドルものアグリビジネス補助金を支払っている一方、貧しい国々が同じことをやるのを、自由貿易のスローガンの下で妨害している。以下を参照。"The White Man's Shame" *The Economist* (September 25, 1999). 関税率は、富裕国では平均四倍も高いが、貧しい国々では撤廃されてしまった。そして補助金を受けた作物が人為的に安く抑えられた価格で売られ、途上国では農業で利益を上げることができなくなってしまう。そして貧困と格差拡大とともに、土地の浸食が起き、森林破壊が起き、都市化が起きる。以下を参照。Thomas Pogge, *World Poverty and Human Rights* (Polity Press, 2008), pp. 15–22.〔『なぜ遠くの貧しい人への義務があるのか――世界的貧困と人権』立岩真也監訳（生活書院二〇一〇年）三九―四八頁〕

(51) Polman, *The Crisis Caravan: What's Wrong with Humanitarian Aid?* p. 39.〔訳書五五頁〕

(52) M. Danner "To Heal Haiti Look to History, Not Nature" *The New York Times* (January 21, 2010). http://www.nytimes.com/2010/01/22/opinion/22danner.html?_r=2&pagewanted=all.

(53) P. Gourevitch "Alms Dealers: Can You Provide Humanitarian Aid without Facilitating Conflicts?" *The New Yorker* (October 11, 2010). http://www.newyorker.com/arts/critics/atlarge/2010/10/11/101011crat_atlarge_gourevitch.

(54) ゴーレイヴィッチは人道支援がもたらした意図しない結果に関し、他にも二冊の本について論じている。M. Mare, *The Road to Hell: The Ravaging Effects of Foreign Aid and International Charity* (Simon & Schuster, 1997); A. de Waal, *Famine Crimes: Politics and the Disaster Relief Industry in Africa* (Indiana University Press, 1997).

(55) レスタヴェックについては、ミルドレッド・アリスティドが二〇〇三年刊行の *Child Domestic Service in Haiti and Its Historical Underpinnings* の中でこの関連を説明している。ゴーレイヴィッチとポルマンの著作物は、ハイチ／ドミニカ共和国から、ルワンダ／ザイール、カンボジア／タイなど、国境紛争について多くの紙幅を割いている。ゴーレイヴィッチはこう書いた。「八〇年代前半に、支援団体がいかにして、タイ／カンボジア国境キャンプで逃亡中のクメール・ルージュの殺し屋たちを強化することになったかを考えてほしい。そのため彼らは、その後一〇年に、戦争、テロリズム、そして困窮をカンボジア人にもたらすことが可能となったのだ」。Gourevitch "Alms Dealers" p. 105.

(56) 同右。

(57) 『ニューヨーク・タイムズ』紙に発表された次の論文を参照。W. Bogdanich, J. Nordberg (2006) "Mixed U.S. Signals Help Tilt Haiti Toward Chaos" ある一節にはこうある。「ハイチは、より裕福なイスパニオラ島の隣人、ドミニカ共和国と、長らく緊張関係にあった。そこで働くハイチ人はひどい扱いを受けることが多いと人権団体は言い、ハイチ政府の転覆を試みて糾弾された者にとっては安全な避難所でもあった。二〇〇二年一二月、国際共和研究所はハイチ人の政党をホテル・サント・ドミンゴで訓練し始めた。ホテルはファンジュル家の所有で、彼らはカストロ政権のキューバを逃げ出し、今は巨大なサトウキビ会社を経営している。訓練が異様だったのはその場所のためだけではない。アリスティド氏に対立する者だけが、彼の政党メンバーでない者だけが、そこに招かれたのである」。http://www.nytimes.com/2006/01/29/international/americas/29haiti.html?pagewanted=all.

8　前を向いて、同時に後ろを振り返って

（1）ハイチ現代史も明らかに、コロンブスの航海によりハイチ原住民が絶滅した一五世紀末と、奴隷制度がハイチを革命前のフランスの最大貿易相手国かつ不安定な植民地とした一八世紀末の痕跡をとどめている。「銃、病原菌、そして鉄」が、地理的特性とともに、ある地域が豊かになり別の地域が貧しいままである主要因だとジャレド・ダイアモンドが書いたとき、イスパニオラ島、とくに人口が密集して山がちな西部は、これ以上なく好個の例だった。「非ヨーロッパ人を征服したヨーロッパ人が、より優れた武器を持っていたことは事実である。より進歩した技術や、より発達した政治機構を持っていたことも間違いない。しかし、このことだけでは、少数のヨーロッパ人が、圧倒的な数の先住民が暮らしていた南北アメリカ大陸やその他の地域に進出していき、彼らにとってかわった事実は説明できない。そのような結果になったのは、ヨーロッパ人が、家畜との長い親交から免疫を持つようになった病原菌を、とんでもない贈り物として、進出地域の先住民に渡したからだったのである」。Jared Diamond, *Guns, Germs, and Steel: The Fates of Human Societies* (W. W. Norton, 1997), p. 213.〔『銃・病原菌・鉄——一万三〇〇〇年にわたる人類史の謎』倉骨彰訳（草思社二〇〇〇年）上巻三一七頁〕。コレラはこの暗い年代記の次章なのかもしれない。

（2）ゴマ（ザイール）難民キャンプで国境なき医師団のメンバーとして活動していた自身の経験から、テリーは次のように言う。「人道支援活動のパラドックス。それは、和らげようとしている苦しみを引き延ばすことによって、活動の本来の目的の逆を行う可能性のことである」。Fiona Terry, *Condemned to Repeat?* (Cornell University Press, 2002), p. 89.

（3）Gourevitch "Alms Dealers" p. 105.

（4）ハイチの地震後に書かれた本書は、コンゴにおける暴力の因果関係に関して相反してなされる数々の主張を検証するものではない。これについては次を参照。John Pottier, *Reimagining Rwanda: Conflict, Survival and Disinformation in the Late Twentieth Century* (Cambridge University Press, 2002); Gérard Prunier, *Africa's World War: Congo, the Rwandan Genocide, and the Making of a Continental Catastrophe* (Oxford University Press, 2009); Jason Stearns, *Dancing in the Glory of Monsters: The Collapse of the Congo and the Great War of Africa* (Public Affairs, 2011). それから、さらに広範に植民地時代後のアフリカ史をまとめた次の本も。Martin Meredith, *The Fate of Africa* (Public Affairs, 2005).

（5）一九九六年、ルワンダの国民一人あたりの国民総所得は七三〇国際ドル（購買力平価換算）であった。以下を参照。World Bank, *World Development Report 1996*: From Plan to Market (Oxford University Press, 1996).

（6）Jared Diamond, *Collapse: How Societies Choose to Fail or Succeed* (Viking, 2005).〔『文明崩壊——滅亡と存続の命運を分けるもの』楡井浩一訳（草思社二〇〇五年）〕この本の中でダイア

モンドは、ルワンダの虐殺の原因の一部を、マルサス的危機、つまり人口増加が食料生産の速度を上回ったことに帰した。一九九〇年代（そして今日でも）、ルワンダはアフリカで最も人口密度が高く、世界で最も人口密度が高い国である。虐殺の何年も前から、木は切り落とされ、土地は過度に利用され、土地をめぐる暴力的な論争がしばしば起きていた。「一九九四年以前、すでにルワンダでは暴力と窃盗の発生率が上昇しつつあった。特に、土地を持たず農外所得もない飢えた若者による犯行が目立った。二十一～二十五歳の若者の犯罪率をルワンダの各地域で比較すると、地域による差のほとんどは、人口密度および一人当たりカロリー摂取量と統計的に相関している。人口密度が高くなり、飢餓が悪化するほど、犯罪が増えるのだ」（*Collapse*, p. 324–325）〔訳書下巻八一頁〕。土地と食料をめぐっての争いは、ルワンダの内戦や虐殺につながる重要な要素の一つであった。

ダイアモンドは本書が検討したような疑問にも同様の視線を投げかける。ハイチとドミニカ共和国の運命は、同じ島を共有し、かつては同一民族が住んでいたにもかかわらず、なぜ過去二世紀の間にかくも劇的に異なるものになってしまったのか（ダイアモンドはまた、国境沿いの地域の森林率が露骨に違っていることにも言及している。ドミニカ側の二八パーセントに対してハイチ側は一パーセントである。*Collapse*, p. 329）。彼の答えは複雑で多層的であるが、彼はふたたび読者の注意を人口過密と環境への負荷に向ける。「フランスは、スペインよりはるかに多くの奴隷を植民地へ送り込んだ。その結果ハイチは、植民地時代には隣国の七倍の人口をかかえ、現在でも、ドミニカの八百八十万人に対し一千万人と、若干多い人口を有している。しかし、ハイチの面積は、ドミニカ共和国の面積の半分をわずかに上回る程度なので、人口密度ではハイチがドミニカの倍の高さになる。人口密度の高さと降雨量の少なさの組み合わせが、ハイチ側の急速な森林乱伐と地方の劣化の主因となった」。（*Collapse*, p. 340）〔訳書下巻一〇三頁〕

(7) "Rwanda Vision 2020" http://www.minecofin.gov.rw/fileadmin/General/Vision_2020/Vision-2020.pdf.

(8) 暫定政府の腐敗防止キャンペーンについては以下を参照。F. Golooba-Mutebi "Collapse, War, and Reconstruction in Rwanda: An Analytical Narrative on State-making" *Crisis States Working Paper No. 28* (2008), p. 31. http://www.dfid.gov.uk/r4d/PDF/Outputs/CrisisStates/wp28.2.pdf.

(9) 虐殺と暫定政府に対する国際社会の緊急対応については次を参照。Gérard Prunier, *The Rwanda Crisis: History of a Genocide* (Columbia University Press, 1994), pp. 336–345.

(10) 以下を参照。Internal Displacement Monitoring Centre "Internal Displacement: Global Overview of Trends and Developments in 2010"

(11) たとえば以下を参照。D. Hilhorst, M. van Leeuwen "Emergency and Development: The Case of Imidugudu, Villagization in Rwanda" *Journal of Refugee Studies* 13 (2000): 264–280; E. Brusset "Imidugudu and Humanitarian Aid: The Influence of NGOs on Post-war Conditions in Rwanda" *Autrepart* 26 (2003): 107–121.

(12) S. Kinzer, *A Thousand Hills: Rwanda's Rebirth and the Man Who Dreamed It* (John Wiley and Sons Inc., 2008), p. 199.

(13) この件は下記に詳しい。J. K. Stearns, *Dancing in the Glory of Monsters: The Collapse of the Congo and the Great War of Africa* (Public Affairs, 2011). モブツが虐殺前後に、ジュベナール・ハビャリマナ政権を軍事面を含めて支援したことを詳述して

いる。「軍が国境を越えて飛行してもルワンダの内戦は終わらなかったが、休戦をもたらした。フツ族が支配的なルワンダ軍(The Rwandan Armed Forces, FAR) は、国境で得られる支援を用いて軍の再編成と再軍備を行い、キガリでの権力奪回を準備した。彼らのリーダーの一人であるテオネスト・バゴスラ大佐はインタビューに答えてこう言った。彼らは『長く続く戦争をおこなって、少数派のツチ族が全滅し国内に一人も残らなくなるまで死人の山を築く』のだと語った。重要なことは、彼らが療養中のザイール大統領モブツ・セセ・セコの支援を受けていたことであり、ジュベナール・ハビャリマナの親友であるモブツはＦＡＲに援軍を送り、ルワンダ愛国戦線 (Rwandan Patriotic Front, RPF) に対峙させたのである。その後一〇年間にコンゴ〔ザイール〕で起きたことの一部は、ルワンダ内戦の延長線上にあった。新政権は虐殺者たちとハビャリマナの残党を、より広い戦場で根こそぎにしようとしたのである」。(Stearns, 2011, p. 15)

(14) Kinzer, *A Thousand Hills*, pp. 203–204.

(15) D. Hilhorst, M. van Leeuwen "Villagisation in Rwanda: A Case of Emergency Development?" *Wageningen Disaster Studies* Disaster Sites No. 2 (1999).

(16) S. van Hoyweghan "The Urgency of Land and Agrarian Reform in Rwanda" *African Affairs* 98 (1999): 353–372.

(17) M. Day "Alternative Dispute Resolution and Customary Law: Resolving Property Disputes in Post-conflict Nations, a Case Study of Rwanda" *Georgetown Immigration Law Journal* 16 (2001): 235–256.

(18) たとえば以下を参照。C. Higgins, H. Musahara "Land reform, land scarcity and post-conflict reconstruction: A case study of Rwanda" In: C. Huggins, J. Clover, eds. *From the Ground Up: Land Rights, Conflict and Peace in Sub-Saharan Africa* (African Centre for Technology Studies and Institute for Security Studies, 2005), pp. 269–346. http://www.issafrica.org/pubs/Books/GroundUp/Contents.htm.

(19) 政府がこのような活動にどのくらい寄与していたかについては異論がある。たとえば、Pottier, *Re-imagining Rwanda*, pp. 186–190では、土地の分配は基本的に現場の人間によって決定されたプロセスであったと説明する。

(20) ここでルワンダとハイチ両国の経験には差異が見られる。ハイチの刑務所は混み合っており、それが病気の流行の原因となった(コレラもその一つで、サンマルクとミバレの刑務所をすぐに襲った)。適正な法手続きはきちんととられていないことがほとんどだったが、ハイチの刑務所収容者数はルワンダと比べると小さかった。様々な真実と調停委員会の比較については次を参照。P. Hayner, *Unspeakable Truths: Facing the Challenge of Truth Commissions* (Routledge, 2002).

(21) Kinzer, *A Thousand Hills*, p. 257.

(22) ガカカ法廷は、一部は伝統的な法に基づき、一部はその場の状況の要求にしたがって行われていた。これについては多くの意見があったが、そのほとんどは否定的なものだった。たとえばＲＰＦの犯罪はほとんど裁かれていないという指摘がある。(Kinzer, p. 259). ピーター・ユーヴィンは白熱した議論を次のように要約する。ガカカのやり方は「国際的に合意が得られている人権法や刑法の規範は徹底されていないが、国際的な人道法や刑法の文字通りの文言ではなく、その精神は尊重している」。彼は最終的にこう結論づける。それは「その地域では適切なやり方」であったと。Kinzer, p. 258. 次も参照。E. Daly "Between Punitive and Reconstructive Justice: The Gacaca Courts in

Rwanda" *New York University Journal of International Law & Politics* 34 (2002): 355; J. Sarkin "The Tension between Justice and Reconciliation in Rwanda: Politics, Human Rights, Due Process and the Role of the Gacaca Courts in Dealing with the Genocide" *Journal of African Law* 45 (2001): 143–172.

(23) Jean Hatzfeld, *The Antelope's Strategy: Living in Rwanda After the Genocide* (Farrar, Straus and Giroux, 2007), p. 204.

(24) ジェンダーの公正は議論されるわりには実行されないトピックの一つだ。多くの金は空疎な「エンパワーメント・ワークショップ」に費やされ、女性に正当に賃金を支払い、女性議員を議会に送り出し、医療や教育への十分なアクセスを保障するためにはあまり金は出されない。ここでも、ルワンダは突出して進歩的だった。議員数が男女等しくなるよう義務づけられ、政府トップレベルにおける男女間の平等が非常に進んだのである。今日、議会の半数以上は女性であり、大都市の多くの市長もそうである。詳しくは以下。C. Devlin, R. Elgie "The effect of increased women's representation in parliament: The case of Rwanda" *Parliamentary Affairs* 61, no. 2 (2008): 237–254.

(25) P. Uvin, *Aiding Violence* (Kumarian Press, 1998).

(26) もちろん、ルワンダのキャンペーンは批判の集中砲火をもたらした。人によっては「二重の虐殺」と呼ぶ者もいた。国連報告書草稿は二〇一〇年九月に発表され、コンゴ侵攻時にカガメの軍隊（ほとんどがツチ族）によって犯されたとされる犯罪を強調して批判の炎を煽った。この報告書は『ルモンド』紙によってリークされた。http://www.lemonde.fr/afrique/article/2010/08/26/l-acte-d-accusation-de-dix-ans-de-crimes-au-congo-rdc_1402933_3212.html. ルワンダ政府の回答は次を参照。Official Government of Rwanda Comments on the Draft UN Mapping Report on the DRC. Geneva (October 1, 2010). http://rwandinfo.com/eng/official-govt-of-rwanda-comments-on-the-un-mapping-report-on-the-human-rights-violations-in-dr-congo-1993-2003/.

(27) Uvin, *Aiding Violence*, p. 127. ユーヴィンは次のように記す。「社会や政治は開発ゲームの外側にある。開発はプロジェクトによってなされる。つまり時間的に限られ機能的で地理的な展望を具えた、技術的・予算的に明確なパッケージにおいてなされる。こうしたプログラムが発生する政治的背景や、特定の国の、あるいは国際的な文脈には、ほとんど注意が払われない」。(pp. 154–155). ユーヴィンの主張は、ジェームズ・ファーガソンによる開発事業の非政治性に対する批判にもとづいている。J. Ferguson, *The Anti-Politics Machine: "Development," Depoliticization, and Bureaucratic Power in Lesotho* (Cambridge University Press, 1990) pp. 16–21.

(28) 「我々の特異な制度 (our peculiar institution)」は、南北戦争前に南部の米国人が用いた奴隷制の婉曲表現。南カリフォルニアの John C. Calhoun が Speech on the Reception of Abolition Petitions (February 6, 1837) で用いて有名になった。http://www.wfu.edu/~zulick/340/calhoun2.html.

(29) トルイヨは、貧しい田舎の人びとが都会の少数のエリートに利用されるプロセスを次のように描写する。「政権交代の周期や数々の立憲政の危機、そしてくり返す軍事蜂起に示されたハイチ政治の慢性的な不安定さがあまりにも明白なので、ハイチ人も外国の観察者も、この国の歴史における政治の役割を過大視しがちだ。彼らは歴史的な進化の各段階を、政治体制の変化と結びつけて見てしまうので、その水面下にある連続性を見逃してしまう。重要なのは、国家の重要性は個々の政権に付与される権力にあるのではなく、余剰農作物の搾取と分配にあるということだ。社会階級の最底辺にありながら、国家全体にとって極めて重要なのは、いくつかの階層に分けられた農民である。つまり、土地を持たない小作人、分益小作人、小規模の土地所有者、そして裕福な小農民といった人びとである。こうした男女の働きの全体が、国家の富のほとんど全てを生み出している。しかし彼らの生産技術は沈滞した。統計的には、今日の小作人の生産力は一八四三年のそれと同じか、それ以下にすぎない。ハイチの社会経済システムの根幹をなしてきたのは小作人である。彼らの仕事量はしだいに増えているが、生産量はしだいに減っている。人口が増加して肥えた土地が手に入りにくくなり、小作人の生産物は統治者と商人の結託によって奪われ、海外に送られる。社会経済構造と、その効果が感取される歴史的文化的文脈の示唆するところは、小作人と都市世界の分断である。この分断が二つの矛盾する傾向を生みだした。小作人が政治から疎外される一方、都市の要求は政府の意思決定を行う一握りの人々に集中するのである」。Michel-Rolph Trouillot, *Haiti, State Against Nation: The Origins and Legacy of Duvalierism* (Monthly Review Press, 1990), pp. 83–85.

（30）　ハイチの農民は世界的な食料価格の上昇によって利益を得るかもしれない。二〇一〇年一二月六日に発表された国連の農業開発国際ファンドの報告によると、世界中の貧しい農民の収入は食料価格の上昇のために増えるかもしれない。収入が増えると灌漑やよりよい肥料、新しい農機具などに再投資が可能になり、将来の収穫が増えるというのだ。Rural Poverty Report, 2011. http://www.ifad.org/rpr2011/.

（31）　二〇一〇年一二月のある日のニュースによると、ハイチのコメ生産は、コレラに襲われた地域で採れた作物への消費者の恐怖のために低下するかもしれないという。“Cholera Outbreak Could Hurt Haiti's Rice Production” CNN (December 30, 2010). http://edition.cnn.com/2010/WORLD/americas/12/29/haiti.cholera/.

（32）　経済成長と、最も弱い立場の人びとを守るような社会のセーフティーネットの結びつきは、単線的ではない。アマルティア・センはしばしば、一方における自由と、他方における社会経済状況（ここで「ヒューマン・セキュリティー」と呼ばれているもの）の結びつきを強調してきた。たとえば次を参照。Development as Freedom (Anchor Books, 1999)〔『自由と経済開発』石塚雅彦訳（日本経済新聞社二〇〇〇年）〕「GNPや個人所得の成長は、社会の構成員が享受する自由を拡大する手段として非常に重要なものになり得る。しかし自由を決定する要因はそれだけではない。社会的・経済的な制度（例えば教育施設や医療）のほか、政治的・市民的権利（例えば公開の討論や検討に参加する自由）なども含まれる」(Development as Freedom, p. 3)〔訳書一頁〕。

エピローグ

（1）　本書が脱稿する頃、アリスティドは南アフリカにとどまっていた。しかし二〇一一年三月一八日、彼は母国に戻った。その迎えられ方と帰国の意味するところについての解説は次を参照。J. Sprague “Haiti's Movement from Below Endures” Al Jazeera (March 27, 2011). http://english.aljazeera.net/indepth/features/2011/03/2011322143841972574.html.

（2）　S. Smith “Year after Haiti Quake, Agency Asks How Far It Can Go” *The Boston Globe* (January 11, 2011) http://www.boston.com/lifestyle/health/articles/2011/01/11/soaring_need_fuels_agencys_growth_in_haiti/.

（3）　“Haiti One Year Later: The Progress to Date and the Path

Forward" Interim Haiti Recovery Commission Report (January 12, 2011). http://www.state.gov/documents/organization/154802.pdf.

（4）たとえば、私のかつての教え子だったメーガン・コフィー医師についての記事を参照。彼女はほとんどリソースもなく、数人の公務員とともにジェネラル・ホスピタルのＨＩＶ患者や結核患者の医療を改善させようとしていた。Bob Braun "Maplewood Doctor Volunteers at Haiti's Largest Hospital after Devastating Earthquake" *Star-Ledger* (July 20, 2010). http://blog.nj.com/njv_bob_braun/2010/07/doctor_from_maplewood_voluntee.html.

　グローバル・エマージェンシー・リリーフのニック・ロベル＝ワイスもまたジェネラル・ホスピタルで大変な仕事をこなした。最も重要な進歩の一つは、すでに述べたように、まともな給料をもらっていなかった（しかも過剰労働に陥っていた）病院スタッフたちに、「パフォーマンスに応じた」給与を支払うための米国赤十字社からの寄付金だった。赤十字によるジェネラル・ホスピタル支援は、非政府組織と民間団体が公共セクターとパートナーシップを組み、ハイチ医療制度を強化する一つのモデルとなるかもしれない、というのが我々の希望であった。

（5）クレールの仕事が大変だった理由の一つには、復興予算のほとんどがハイチ人の手に渡らなかったことがある。一二月のＡＰ通信の調査が本書6章の注40に引用されているが、一五八三件ある米国からの復興支援契約のうちハイチ企業に行ったのは、たった二〇だけだった。つまり一〇〇ドルあたり一・六〇ドルである。

訳者あとがき

ポール・ファーマーの著書 *Haiti after the Earthquake* (Public Affairs, 2011) の日本語版をお届けします。

ファーマーは日本ではそれほど知名度は高くありません。アメリカではピューリッツァー賞受賞作家のトレーシー・キダーがノンフィクション *Mountains beyond Mountains* でファーマーを紹介し、ベストセラーになったことで一躍有名になりました。この本は『国境を越えた医師』というタイトルで邦訳も出ていますが（竹迫仁子訳 小学館二〇〇四年）、あまり話題にはならず、すでに絶版になっています。

ポール・ファーマーは、医師に必要な全ての属性を具えた、一種の理想像だと思います。マサチューセッツのノースアダムスで生まれたファーマーは、デューク大学で医療人類学を学び、その後ハーヴァード医学校に進学して医師（MD）になり、さらに医療人類学の博士号（PhD）を取得しています。日本ではMDとPhDを両方持っている医師はざらにいますが、アメリカでは博士号取得のハードルが高いこともあって、両方持つ医師はごく少数です。自然科学に属する医学と、社会科学に属する人類学の両方を専門に持つファーマーの知性、幅の広さ、懐の深さが察せられます。

ファーマーは行動の人でもあります。一九八七年、彼は（本書にも登場する）オフェーリア・ダールやジム・

キムらとパートナーズ・イン・ヘルス（ＰＩＨ）を設立し、ハイチのカンジュで医療活動を開始します。貧しい人にまっとうな医療を提供しようと奮闘するファーマーとＰＩＨの有り様は本書でも十分に描かれています。ＰＩＨは活動拠点をロシア、ルワンダ、レソト、マラウィ、ペルーと拡大していきます。ファーマーは各地を飛び回りながら、臨床医として患者を治療します。オーガナイザーとして組織を大きくしたり、資金獲得に飛び回ります。ときどきボストンに戻っては医学生たちを教育し、病棟回診をして研修医たちを教育します。ファーマーは貧しい人たちの味方ですが、金持ちの敵ではありません。ジョージ・ソロスやトム・ホワイト、ビル・クリントンといった大物たちと交渉し、説得して活動資金を獲得し、医療政策・海外支援政策を後押しさせます。

学術的にもファーマーは非常に優れています。ファーマーたちはペルーで難治性の多剤耐性結核を複数の抗結核薬を用いて大多数治癒できたという学術論文を発表したりしています（NEJM 2003; 348:119-28）。それはノーベル賞級の大発見ではありません。しかし、誰もが「途上国での多剤耐性結核治療なんて無理だよ」と諦めていたとき、世界で初めて「それは可能だ」と実証したのです。ファーマーは実験室で新薬の開発をしたりはしません。しかし、既存の薬がちゃんと現場で用いられれば、貧しい国でも、貧しい患者でも治すことができること、ヘルスケア・デリバリーの重要性を学術的に実証してきたのです。ヘルスケア・デリバリーに関する学術研究は非常に少ないのですが（みんな、実験室での研究のほうが好きなんです）、ファーマーはこの領域において、『ニューイングランド・ジャーナル・オブ・メディシン』『ランセット』『ブリティッシュ・ジャーナル・オブ・メディシン』といった一流誌に何度も論文を発表しています。

キダーの *Mountains beyond Mountains* に、訳者がとりわけ好きなシーンがあります。一九九九年一二月、ファーマーはボストンのハーヴァード系のブリガム病院である患者を診察していました。ＨＩＶ陽性で、喫煙者で、アルコール多飲者で、コカインとヘロインを常用しているホームレスの男性が肺炎で入院してきたのです。食事も満足にとっておらず、やせこけたその男性の肺炎をファーマーは治療します。彼を説得してＨＩＶの治療を継続させ、ホームレスのための施設に入所させます。そのとき、男性は半ダースのビールが飲みたいと言います。このままホームレスの麻薬常用者でいつづければ、男性は寒いボストンの冬を越せず、凍死してしまうでしょう。

「凍えて死んじまうか、あるいは」とファーマーは言う。「施設に入ってビールを半ダースか、夕食にワインかだ。どちらがいいかはわかっている。大事なのは、居場所が決まったら、薬を飲もうと思えば、ちゃんと薬が飲めるということだ」。［中略］

ファーマーの友人が、ジョーが入所できるホームレス施設を見つけてきたが、もちろん、ソーシャルワーカーはファーマーに飲酒は禁止されているし、いくらもっともな理由があってもそれは曲げられないと話した。それでも、ジョーの場合は特別に許してほしいと彼はねばった。議論に勝ちたかったのではなく、おそらく、約束を守りたかったのだ。

ファーマーはクリスマスもブリガム病院で働いていた。数時間、彼は病院を抜け出して、外の患者を見舞った。みなにプレゼントを持っていったが、もちろんジョーにもあった——中身が分からないように包んだ半ダースのビールだ。

（竹迫仁子訳『国境を越えた医師』より）

そう、ファーマーは優れた臨床医にして、洞察力豊かな人類学者、教育者としても一流で、したたかなネゴシエーターでもあり、組織の運営や企画立案能力も高く、学術研究にも優れ、かつ患者に対する温かいまなざしとウィットまで持っています。清濁あわせ飲む度量もあり、単にナイーブな正義漢ではありません。医師としての理想像がここにある、と訳者が思うのは、そういう理由からです。ファーマーは訳者にとって、ロールモデルですらありません。あまりに気高すぎて、近づこうという気を失わせるくらい、偉大な存在です。その徹底的に利他的な人柄ゆえ、ガールフレンドだったオフェーリア・ダール（ロアルド・ダールのお嬢さんです！）も気後れしてしまい、別れてしまいます（友情は続きますが）。ファーマーの愛情は患者のほうに、貧しい人たちのほうにいつも向いてしまうのですから……。

さて、本書はそのポール・ファーマーが二〇一〇年一月一二日に起きたハイチの大地震後の奮闘の記録です。

この地震では三〇万人以上の人が亡くなっています。なぜハイチでこれほど多くの被害が起きたかについては本書のファーマーの説明をお読みいただくのがよいと思います。が、これほどの大震災のことを、我々日本人のどれくらいが記憶しているでしょうか。確かに、当時日本からも支援チームが派遣されたりしましたが、地球の遥か離れた場所で起きた大震災について、我々は比較的無関心だったのではないでしょうか。心を乱されたり痛めたりすることなく、普通に日常生活を送っていたのではないでしょうか。

現に、この文章を書いているのは二〇一三年一二月二〇日のことですが、そのほんの一カ月前に起きたフィリピンの台風についてなど、我々はすっかり忘れてしまったような気がします。辞任した東京都知事や射殺された餃子店の社長や、オリンピックやクリスマスの話題で、フィリピンのことは誰も話題にしなくなりました。

それは訳者自身の反省でもあります。自分のブログ（http://georgebest1969.typepad.jp/blog/）を読みなおしても、ハイチの地震に関する記載は一回だけ。いかに自分がこの地震に無関心であったかが分かります。いや、それを言うなら、ハイチのこれまでの困難、地震の前からすでにあった困難の歴史についても訳者は無知、無関心でした。一〇〇万人以上が死亡したといわれるルワンダの内戦、虐殺についても無知、無関心でした。フツ族とツチ族が争って、くらいの知識はありましたが、「なぜ」そんな争いが起きてしまったのかは、本書を訳出しながら慌てて勉強せねばなりませんでした。

そして、ファーマーは、我々に「そういう貧しい人々の苦悩に無知、無関心でいてはいけない」とメッセージを発し続けています。行動し続けています。本書もそういう思いで書かれたものだと思います。

いくら訳者がハイチの苦悩に無知、無関心だったとしても、「今」この時期に本書を読むと、胸をえぐる強い感情が湧き上がるのを抑えることはできません。言うまでもなく、二〇一一年の東日本大震災という体験が、ハイチの地震の記憶をずっと近いものにしています。今なら、これまでにない大きな共感を持って、ハイチの苦悩の歴史、震災時の奮闘を学ぶことができます。日本人が「今」、二〇一〇年のハイチ地震とポール・ファーマーたちの奮闘を読み返すことに、大きな意味があると訳者が考えるのはそのためです。本書を訳出しようとした最大の理由はそこにあります。

ファーマーは今も戦い続けています。貧しい国と豊かな国で、受ける医療が違っているのは当たり前だ、という諦めと戦い続けています。そんなの、当たり前じゃない、と訴え続け、そしてそれを実証しています。ハーヴァードに来る患者とハイチやルワンダの患者は同じ治療を受けられるべきだ、受けることは可能なはずだと活動を続けています。

ハイチでＨＩＶ陽性者への抗ウイルス薬（ＡＲＴ）の提供率は二〇〇九年に三〇パーセント程度しかありませんでした。二〇一二年にはこれが六〇パーセントまで上昇しています。二〇一二年のハイチにおけるＨＩＶ感染者の割合は二・二パーセント、これは一九九三年の六・二パーセントからの大幅な減少です。ルワンダではＨＩＶ陽性者全員にＡＲＴへのアクセスがあります。他にアフリカで同じことができているのは、はるかに豊かなボツワナだけです。ルワンダの分娩時母体死亡率は激減し、小児死亡率は世界平均と同じレベルにまで減少しました（NEJM 2013;369(25):2424-36)。ファーマーは理念の男です。そして、その理念を実践する男でもあるのです。ＰＩＨはメキシコで新しいプロジェクトを立ち上げ、我々はミバレに完成した美しい病院をホームページで見ることができます（http://www.pih.org/）。ファーマーとＰＩＨはこれからも貧しい人たちのため、病人のために奮闘し、活躍し続けることでしょう。そして、我々も彼らに無知・無関心でいることなく、自分にできることをささやかながら続けていきたいと思っています。

前述のように、訳者はファーマーを医師の一つの理想像、スーパーヒーローとして捉えていました。しかし、本書では *Mountains beyond Mountains* には見られなかった弱気なファーマー像も描出されています。キダーの目には鋼鉄の意志を持つ男に見えたのでしょうが、本人にしてみればつらいこと、悲しいこと、悩ましいこと、不安なこと、不明確なことでいっぱいなのでした。ハイチの圧倒的に悲惨な状況を考えれば、無理からぬことです。でも、本書を読んで訳者はますますポール・ファーマーのことが好きになりました。そのような人間的な弱さと、スーパー・パフォーマンスの共存が、彼をより魅力的な人物に感じさせたのだと思います。

本書の訳出はもっと早く行う予定でした。日常業務に忙殺されて、訳出が遅れてしまった――というのは言い訳に過ぎません。訳者の英語力不足、ハイチやルワンダの知識不足。ファーマーの頭脳の回転が速すぎ、訳者の回転が遅すぎて、あちこちにトピックが飛び回るのについていけない。いろいろな困難が訳出を遅らせ、訳者を怠惰にし、刊行は大幅に遅れてしまいました。本書の刊行にご尽力いただいたみすず書房の中川美佐子さんにこの場を借りて心からお詫びとお礼を申し上げます。

二〇一三年一二月　厳寒の神戸より

著者略歴

(Paul Farmer)

1959年生まれ．発展途上国での医療提供活動によって世界的に著名な医師・医療人類学者．ハーヴァード医学大学院国際保健社会医学部長などを経て2010年からKolokotrones University Professor at Harvard University．学生の頃からハイチの慈善活動に参加し，1987年，出資者や同級のジム・ヨン・キムらとともに国際保健のNPOパートナーズ・イン・ヘルス（PIH）を創立した．PIHは現在12カ国で医療活動を展開しており，貧困地域ではこれまで不可能とされていた結核やエイズの治療に成功した．ファーマー自身もトレーラー・ハウス暮らしの貧困家庭出身で，その半生記 *Mountains beyond Mountains: The Quest of Dr. Paul Farmer, a Man Who Would Cure the World* by Tracy Kidder（Random House, 2003）は全米ベストセラーとなった（日本語版『国境を越えた医師』）．マッカーサー財団フェローシップ，マーガレット・ミード賞など受賞歴多数．著書には既訳の『権力の病理　誰が行使し誰が苦しむのか』（豊田英子訳　みすず書房2012）他，*The Uses of Haiti*（Common Courage Press, 1994），*Infections and Inequalities: The Modern Plagues*（University of California Press, 1999）などがある．

訳者略歴

岩田健太郎〈いわた・けんたろう〉1971年，島根県生まれ．島根県医科大学卒業後，沖縄県立中部病院，コロンビア大学セントルークス・ルーズベルト病院，アルバート・アインシュタイン医科大学，ベスイスラエル・メディカルセンター，北京インターナショナルSOSクリニック，亀田総合病院を経て，2008年より神戸大学大学院医学研究科教授（微生物感染症学講座感染治療学分野）・神戸大学医学部附属病院感染症内科診療科長．著書に『悪魔の味方――米国医療の現場から』『麻疹が流行する国で新型インフルエンザは防げるのか』『感染症は実在しない――構造構成的感染症学』『予防接種は「効く」のか？――ワクチン嫌いを考える』など多数．

ポール・ファーマー
復興するハイチ
震災から、そして貧困から
医師たちの闘いの記録 2010-11
岩田健太郎訳

2014年2月28日　印刷
2014年3月11日　発行

発行所 株式会社 みすず書房
〒113-0033 東京都文京区本郷5丁目32-21
電話 03-3814-0131(営業) 03-3815-9181(編集)
http://www.msz.co.jp
本文組版 キャップス
本文印刷・製本所 中央精版印刷
扉・表紙・カバー印刷所 リヒトプランニング

ISBN 978-4-622-07820-3
[ふっこうするハイチ]